中医师承学堂

师生问答录——

与名老中医贾跃进对话实录

主编◎贾跃进

山西出版传媒集团 山西科学技术出版社

图书在版编目（CIP）数据

师生问答录：与名老中医贾跃进对话实录 / 贾跃进
主编 . — 太原：山西科学技术出版社，2021.5
ISBN 978-7-5377-6069-0

Ⅰ . ①师… Ⅱ . ①贾… Ⅲ . ①中医临床—经验—中国
—现代 Ⅳ . ① R256

中国版本图书馆 CIP 数据核字 (2021) 第 048504 号

师生问答录——与名老中医贾跃进对话实录
SHISHENGWENDALU——YU MINGLAOZHONGYI JIAYUEJIN DUIHUA SHILU

主　　编	贾跃进	
责 任 编 辑	杨兴华	
助 理 编 辑	文世虹	
封 面 设 计	杨宇光	

出 版 发 行　山西出版传媒集团·山西科学技术出版社
　　　　　　地址：太原市建设南路 21 号　邮编　030012
编辑部电话　0351-4922078
发行部电话　0351-4922121
经　　销　各地新华书店
印　　刷　山西新华印业有限公司

开　　本	787mm×1092mm　　1/16	
印　　张	24.5	
字　　数	326 千字	
版　　次	2021 年 5 月第 1 版	
印　　次	2021 年 5 月山西第 1 次印刷	
书　　号	978-7-5377-6069-0	
定　　价	58.00 元	

编委会名单

序

　　纵观中医发展史，继承和创新是其不变的主题。贾跃进是一位有思想的中医传承者，对中医的继承与发展始终在努力思考。他出生于医学家庭，自幼受家庭熏陶，熟读岐黄，博采各家。从医40余年中，他钻研经典，勤于实践，是一名不可多得的优秀中医临床人才。贾君2006年拜师于我，他为人谦和，治学严谨，上能尊师重道，继承学术；下能指导后学，诲人不倦。临床擅长运用中医药和非药物疗法治疗失眠、眩晕、头痛、中风等疾病，对亚健康状态的调理与膏方的运用有着较为深入的研究，治疗一些慢性病、疑难病疗效显著，为很多患者解除了病痛。

　　中医药教育一直以师承教育为主，纵观历代先贤与中医名家，均有"读经典、跟名师、多临床"的成长经历，回归经典、重视师承教育势在必行，院校教育与师承教育相结合可实现优势互补，使人才培养规范化。贾君作为师承教育的受益者，更能深刻感悟两种教育模式结合带来的益处，临床上对学生不吝秘术、倾囊相授，以求传承致远，诸多门生因此受益匪浅，成长为各自领域的翘楚。此书将贾君之师生问答的精华分享于同道，也为中医师承教育提供有用之素材。

　　该书如实记录了贾君从医之路，采用较为新颖的问答体例真实还原了中医师承教育的教学、临证过程，反映了贾君崇仲景丹溪而师百家，"辨体－辨病－辨证"三位一体，五诊合参，谨守病机、圆机活法，重视调畅气机，医养结合的学术思想。所选医话，辨证明晰，治必效验，有很强的临床实用性。

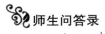
书中贾君的回答深入浅出，旁征博引，讲理透彻，条理清晰，既能继承前人余绪，又能发掘古义，体现了贾君深厚的中医学术功底与继承发扬中医药的赤诚之心。

该书的出版将会对临床医生和中医同道有很好的借鉴作用。余嘉其志，念其真，感其诚，故为之序。

庚子年仲夏

前　言

"问渠哪得清如许？为有源头活水来。"中医学生生不息数千年，至今仍能一枝独秀、傲然医林，日益为世界人民的健康发挥作用，关键在于其确切的临床疗效，在于其扎根的中国传统文化，在于其发展的根源是人们与疾病斗争的实践活动，以及在此基础上总结出经验及理论，并薪火相传，传承创新。这其中除了有丰富的防治各类疾病和维护健康的行之有效的"术"，还有充满智慧的生存与保持健康独特的"道"。国医大师王琦教授认为："中医学历经 2500 年发展至今，为什么还面临着诸多的困境……究其原因当然是十分复杂，我想很重要的一点就是缺乏中医的理论与临床的思维。长期以来，人们都习惯于对名医'经验技术'的继承，而对思维艺术的探讨却少有顾及，到头来终难有长足的进步。"由于现代初学中医的人和刚进入临床的中医医生，所接受的基础教育，主要以西方现代科学文化为基础，大多都不具备学习、理解中医知识应有的思维，而学好中医需要医学生能够灵活运用中医特有的思维模式去认知健康与疾病，而这种认知思维模式又是中医固有的、独特的，也是可被传承、推广的，这样的传承和推广正是中医教育的职责与灵魂所在。可见，中医思维的培养对继承与发展中医学有着极其重要的作用。

习近平总书记说："中医药学是中国古代科学的瑰宝，也是打开中华文明的钥匙。"如何继承与发扬中医药学这一伟大的历史使命，我认为建立中医思维是非常重要的。院校教育与师承教育是培养中医学子们中医思维的

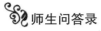
两种不同的形式，二者之间相互结合，就能够更有效地为国家和人民培养出更多合格的中医人才。

中医发展的焦点是中医人才的培养，新中国成立以来，我国开办中医院校教育，对培养新式中医人才发挥了重要的作用。但是，中医作为一种实践性很强的学科，尽管其理论对中医实践具有指导作用，但理论不能仅仅停留在纸上，总要落实在临床实践中，并进行检验。正如《黄帝内经》所说："善言天者，必有验于人。"初学中医的人或在校的中医学生，学了几年中医理论却不能熟练地应用中医思维来思考问题、解决问题，对中医理论与临床之间的关系也模糊不清，并且缺乏中医文化自信；跟师随诊，不能理解临床老师的诊治思路；看了很多中医医案方面的书，但对其中所列成功实例却只能发出"叹为神医，用之临床却不见效果"的感慨。仅仅学习中医理论，甚至博览各家学说而不求甚解，不去临床实践，只能把人引入凝固空洞的想象之中。似乎能解释一切，又一切都解释不清。这种哲学的普遍性、包容性和左右逢源的特性需要我们注意和克服。

自古以来师承教育是中医传承中最具特色的教育模式，师承教育注重以师带徒。带教中，老师独特的治疗经验、专长及一些隐性的知识可以潜移默化地传授给徒弟。师承教育作为中医院校教育的必要补充，也是中医药人才培养的重要途径。笔者从事中医临床工作40余载，又多年担任山西中医药大学硕士研究生导师，并且是地道的中医师承学徒出身，从幼年父亲给予的简单、零碎的中医启蒙，到早年跟随全国名中医李济春教授学习针药并用治疗脑病、跟随白兆芝教授学习中医内科知识，再到后来有幸跟随国医大师吕景山，得其对药、膏方知识精华，拜受国医大师王世民教授"方对证，药对症"思想影响……笔者的成长几乎受到师承教育与院校教育全程的浸润与影响，同时也从实践中深刻体会出，"读经典、勤临床、拜名师、重感悟"才是中医成才之路，所以师承教育作为中医院校教育的必要补充，是中医药人才培养的重要途径。

老师基于临床真实案例对学生进行理论知识的点拨与总结、进行临证处方用药经验的传授，这样"眼对眼""手把手"带教记录的还原，无疑可有效启迪学生的中医思维，帮助学生很快地实现从理论学习到临床实践的过渡，以及从医学生到医生角色的转变，这也正是本书写作的初心所在。所以本书不是中医课本的翻版，而是对中医基础理论中一些知识的进一步引申和拓展，以揭示其隐藏在知识背后的中医思维，从而使初学中医的人能够"知其然，更知其所以然"。师生访谈是能够原汁原味地挖掘中医特色的最佳方法，故全书以访谈的形式呈现给大家，希望能起到抛砖引玉的作用。

本书采用师生问答形式真实再现师承教育的特色，以引发中医学子的共鸣，解决中医学子所共有的疑问，为其指点迷津、启发思路。全书共分为上、中、下三编，围绕"明明白白学中医，明明白白做中医"这一主线，展现了"读经典、勤临床、拜名师、重感悟"的中医成长、成才之路。

本书开篇直指中医是一个"奇迹"，开门见山，可以帮助中医学子建立中医药文化自信，接着明示学中医是有方法与捷径的，继而强调"读经典"，阐述如何正确处理中医教材与中医经典、中医各家学说的关系，并贯穿笔者"拜名师"学医、从医、悟医的经历。下编从重视医德出发，强调如何去"勤临床"以及"重悟性"，突出运用中医思维处理疾病时从诊断到治疗的一系列思路与方法，如五诊合参、审证求机、圆机活法、巧用类方，此外还围绕调理气机、调治失眠等特色，以及中医"治未病"的理念与实践展开具体论述，并将笔者40余年临床学术经验与思想融入其中，最后附有临床医话医案五则，强调知行合一，再现临床带教实录。

本书旨在帮助中医学子学会用中医思维分析问题、解决问题，促进提高其临床疗效，增强其中医自信，是一本启迪中医学生（师承学生、本科生、研究生、进修医生）临床思路、提高临床技能的书，对于初学中医的人，可以找到自己学习中医知识结构中的不足，而在由博而约，由约而博以及从理论到临床，再从临床到理论的过程中，实现"质"的飞跃，这是我最大的心愿。

感谢我的老师，国医大师王世民教授在百忙之中为此书作序！

在编写过程中，由于水平所限，书中难免存在疏漏，恳请广大读者朋友不吝指正，以求日臻完善。

贾跃进

2020 年 5 月

目 录

上编 初窥门径 领略中医之神

中编 纸得尚浅 医道须躬行

下编　医话医案 知行合一

上编

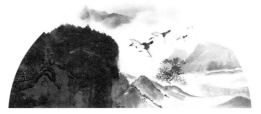

初窥门径　领略中医之神

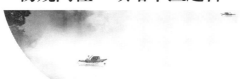

第一节
医道茫茫从何起，明医明理做明医

中医"奇迹"，大有可为

中医学是以中医药理论与临床实践为主体，研究人类生命活动中健康与疾病转化规律及其预防、诊断、治疗、康复和保健的综合性的学科。中医学理论体系蕴含中国传统文化的精华，经过长期医疗实践的经验积累，形成了理、法、方、药及各种治疗方法齐备，临床疗效显著的科学知识体系。

学生丁：贾老师您好，关于中医学是什么，仁者见仁，智者见智，每位医者都有自己的理解。您能谈谈您对中医的认识吗？

贾老师：与其他学科相比较，中医学有着注重整体的鲜明特点，这体现在以下几个方面。中医学以人为研究中心，探讨人体生、长、壮、老、已的基本规律、生理功能、病理变化以及疾病防治的措施等，所以首先中医学有自然科学的属性；其次，中医学又着

知识链接

毛泽东："中国医药学是一个伟大的宝库，应当努力发掘，加以提高。"

重探讨社会环境和自然环境给人造成的影响，故中医学还具有社会学的某些属性；同时，中医学与哲学还存在着互动的关系，中医学在形成和发展过程中不断地汲取当时哲学的研究进展，用当时的一些重要的哲学思想和概念来阐明中医的一系列问题，并将其中的一些名词与中医结合而成为中医学特有的专业术语，这些术语又作为中医的一些学术内容，为医家在研究中反复地应用。总之中医学扎根于中国传统文化中，不仅具有充满智慧的生存与健康之"道"，而且还有防治各类疾病、众多维护健康的、行之有效的"术"，所以中医是个奇迹。

学生丁：贾老师，关于"中医是个奇迹"，您能具体说说吗？

贾老师：在世界科学史上，中医创造了两个奇迹。一是历史的奇迹，二是现实的奇迹。我们都知道，中国古代四大发明改变了世界，而中医学不仅对中华民族的繁衍与昌盛功不可没，也对世界医学做出了巨大的贡献。所以，我们可以把中医学与指南针、火药、造纸术、印刷术并称为中国古代"五大发明"，可以说中医学是中华文明的一个历史的奇迹。另外，近代以来，随着科学技术的突飞猛进，世界上古印度、古希腊和古罗马的医学以及中国传统的数学、天文学等科学技术已纷纷被现代科技所融合或取代，唯有中医从古至今仍然一枝独秀，不仅经受住了西医的强烈冲击，而且直到今天仍然保持着鲜活的生命力，甚至越来越被世界认可。因此，说中医是个奇迹是无可非议的。

学生丁：为什么学习中医大有可为？

贾老师：20 世纪以来，借助迅猛发展的现代科技，在"还原论"的指导之下，生物医学取得了很多前所未有的成果，如对生命的认识，在形态上已经进入宏观、微观到超微水平的多层次研究阶段，使许多过去认为是不治之症的遗传性疾病和其他疑难病有了治疗的可能。当今医学已经跨进基因时代，利用现代各类精尖仪器，使过去许多难诊断、无法治疗的严重疾病得到了一定的控制。免疫制剂和抗生素的运用，成功地控制了多种感染性疾病；维生素的运用控制了许多营养缺乏的疾病。这一切，都是基于现代医学对生命结构的探索，以至于让人们对医学充满必胜的信念，误以为循此思路，可以一个个攻克所有的疾病问题。然而，几十年来的医学发展却不尽如人意，莫说像心脑血管、肿瘤等很多疑难疾病，甚至连常见的很多慢性病也很难"攻克"，使人们一次次有所失望。纵观全球医学的发展趋势，随着医学模式和人们健康观念的转变，疾病谱的变化，医源性、药源性心身疾病以及老龄化疾病在全球范围内的增多，甚至一些化学药品的不良反应带给人们用药的恐慌，人们已经开始把目光转向中医药，而中医的整体观、恒动观到心身合一、相互联系等理念都有助于宏观把握复杂的生命现象，为现代医学提供了一个启发式的模型。著名学者钱学森教授曾指出，中医学理论研究的突破，有可能诱发生物及生命科学，乃至整个科学理论的革命，而在技术层面，中医在几千年的发展中积累了大量的宝

知识链接

英国《自然》杂志主编菲利普·坎贝尔博士说："目前对生命科学的研究仍然局限在局部细节上，尚没有从整个生命系统角度去研究，未来对生命科学的研究应当上升到一个整体的、系统的高度，因为生命是一个整体。"他认为，从原则上说，未来对生命科学的研究方法应当是西方科学方法与中国古代科学方法的结合，中国古代科学方法重视从宏观、整体、系统角度研究问题，其代表是中医的研究方法，这种方法值得进一步研究和学习。

贵经验，它可以解决很多临床问题，大到肿瘤、心脑血管病等慢性病和疑难病，小到感冒以及所谓的"亚健康"和疾病后的康复。因此，中医药学是中华优秀文化的杰出代表，将会对世界医学做出很大的贡献，学习中医前景光明，大有可为。正如习总书记在澳大利亚墨尔本中医孔子学院所说的："中医药学凝聚着深邃的哲学智慧和中华民族几千年的健康养生理念及其实践经验，是中国古代科学的瑰宝，也是打开中华文明宝库的钥匙。深入研究和科学总结中医药学，对丰富世界医学事业、推进生命科学研究具有积极的意义。"

学生丁：老师，那中医为何能经久不衰，有如此持久而旺盛的生命力呢？

贾老师：中医药学经历数千年而不衰，学术长青，自有其内在的道理。中医药学是在长期医学实践中所积累的临床经验与古代哲学有机地融合所形成的理论体系，这也是它经久不衰的根本原因。我们来比较一下东西方文明，你就能明白。西方科学发展依赖三大基石：一是数理化，它能进行精确的计算；二是形式逻辑，它能判断、推理、假设；三是系统的实验，它能将因果关系通过实验证明或证伪，这是西方科学之路。而中国的科学发展依靠的是什么呢？爱因斯坦说："西方科学的发展是以两个伟大的成就为基础，那就是希腊哲学家发明的形式逻辑体系（在欧几里得几何中），以及通过系统的实验发现有可能找出的因果体系。在我看来，中国的贤哲没有走上这两步，那是用不着惊奇的，令人惊奇的倒是这些发现在中国全都做出来了。"在爱因斯坦看来，中国古代科学的研究方法不同于西方以形式逻辑和实验为基础的，但也获得了成功，他为此感到惊奇。这也说明中国古代必然有着非常发达的理论思维和很高水平的哲学。他认为，这是科学史上的一个奇迹，是值得从方法论上加以认真研究的。

学生丁：难道说中医之所以被称为"奇迹"，是与中国古代高度发达的哲学思想的指导作用密不可分吗？

贾老师：正是如此，中医学与其他学科相比较，有着注重整体的鲜明特点，这主要体现在中医学有着自然科学的属性和社会科学的特点，而且还有着与哲学互动的关系。中医学以中国古代的唯物论和辩证法思想为指导，尤其是以"气一元论""阴阳学说"和"五行学说"为哲学基础来建构理论体系，并使之成为其理论体系的重要组成部分。正如恩格斯所说："不管自然科学采取什么样的态度，他们还是得受哲学的支配。"

学生丁：贾老师，"气一元论"思想应该是奠定这三大哲学思想的一块基石吧？那么，"气一元论"思想在中医学中又是如何体现的呢？

贾老师："气"是中国古代哲学用于标示宇宙的本体的基本哲学范畴。"气一元论"思想应用到中医学方面，首先认为人是天地自然的产物，人体也是由气构成的，比如《黄帝内经》就说道："人生于地，悬命于天，天地合气，命之曰人"；其次，"气一元论"

知识链接

> 恩格斯："无论自然科学家采取什么样的态度，都得受哲学的支配。"

知识链接

> 《素问·宝命全形论》云："天地合气，命之曰人。"

思想认为人体是一个不断发生着形气转化、升降出入、气化作用的运动着的有机整体，人体通过脏腑气机的升降出入运动，把自然界的清气和水谷转化为气、血、津、液、精等，完成"味归形，形归气；气归精，精归化；精食气，形食味；化生精，气生形"的物质和能量的代谢过程。这种气、精、味、形相互作用的关系，说明了人体的正常生理活动是建立在气的运动转换的基础之上的。脏腑气化功能升降正常、出入有序才能维持正常生理活动，使得机体能不断地进行新陈代谢并得以与外界的环境相适应。

学生丁：所以，如果说中医学理论是建立在"气一元论"之上的，是不是也不为过呢？

贾老师：是的。

学生丁：贾老师，那先贤们又是如何把"阴阳二元论""五行学说"引入到中医学中的呢？

贾老师：我们前面说到过，"阴阳二元论"思想和"五行学说"实际上是在"气一元论"的基础上进一步发展演化的，两者与"气一元论"思想实际上是一脉相承的。就气与阴阳的关系而言，气是物质实体，是构成宇宙天体及天地万物的最基本元素，是世界的本原。气的范畴肯定了物质世界的统一性，气一物二体，分为阴阳，阴阳是气的两种固有属性，阴气和阳气又各是阴阳的对立要素，阴气和阳气相互交错、相互作用，构成了气的矛盾统一体。"阴阳学说"跟现代哲学的"矛盾论"也有一些相似之处，也指的是一种对立统一的关系。中医学引用阴阳的基本概念及其运动变化规律来说明人体的形态结构和生命活动规律，阐释疾病发生发展和变化规律，并用以指导诊断和疾病防治，如《素问·宝命全形论》说"人身有形，不离阴阳""阴平阳秘，精神乃治"……当然有一点不能忽视，就是阴阳与矛盾尚有很大的区别，作为一种思维方法，是用以阐明人体自身在形态结构、生理病理、疾病防治方面的对立统一关系。

五行是一个抽象的概念。五行的本义，是构成宇宙万物的五种资料的运行及其运行所产生的自然界万事万物的变化。天之五行，是对自然界中的"元气"的运行及变化所引起的物候变化的抽象；地之五行，即存在于地的构成自然界万物的木、火、土、金、水五种基本元素，它们相互杂合而生万物，是对木、火、土、金、水五种基本物质的进一步抽象而形成的概念。但天之五行皆由宇宙本原之气所分化，有共同的生成本原，故可"合二为一"来阐释宇宙万物万象的生成和变化，此即《素问·天元纪大论》所谓的"在天为气，在地成形"。因此，五行实为抽象的宇宙本原之气所分化，是宇宙万物万象的构成资料和本原。并不是"具体"的和可见的木、火、土、金、水五种自然物质。中医学引用"五行学说"也来说明人体脏腑、组织的生理功能以及以肝、心、脾、肺、肾为中心的五大系统相互资生、制约的关系，只不过在说明这些复杂关系时，采用的是取类比象的方法。

我刚才所说的这些就是用来构建中医独特理论体系的三大学说，这三大学说隶属于中国古代哲学范畴，

知识链接

《素问·宝命全形论》说："人身有形，不离阴阳。"

知识链接

《素问·六微旨大论》："亢则害，承乃制，制则生化。"

读 书 笔 记

是中国古代"气一元论""阴阳二元论"与"五行多元论"思想在中医方面的应用。

学生丁：谢谢老师的解答！中医确实是个奇迹，这个奇迹的发生与它深深扎根于中国传统哲学思想文化是绝对分不开的，是吗？

贾老师：是的！

学生丁：贾老师，非常感谢您如此详细的解答，让我对中医学有了进一步的认识，那么，我还想知道，中医的入门应该先从哪些方面着手呢？

贾老师：你这个问题问得很实际，这是很多初学者想知道的问题。首先要知道中医学的结构体系是什么样的，这一点非常重要。其实中医的结构体系包括理论结构和临床实践两个方面。理论结构包括三部分内容：一是基础课，主要有《中医基础理论》《中医诊断学》《中药学》《方剂学》；二是临床课，主要有《中医内科学》《中医妇科学》《中医儿科学》《中医外科学》《中医五官科学》《针灸学》等；三是经典各家，也称之为临床基础课，比如《黄帝内经》《神农本草经》《伤寒论》《金匮要略》《温病学》等。临床实践方面主要就是实习和住院医师规范化培训，以及你们将来作为执业医师临床过程中的医疗实践。这些课程的学习大都是通过院校教育来完成，对于初学者是非常重要的。

学生丁：原来如此！这下我明白了。

贾老师：是吗？那我倒要考考你了。中医历经沧桑而不衰，确实与其疗效密不可分。那你觉得中医为什么能治病？

知识链接

朱清时院士在评价中医时说："中医揭示了人体和疾病一些整体层次的规律，虽然理论还停留在古朴的状态，但是这些经验是人类几千年文明反复实践证明了的，是真理，是科学。""这种科学是复杂性系统内的科学。这是实证主义和还原论所难以解决的问题。"

学生丁：贾老师，我是这样理解的：中医主要通过中药治病，通过药物的偏性来纠正人体阴阳的偏性，调动人体的机能，从而达到治疗疾病的目的。另外，在用药的时候也要考虑到病人的体质情况。

贾老师：嗯，实际上中医学对于中药功效的认识，来源于人体对药物作用反应性的不断总结，"神农尝百草，一日而遇七十毒"，说的就是这个。古人原以单味药立方，后来体会到药物之间配合应用较单味药立方疗效更好，或可增加中药的疗效，或可减少中药的不良反应，既可针对主症，又可兼顾次症，通过对药物一定的组合，产生新的复杂变化，改变原有药物的单独性能，拓展其主治内容，对发展中医药学，提高中医临床疗效，具有很重要的意义。所以说，治疗疾病的关键在于把握一定的组方原则和药物配伍。我可以给你举个例子：比如《伤寒论》76条："发汗吐下后，虚烦不得眠，若剧者，必反复颠倒，心中懊憹，栀子豉汤主之。"栀子豉汤主要用于治疗胸中烦热不得眠。此方主要用栀子来清泻火热，而要想让火热透发出去，需要配伍淡豆豉，使热邪随汗而解。我在临床上治疗失眠，若病人表现为烦热汗出，选用栀子就有很好的效果，但是心胸烦热而无汗，就需要加豆豉，"火郁发之"，给邪以出路，如果单单只靠栀子清热，肯定是不够的。但需注意的是，栀子苦寒，容易引起泄泻，对于心胸烦热、无汗、大便稀溏的患者，可选用栀子干姜汤。

学生丁：中医真是个奇迹啊，您能跟我们讲一下

知识链接

《伤寒论》第58条："阴阳自和者，必自愈。"

读 书 笔 记

中医治病的机理吗？

贾老师： 中医把中药组成方剂后治病就更周全了，尽管人们一直在探求中药治病的"物质"，寻找有效成分，但中药有成分而不唯成分，强调"以和为贵""以平为期"，以恢复人体自身的免疫力，恢复自身的"稳态"。

还有，你刚才说到处方用药要考虑到患者的体质，这一点说得非常好，这体现了中医辨体－辨病－辨证"三位一体"的思路的，同时也体现了中医个体化诊疗的优势。我们知道，西医治疗是根据靶点和受体，选择相应的激动药或者拮抗剂来治疗，比如过敏，西医通过找到过敏原，针对性消除过敏原，希望取得很好的疗效。但是随着医学检测手段的不断精准化，被发现的过敏原越来越多，诊疗效果却不尽人意，而中医则遵从"天人相应"，从改善患者体质着手，增强对过敏原的抵抗力，就能达到根除过敏性疾病的目的。从本质上来讲，中医学是"以人为本"的，而不是直接针对病灶，而是提高人体的"内能""内和"，不是直接祛除病因，而是"穷理尽性""赞天地之化育"，即恢复和加强人体自身具有的调节能力，调动和激发人体的生命潜能，从而实现自我痊愈。这正是"天人合一"，主客观相融合在治疗学上的体现。有关中医如何运用"辨体－辨病－辨证"的临证思路去解决实际问题，我以后会跟你详谈。

学生丁： 谢谢贾老师！期待与您下一次的交流！

将升岱岳，非径奚为

唐代著名医家王冰云："将升岱岳，非径奚为？欲诣扶桑，无舟莫适。"意在启迪后世学者只有运用正确的方法才能快捷地达到目的，只有方法运用得当，才能起到事半功倍的效果。贾跃进老师重视中医师承教育，而贾老师所言的师承教育主要是建立在院校教育基础上的师承教育，所以贾老师非常重视学生在院校教育阶段的学习，对于中医学学习方法、临床思维和实践思路有其独到的认识。

1. 换个头脑学中医

学生丁：贾老师，我们现在中医教育基本上都是在院校完成的，大家都是通过高考这条途径才进入到中医药大学进行系统的中医学习，这种学习模式与以往师徒之间言传身教、耳濡目染的师承学习区别很大，那对于刚踏入大学校门的中医学子，您觉得我们的学习方式、思维方式较以前应该有哪些调整？

贾老师：确实如此，现阶段中医院校教育是中医教育的最重要模式。但是随着现代科学文化的迅猛发展和向不同领域的渗透，中医的人才成长遭遇了巨大的观念上的冲击，现在中医药院校的学生很多是理工类学生，也有部分文史类学生，他们在中小学接受现代基础教育时，老师就教导要学好科学文化知识，要追求科学、崇尚科学，甚至有的还说要信仰科学，这

读 书 笔 记

知识链接

朱清时院士："20世纪，自然科学的进展可以用'关系实在'来取代绝对的物质实体，即主张事物不是孤立的由固体有质构成的实体，每一现象、实在和存在都以他物为依据，被限定在一组本质上不可分离的关系结构中。"

是以物质为认识中心的西式现代基础教育。它最大特点就是要以看得见摸得着的物质实体和准确的量化数据作为确认事实最重要的证据；既往所学的数学、物理、化学、生物等为主的知识，使他们不仅仅获得了现代科学知识，而且让他们接受了西式的认知思维训练，到高中毕业时就已经基本上学会了用合乎逻辑思维的方式进行"说理"。其实，面对复杂多变的世界，有些可以通过解剖拆分后来认识，有些则不必或根本不可能进行解剖拆分。大家在中小学建立的数理化为主的知识结构，并不完全适合学习中医，因为中医并不是通过寻找物质基础的方式去认识事物本质的，而是从整体上对世界进行宏观的把握。从整体上认识世界，就不必事事都要在看"物质实体"的基础构成后才相信。中医学不依据尸体解剖后能看得见、摸得着的身体各部位去认识人体，而是将人体放在其所生存的自然环境、社会环境以及当时的季节、昼夜、气候变化等时空因素中整体地认识生命、健康和疾病，动态地观察和把握人体各种生理病理变化的规律。中医最重要的生命价值观是"天人合一"，强调人要敬畏大自然，要与大自然和谐相处，只有人体内外达到了动态阴阳平衡才能获得身心都健康的生命最高境界；以数理化为主导的科学教育体系，建立的是因果联系、可量化的、分析还原的思维方式！与中医理论的辨证论治、宏观整体的思维模式完全不同。西医课程与中小学所学的数理化等课程一脉相承，思维模式一致，都属于西方科学文化体系，所以显得更有亲和力、易于接受，而中医课程则属于中国传统科学文化体系，与学生以前所形成的思维方式和认知习惯有很大不同！所以，要想学好中医，首先是实现思想的转变，一个在西方科学思维模式下成长起来的初学者要顺利地转换以适应东方的思维模式，需要充分了解中医的理论特点，不断建立中医思维。

学生丁：贾老师，您的意思是说转变思维模式是入门的第一步？这个思维模式怎么能转变过来呢？

贾老师：首先，我觉得应该重视中国传统文化的学习，中医学是中国传统文化的重要组成部分，深深植根于中国传统文化之中，比如《易经》的哲学思维就对中医产生了重要的影响，故唐朝医家孙思邈说："不知易，不足以言太医"，在一定程度上说明了学《易经》的重要性，但更主要的是中国古代哲学思想（气一元论、阴阳二元论、五行多元论等）参与构建了中医学的理论框架。再比如，儒家的中庸思想、"和"的思想也极大影响了中医学理论体系，我们常说的"阴平阳秘""阴阳和合""以平为期""中病即止"都是儒家思想的体现；而道家的思想对于中医学更是影响深远，比如中医学中的"法于阴阳""天人相应""恬淡虚无"……就来源于道家的"道法自然""天人合一""清心寡欲"等思想。"问渠哪得清如许，为有源头活水来"说的就是这个意思，没有传统文化作为铺垫，就很难学好中医。

其次，从文学角度来讲，学中医要有一定的古文知识基础，才有能力读经典，才能深刻地理解中医。

知识链接

傅佩荣先生说："国学是中国人安身立命之基。"

从历史角度来说，中国是一个典型的农业社会，在这样的社会结构中，传统的中国人民与农耕经济长期维系在一起，逐步孕育了灿烂的农耕文明，所以也需要看一些历史书籍。农耕文明讲究顺应自然，重视宏观和整体，这种思想影响了中医。中医和农耕经验一样，也是对实践的总结，所以，中医诊疗是对人体生理、病理的观察和理解，强调的是以五脏为中心的整体观。从外测内，是可以"思外揣内"的，就是一种不依赖解剖形态学证据，而主要参照外在征兆同样可以诊治疾病的理念。张仲景的《伤寒杂病论》将其进一步发扬光大，并结合临床实践，撇清了解剖生理学方面的细节的研究，不太注重机体的具体结构特点，也不是从药物方剂在药理、生化等诸多方面的具体作用环节入手，而是按照《黄帝内经》的思路，从整体对人的生理病理、药物功效等进行动态的、宏观地观察和把握，将人体放在其所生存的自然环境、社会环境以及当时的季节、昼夜、气候变化等时空因素中整体地认识生命、健康和疾病，动态地观察和把握人体各种生理病理变化的规律。中医最重要的生命价值观是"天人合一"，它还强调人要敬畏大自然，要与大自然和谐相处，只有人体内外达到了动态的阴阳平衡才能获得身心都健康的生命的最高的境界，这展示了中华民族农耕文化讲究"实用理性"的生存智慧。

学生丁：好的老师，所以说中医没了传统文化就成了无源之水、无本之木吧？

贾老师：说得很对！就是这样。没有了传统文化，中医就失去了赖以生存和发展的土壤，成了无源之水、无本之木，中医之所以发展到今天仍然保持旺盛的生命力，就是源于它所深深根植的中国传统文化土壤，因此必须学好传统文化。尤其我想强调一下，你们大学生在中小学时候接受的基础教育主要是以西方现代科学文化为主，虽然为学习现代科学技术储备了一定的逻辑思维能力和文化基础知识，但却并不具备学习和理解中医知识应有的思维能力和知识结构，同时也缺乏中国传统文化的素养。所以，我建议大家一定要重视文哲史的学习，也应当多学习一些中国传统文化知识，读一些中国哲学、历史之类的书籍。现在大学开设的《国学经典导读》《中医学哲学基础》《中国传统哲学》《儒家文化》等课程就是为了帮助大家了解我们的传统文化，为进一步学习中医打基础。

2. 自主学习建兴趣

学生丁： 我明白了老师，我一定会强化对中国传统文化的学习！但是，贾老师，我还有一个困惑，在高中的时候，我觉得我们的任务就是学习，并且是老师手把手地教学和督促。但是，进了大学，我们的任务除了学习外，还要积累社会实践，每个老师大多只教某门课程，甚至某个片段，高中虽然学习很累但也很充实，大学轻松却让人觉得很迷茫……

贾老师： 这也就是我要说的第二个问题。与中学不同，大学更强调的是自主学习。高中阶段，大多学生是在老师、家长的共同监督下学习的，每个人要求

读 书 笔 记

知识链接

美国学者克罗伯："一般说哲学是文化的核心，要深入了解一个民族的文化，必须了解其哲学思想。"

掌握的内容也相同，都是为了高考而努力，更多的是被动学习。进入大学以后，所学的内容突然从数理化"跳跃"到阴阳五行、藏象经络、病因病机等完全陌生的概念和理论，其内容抽象而艰涩，这几乎是许多学生进入大学的最初感受。学习方式同样存在不适应，比如刚刚入学不久的大学的学生，大都沿用高中阶段式的学习方式，习惯于老师扶着走，而大学就完全不同，大学生活开放活泼，除了上课需要掌握的基本知识外，其他时间是学生自己支配的，如果不懂得自律，没有了明确的目标，就会在迷茫中度过大学五年。如果在进入大学之初，就能够有积极主动的心态，培养良好的学习习惯，主动学习课外知识，这将对大学乃至以后的学习起到很好的作用。对于中医学子来说，课堂学习实践极其有限，博大精深的中医药文化知识在课堂上是不可能学尽的，所以，所学知识需要向更为广博和纵深的方向发展，自学能力已经成为决定学习效果的主要因素，学习方法已经由记忆为主的再现型向理解迁移为主的应用型转变。老师更多的是给我们一个启发，教给学生一些基础的知识，至于这些知识的来源和古代的各家经典如何应用于实践中可能是在课堂上没有学到的东西，但并不是说不重要，而是需要你们自己去学。知识存在于自身而非外在，要懂得去自主学习，要学会倾听、思考、发问，才能将知识过渡到自身上来。总而言之，自主学习的关键在于自己，即要主动改变中学时代对课堂的依从地位，形成自己稳定的学科兴趣和一套适合自己的学习方法。在这个问题上，自己能否发挥主观能动性才是关键。

　　还有就是一个非常重要的问题——兴趣的问题。常言道"兴趣是最好的老师"，浓厚的兴趣和良好的动机，会促使学生更自觉、更主动地学习专业知识。另一方面，有关知识的积累又会不断地强化他们的兴趣以及学习的动机，形成良好的循环，只有当这种兴趣稳定地指向某一学科的方向时，才能转化为深入钻研、刻苦学习和不怕苦不怕累的奋斗行为。如果不能建立起兴趣，中医是很难学好的，中医这条路是很难走远的。我就对中医特别感兴趣，"知之者不如好之者，好之者不如乐之者"。培养自己的兴趣，我们才能在学习中医的过程中乐此不疲，才能走得更远。一旦有了兴趣，干多少都不会觉得累，这就是一种主动学习，它和被动学习是不一样的。你们应该学会思考，探索适合自己、有效率的学习方式。对中医有没有兴趣，直接决定了能不能培养自己独立分析问题和解决问题的能力。难怪有很多学生，死记硬背了教材的很多东西，每次考试成绩也不错，但所记课本上的内容，过一段时间就会忘记，甚至到了临床以后也不会应用，从而成为高分低能型的实习生。学习是一个很苦的过程，一般会经历3个阶段：一开始找不到门路，也没有知识储备，觉得枯燥乏味，这是第一个阶段；等到兴趣一旦建立起来，能学得进去了，中医思维建立起来了，这才到了第二个阶段，这个阶段还是要重视自主学习，培养自己独立分析问题和解决问题的能力。对于学中医来说，课堂学习是有限的，关键是要好好

知识链接

　　达尔文："……对我后来发生影响的，就是我有强烈而多样的兴趣，沉溺于自己感兴趣的东西。"

读 书 笔 记

利用图书馆，利用学校里的资源，和老师成为朋友，多请教、多交流，真正学到老师的东西；还有就是中、西医的知识加起来太多了，懂得如何协调学中医和学西医的比例也很重要。能不能建立中医的思维，能不能把自主学习贯穿到底，实现早实践、早临床，如何把理论和临床融会贯通，如何恰当处理课本所学知识和临床问题的"脱节"，这就是第三个阶段。

3. 以纲带目有主次

学生丁：老师，我对中医就很感兴趣，但是中医需要记忆的东西实在太多了，我们经常是记住了又忘掉了，感觉学习效率非常低下，您觉得我们该怎么提高学习效率呢？

贾老师：很多人认为学习中医要记的东西太多，中医太难学，很想学中医，但不知从何处入手，有这种感觉是正常的。中医书籍汗牛充栋，浩如烟海，中医院校本科的课程多达三十门以上，真的是"不学中医不知道，一学中医吓一跳"。记忆起来复杂，理解起来困难等诸多难题，让很多想学中医的人望而却步。其实，我觉得做任何事情都只要把握住主要矛盾和矛盾的主要方面，就不会觉得找不到头绪，甚至放弃。

学生丁：老师您可以说得详细一些吗？

贾老师：我的意思是说学习只有分清主次，才能提高学习效率。任何一门学科都有学习的窍门，关键是要分清重点、非重点和难点。要知道哪些是需要了解的？哪些是需要理解的？哪些是需要掌握的？这样

知识链接

秦牧："这类知识浩如烟海，但只要提纲挈领，抓住那个纲，就可以'纲举目张'。"

方能提纲挈领、事半功倍。这里我想给你们讲解一下"以纲带目"的学习方法，"以纲带目"中"纲"意为渔网上的总绳，比喻事物的主干部分。"目"，意为网眼，比喻事物的从属部分。提起大绳子来，一个个网眼就都张开了，也就是说抓住事物的关键，就可以带动其他环节。以纲带目则纲举目张；条分缕析则纲目分明。关于以纲带目分主次的学习方法，我以温病学为例。从学科的性质来说，温病学应该是临床课程，但其中又有很大一部分是讲基础理论的；从学科的构建看，比如《黄帝内经》《伤寒论》《金匮要略》等学科，在教材建立以后，虽然存在着一定的变动，但主体架构并未发生改变，而《温病学》仍在不断地细化和完善中；从学术观点来看，它的教学内容是古代中医经典理论与现代知识理论相结合而产生的，其历史跨度大，理论观点争议多，出现了多元化并存的局面。那如何学习《温病学》？这就必须针对其的学科特点采用"以纲带目"的教学方法，主要分"以病为纲""以史为纲""以医家为纲"的三大类，这样就可以"纲举目张"，将《温病学》的内容系统化，便于教师更好地授课，增强学生学习《温病学》的积极性，让学生更好地掌握其特点，而条理清晰地把握其内容、夯实基础可以促进理论向临床实践的转变。这样记忆，又快又牢。

学生丁：原来是这样，难怪我虽然很忙碌，却收获不大呢。

贾老师：有这种感觉以后，说明就需要注意提高效率了。学习要立足于一定高度，切忌当局者迷，要学会抓重点，有的放矢地去学习。看得出来，你很喜欢中医。这点非常好。

4.读问思记参中医

学生丁： 谢谢老师的教诲。老师，您是怎么学习中医的呢？您一直说学中医有技巧和方法，可以把您的技巧跟我们分享一下吗？

贾老师： 你这小伙子还真是……哈哈，好，那我就再给你仔细说道说道。但你要记住学习方法无所谓好坏，关键要看是否适合自己，我的方法只能作为参考，具体怎么学，你还需要自己去摸索，适合自己的才是最好的。

学生丁： 嗯，学生记住了。

贾老师： "读经典、拜名师、勤临床、多感悟"是学好中医的必经之路。而在这个过程中，我结合自己学习经历，结合多年教学实践和反思，总结出了学习中医的四字诀。

学生丁： 是哪四个字呢？能具体说说吗？

贾老师这四个字是"读、问、思、记"。第一诀：读。注意，我这个读要讲究方法。第一个方法是精读为本、泛读为辅。泛读主要用于筛选学习内容，拿到一本书后，先大概浏览一下书的主要内容，读一下序、前言、目录、插图、附表照片以及参考文献等，对全书有一个初步印象，再来决定此书该不该读？有哪些新东西值得注意？会遇到哪些难点？一般性的书，到此为止就可以了。而精读的书务求要细、逐章逐段、吃透精神，重点章节逐字逐句都要钻研，还要注意对精读书的圈点划线、做眉批、记笔记、做文摘等，如此才能准确得到书的精华。著名文化学者南怀瑾说："读书一定要读很多，那是广读、泛读，是必要的，但是最关键是精读，一本好书可以读很多遍。"这句话告诉我们：好书需要精读，并且需要反复读。那么什么是好书呢？目标不一样，评价的标准也不一样。对于你们来说，第一个目标是考试，所以目前教材就是我们需要精读的书籍。

学生丁：老师，需要精读的书籍包括中医教材的基础课程和各门临床课程，我注意到您的精读没有提到教材中的四大经典（《黄帝内经》《伤寒论》《金匮要略》和《温病学》），为什么呢？现在大家不是都在强调多读经典吗？

贾老师：学习中医，一般有两种方法，一是"从源到流"即学医先由中医四大经典入手，而后《千金方》《外台秘要》、金元四大家及明清各家；二是"从流到源"，从现代角度讲，就是先学中医基础及临床各门教材，然后再学中医四大经典及各家学说等。四大经典确实非常重要，每位名医都十分重视精研经典，也正如唐代魏徵《谏太宗十思疏》所说："欲流之远者，必浚其泉源，源不深而望流之远……臣虽下愚，知其不可，而况于明哲乎？"但是，经典著作文字古奥、医理高深、言简意赅，若你不花大力气，在短时间是很难精通的。尤其是在大学生时代或初学中医时，

读 书 笔 记

知识链接

培根："书有可浅尝者，有可吞食者，少数则需咀嚼消化，有只需读其部分者，有只需大体涉猎者，少数则需全读，读时全神贯注，孜孜不倦。"

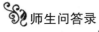
知识链接

朱熹:"泛滥百书,不如精于一也。"

知识链接

岳美中:"凡学医者,应当勤求古训,博采众方,读一家之言,志趣为其所奇,落其窠臼之中而不觉。"

知识链接

巴尔扎克:"打开一切科学的钥匙都毫无异议地是问号,我们大部分的伟大发现都应当归功于如何?而生活的智慧大概就在于逢事都问个为什么。"

更应当注意由浅入深,循序渐进,要先从中医教材的基础及各门学科学起,先打好中医基础,建立起中医思维。如此才能理解中医的精华所在。

学生丁: 原来老师您没强调精读四大经典是出于这样的考虑。那么,假如我现在要读一本书,老师您可以举个例子说明怎么读吗?

贾老师: 著名中医赵金铎说:"所谓粗(泛)读,就是无论学习哪一部医学著作,先要从头到尾地通读一遍,领会精神,窥其全貌,再找出重点,发现疑难,为细读打好基础。"泛读是通其意,是为开眼界、长见识,也是为精读打基础。泛读之后,再精读,逐字逐句,细细理解体会,以达其理,从而掌握本学科要点,为临床、为下一步考试打下坚实的基础。

学生丁: 我明白了。这其实有点类似您之前提到的以纲带目的学习方法,只是运用到读书上了。

贾老师: 举一反三,很不错。这其实就是我所要强调读的第二方法:以纲带目,层层深入。以《中医基础理论》为例,它的每一个章节绝非同等重要,首先要背熟目录,了解其章节大意(小标题为目),注意到整个中医理论体系主要特点是:整体观念和辨证论治。然后再具体学习每个章节的知识,精气学说、阴阳五行、藏象学说、气血津液、经络、体质学说、病因病机与发病,防治原则和养生。如此循序渐进,方可学好中医基础理论,夯实基础。

学生丁: 那么老师您的四字诀还有什么呢?

贾老师: 第二诀:问。我从小是伴着《十万个为什么》这本书长大的。但屈原的《天问》却是对我影响最深的一篇文章。我常常被《天问》中的那170多个提问所震撼。屈原的"路漫漫其修远兮，吾将上下而求索"的千古名句，常常在我脑海中回荡。所以我从小就养成了"好问"的习惯。我认为，要想学好中医，用好中医，仅仅靠"书山有路勤为径，学海无涯苦作舟"是不够的，还要敢于问，善于问，这是荀子《劝学篇》中"善假于物"的最好的方法。也如著名中医李聪甫教授所说："熟读精思还不够，如有思而不解之惑，还得勤于问。历代著名医家如李东垣、朱丹溪、叶天士等，无一不是从问难质疑中获得了学问。'好问则裕，自用则小'，是应引之以自勉的。故熟读之，精思之，勤问之，才能举一反三，触类旁通。"

比如，朱丹溪的学问就是从行万里路而寻医问理开始的。朱丹溪从40岁开始才系统地学习中医，但有的地方能看懂，有的地方却看不懂，看不懂怎么办？把这些问题留下来，等待机会去问别人。于是他40多岁开始"渡浙江，走吴，又走宛陵，起建业，寻访高人"。但"皆不能得"，即还有很多没有真正解决自己心中的问题。最后终于打听到了一个了不起的中医高手罗知悌，于是既跟随罗知悌学医三年，"尽得其所学而归"。最后又经过自己的努力，终成医学大家。朱丹溪年过四旬还远走他乡，不辞艰辛"求医"的经历，确实值得我们好好学习。

又如，朱熹曾说："读书始读，未知有疑；其次则渐渐有疑，中则节节是疑。过了这一番后，疑渐渐解，以致融会贯通,都无所疑,方始是学。"学习要敢于质疑,敢于发问,敢于对书本和权威质疑,多问几个为什么?书中的论点是如何得出的?有哪些事实和理论根据?举出反例能否推翻书中观点?……力求培养独立解决问题的能力,在提出问题、解决问题的积极思维过程中会发现,不仅所学的知识得到巩固、活化,而且思维能力也得到了提高。

学生丁:通过老师的讲解,我明白了"问"对于学习的重要性。怎样才能把学与问有机地结合在一起呢?

贾老师:"学问,学问",就必须是边学边问,才能理解和掌握所学内容。

问,有自问和他问的不同。自问就是多问自己为什么,自己问自己,是一种很好的学习方法。自问就容易发现问题,只有解决了问题,知识才能成为自己的东西。他问,包括问书、问老师和问网络。在这个信息大爆炸的时代,更要善于提问,善于学习。学中医总会有很多疑惑,会问方能体会到"山重水复疑无路,柳暗花明又一村"所描述的意境。

所以著名中医赵棻说:"我体会到自学之道,途径很多,'而善学者必善问,这一条方法是不能缺少的……乃采取发问的方法,自己解决了不少疑问。"但他同时也指出,"我们还应当承认,样样发问,都能自己解答,这是不可能的,个人学识终有限度,应当虚心请教师友,以冀他山之助。"说的就是这个道理。

学生丁:在学习中,尤其是临床上,我发现把不懂的疑问转化为问题请教老师很重要，但是同学们往往不会把学习中的疑问转化为问题。老师您能具体讲讲怎样学会提问吗?

　　贾老师：学中医总会有很多的疑惑。遇到自己不懂或不明白的地方，应该主动找老师寻求解答。然而有些初学中医的人，不善于提问，在学习上有了问题，不求甚解，将问题积压下来，结果越积越多，前面的问题没有解决，后面的问题又出现了，日积月累，问题越来越多，阻碍了学习的顺利进行。因此在学习中要善于发现问题，对于不明白的道理、模糊的概念应该及时地找老师解答，这样才能全面系统地掌握所学的知识。

　　其实除了拜师，还可以访友。著名中医刘季三说，"为学之道，独学无友，则孤陋寡闻，而医道尤贵求友，盖医道理学也，独处静思终无一得，及好友聚谈，往往与无心中遇之，则茅塞顿开，情思昂然……友好之益，不减良师也"。

　　学生丁：听老师说了这么多关于"问"的话题，觉得获益匪浅。提到问，我又想到了中医的特色——问诊。老师您能谈谈吗?

　　贾老师：望、闻、问、切是中医的特色。其中，"问"更是与患者交流的很重要的一方面。只有问得准确，治疗思路才会清晰，从而疗效才会好。

　　具体说来，问诊首先要"接地气"，换句话说，也就是通俗、简单、易懂。问诊语言不能用中医的专业用语，要用老百姓听得懂的语言。当然，通俗易懂

读 书 笔 记

知识链接

　　《素问·徵四失论》："诊病不问其始，忧患饮食之失节，起居之过度，或伤于毒，不先言此，卒持寸口，何病能中，妄言作名，为粗所穷，此治之四失也。"

不代表问得不仔细，遇到关系到诊断的关键问题，更要问得越详细越好；其次，问完后要在病历上及时进行记录。病历上记录的必须是中医的专业术语，这里就存在一个语言转化的问题。作为一名医师，需要灵活地在专业用语与百姓俗语之间转化。最后，问诊是有技巧的。比如，问诊的顺序完全可以参照"十问歌"，还需要针对"排除性诊断"进行特异性的问诊，当然，这对学习能力提出了更高的要求。

学生丁：老师，您的四字诀中的第三诀是什么呢？

贾老师：第三诀：思。子曰："学而不思则罔，思而不学则殆。"讲的正是学与思相辅相成、不可分离的关系。学习中医和学习其他学问一样，必须善于思考，否则读的是"死"书，难以学好中医，也难学以致用。而且，在"思"的过程中，不仅要注意培养自己分析问题、解决问题的能力，更要逐步培养建立中医独有的原创思维方式，如取类比象、司外揣内、系统思维、和谐平衡、一分为二、五行相克等。

学生丁：我也觉得，只有经过自己思考的内容，才能真正成为自己的东西。

贾老师：关于"思"的问题，我再讲一个小故事：数学家高斯有过这样的经历，曾经有一条折磨了他两年的定理的证明，忽然在一刹那闪电般地想出来了。这是怎么回事儿呢？这是因为，如果人长时间地研究某一问题，不舍昼夜，苦心地琢磨着，挥之不去，驱之不散，才下眉头，又上心头。他的思想白热化了，处于高度的受激状态。这时候会由于某一思线的接通，

知识链接

巴尔扎克："一个能思考的人，才真是一个力量无边的人。"

或由于外界的启发，他的思维就像电子，由低能态跃迁到高能态一样，也会由常态飞跃到高级的受激态，这时的他已非平日的他，他超越了自己，超越了他平时的水平，完成了智力的飞越。他的新思绪如涌泉、如水注，头脑非常的敏锐，想象力十分活跃，从而使问题迎刃而解。但当过了一段时间再回头看，他可能会为自己当时所登上的高度而震惊，他也说不出为什么那时能想出那么巧妙的东西，他甚至不敢相信这就是自己的创作。

学生丁： 怎么解释这种"灵机一动，计上心来"呢？

贾老师： 大自然往往把一些深刻的东西隐藏起来，只让人见到表面或局部的现象，有时甚至只给人一点暗示。善于思考的人，往往会凭借这似隐似现的部分信息经长时间的苦思冥想寻找出隐藏在现象背后的本质，其实这就是灵感。所谓灵感，并不是什么神秘的东西，而是经过长时间的思考之后，思想处于高度集中化与紧张化，对所考虑问题的认识已经处于基本成熟而又未最后成熟阶段，一旦受到某种启发，就会融会贯通，产生新思想。许多事例表明，灵感大多是在思维长期紧张而暂时放松时得到的。所以做学问很重要的一点就是要"思"。但我们学医必须要学会中医之思。中医思维形成来源于"象"，它侧重于从相互关联的角度整理杂乱无章的感性经验与认识，使之成为条理化、规范化的理论。中医学的实际运用也是据"象"而出。而中医临证中的关键问题在于如何培养"象"思维，并发挥其在诊治中的优势。正如国医大

知识链接

爱迪生："天才就是百分之九十九的汗水，加百分之一的灵感。"

知识链接

刘勰《文心雕龙》："寂然凝虑，思接千载，悄然动容，视通万里。"

师王琦教授所说"中医学历经 2500 多年发展至今，为什么还面临着许多困境？究其原因，当然十分复杂，但我想很重要的一点就是缺乏中医理论与临床思维。长期以来，人们多习惯于对各医家经验技术进行继承，对思维艺术的探讨却少有顾及，如果单纯注重知识与技术的灌输和积累，当然就谈不上应变力和创造力，也就是所学知识和技术不能真正'活化'"。

学生丁：《黄帝内经》提出"应象"一词，以此命名各篇章，并以问答形式提出藏象，请您谈一下现在"象"思维在中医学中的重要性？

贾老师： 中医"象"思维源于中华传统文化，如《周易》作五经之首，以"象"为基本观点，观察各类事物的不同征象，归纳为天下深邃之道理，如《易传·系辞上》："圣人有以见天下之赜，而拟诸其形容，象其物宜，是故谓之象。"中医"象"思维是以直观的形象、物象和现象为基础，从意象和应象出发，类推事物规律，揭示中医学对生命健康疾病认识的思维模式，强调"人以天地之气生，四时之法成"的天人相应，以"天食人以五气，地食人以五味"转接"藏象何如"，进而以各脏腑的生理功能及其体表官窍之外应，阴阳四时之相应，说明四时五脏阴阳的藏象一体观。《素问·灵兰秘典论》亦为阐述藏象理论的各篇，更以社会官职文化带入藏象结构影射了人的社会性，如心为君主之官、肺为相傅之官、肝为将军之官等，形象生动地说明了藏象理论的组织结构生理功能及其相应关系。

所以中医"象"思维首先构建了以整体观念认知

自然生命的结构。中医学认为，人体各个组织脏腑器官在结构上是不可分割的，在功能上是相互协调、相互为用的，在病理上是相互影响的，因此，在分析人体的生理、病理时采用"视其外应，以知其内脏，则知所病矣"的方法。

《灵枢·本藏》中司外揣内、以表知里、以象测藏的方法，通过外在的"象"，测知内在的脏腑气机的运动状态，内外合一，体现了生命整体统一性。

其次，中医"象"思维直视人与外部世界的联系构成一个整体，即"天人相应"。《黄帝内经》有"生气通天"说，即以阴阳二气为中介说明人与自然密切相关，其构建的医学体系和基本指导思想，将人类的生命健康与疾病置于生存环境之中，体现人受环境制约的思想，具有生态医学的意义，也表明中医认为生命体内部，以及生命体与宇宙、自然之间通过"气"而存在着能量与信息交换。

如上，司外揣内成为中医学重要的诊察原则。司外揣内即以表知里，是指通过事物外在表现来分析、判断事物内在状况的一种思维方法，这种思维方法的特点是强调实践性和可重复性。所谓实践性就是要通过实践活动的检验，其外在现象是否能正确反映其内在的客观规律。所谓可重复性是这种以表知里的认识过程并非通过一次就能完成，而是要经过多次的观察和推论，并通过实践认可和修正，确实反映了内在的客观规律，并经得起重复验证才能完成，才能将其结论用以指导临床实践。中医学对藏象的认识过程，和

读　书　笔　记

知识链接

《易经·系辞下》："仰则观象于天，俯则观法于地……近取诸身、远取诸物，于是始作八卦。"

读书笔记

对疾病诊断的四诊过程，就是以表测里的认识过程。

医者在诊察疾病时不仅要重视患者所处的自然和社会环境变化、身体外在的症状，还要重视机体内部的病理变化，在整体观念的指导下，通过"合而察之，切而验之，见而得之"的各种中医的手段，来获取四诊资料，全面掌握患者的内外情况，做出准确的判断。

以表测里的方法虽然已经经过了古人无数次的总结，可以使医者从总体上对事物以及人体进行把握，但在细节上稍显笼统，而细节的笼统在很大程度上限制了我们对事物总体的认识，这种局限性在应用中是需要注意的。

中医象思维下的"援物比类"也是一种重要中医思维方法，"援物比类"又称类比法，是从两个对象内部属性的某些相似之处出发，推导出它们在其他方面可能存在的相似之处的推理方法。《黄帝内经》中就有多处论述了"援物比类"的方法，如"夫圣人……援物比类，化之冥冥""不引比类，是知不明也"，这也体现了中医学将人与自然视为统一整体的依据。

学生丁： 那么什么是"司外揣内"呢？它有什么特点？

贾老师： 《孟子·告子下》说："有诸内，必形诸外。"就是说事物的现象与本质之间存在着对立而统一的辩证关系。本质通过现象表现出来，而表现出什么样的现象是由本质决定的。古代医家把这个古代哲学观点应用于医学，认识到人体内部的生理活动、病理变化必然在人体外部以一定的形式表现出来。因

知识链接

《素问·示从容论篇》："夫圣人治病，循法守度，援物比类，化之冥冥，循上反下，何必守经。"

知识链接

康德："每当理论缺乏可靠论证的思路时，类比这个方法能指导我们前进。"

此，通过对人体外部现象的观察，就能测知人体内部的生理、病理状况。于是，"司外揣内"这一认识健康与疾病的思维方法便直接形成并确立。临床上通过四诊收集症状和体征均属"司外"，对上述临床表现进行辨证思维，以审查病机、辨识症候，就是"揣内"。比如通过观察人体爪甲的荣枯，来推知肝血的盛衰，也是"司外揣内"来认识人体生理功能的思维方法。

学生丁：常用的象思维除了"司外揣内"外，"援物比类"是否也很常用呢？

贾老师：《素问·示从容论》说："援物比类，化之冥冥""不引比类，是知不明也"。表明它也是中医学常用的认知与思维的方法。五行学说认为，宇宙间的一切事物，都是由木火土金水五类气候和物候所产生的，事物的发生、发展、变化都是这五类气候和物候条件的运动和相互作用的结果。中医学采用取类比象的方法，把人体的脏腑组织功能特性，按照五行的各自特性相配属，如将心、小肠、脉、舌等归属于火；将肝、胆、筋、目等归属于木等，脾、肺、肾等内脏以此类推，从而形成了人体的肝心脾肺肾五大生理、病理系统。中医学还运用取类比象的思维，创造了很多行之有效的治疗方法，如"釜底抽薪法"治疗火热上炎；用"增水行舟法"治疗肠燥便秘；用"提壶揭盖法"治疗小便不利等等。

学生丁：原来您的"思"包含这么多方面，那四字诀的最后一项是什么呢？

贾老师：四字诀的最后一个是记。我所说的"记"，

知识链接

谚语：眼过千遍不如手过一遍。

包括记忆和记笔记两个方面。我的老师"国医大师"王世民教授曾多次告诉我做学问的三个窍门："多问、多说、多记"。多问，是指看书或临证时多问几个为什么，这样才能发现问题，对知识有更为深刻的认识；多说，是指只有把学到的知识通过口头表达出来，才能把学到的东西实现"内化"；多记，包括了多记忆和多做笔记两方面，年轻的时候注重强记与知识的储备，多做笔记，则是需要把所学、所想及时进行记录，并以论文或专著的形式进行深入挖掘和整理。

学生丁：哦，原来是两个方面呀。

贾老师：对，两方面。任应秋老中医强调："要勤于锻炼记忆力。"记忆分两种：一种叫机械记忆，一种叫理解记忆。机械记忆靠重复，理解记忆靠联想。年轻时，主要靠机械记忆，所以在年轻时要尽量多记。当接触到临床后，就会把已经学到的知识与临床联系起来。有句名言说："书到用时方恨少"，不强记相当量的知识积累，不仅考试很难过关，到了临床更是捉襟见肘。青年时期是记忆的"黄金时期"，所以从开始学中医就要强化记忆。大家都知道，理解了的知识才更容易被记忆，也有很多学者认为理解性记忆主要靠的是联想，如果能通过联想理解去记忆，效果则会更佳。

学生丁：老师我看到您桌上有很多笔记本，您一定很喜欢记笔记吧。

贾老师：哈哈，被你发现了。记笔记非常重要，关于其重要性，我想给大家讲一讲李时珍的故事，我

知识链接

谢切诺夫："一切智慧的根源都在于记忆。"

知识链接

贝弗利奇："新想法常瞬息即逝，必须努力集中注意，牢记在心，方能捕获。一个普遍使用的好方法就是养成随身携带纸笔的习惯，记下闪过脑际的有独到之见的念头。"

们知道，李时珍是世界上伟大的药学家，他的名著《本草纲目》这部巨著，不仅对医药学，而且对生物学、矿物学和化学也做出了重要的贡献。李时珍之所以能取得如此巨大的成就，不仅由于他批判地总结了前人的成果，"搜罗百氏"，旁征博引，参考了八百余家；更主要的是他三十年如一日地把所搜集到的药物，按照当时最先进的分类方法记录了下来，才最后成书。"字字看来皆是血，十年辛苦不寻常。"在这里我特别要强调一下，他的记录，不是流水账，他既善于从自然界索取得到第一手资料，又能独具慧眼，从中找出规律并能及时记录下来，这都是值得我们后人认真学习的宝贵经验。这也就提示我们，要善于在平时搜集有用的资料并及时整理成笔记。零件既备，大器何难！一旦需要时，就可以把它们组织起来，使之成为有价值的著作。

另外我想强调一下跟师临证时的跟师笔记。你们跟师出诊时，是否有这样的体会？记不记笔记，学习效果大不一样，如果能将老师临证时每个病人的治疗经过都做详细的记录，并完整保存下来，就会对老师的临证思路有更深刻的认识，这对你以后独立门诊将会非常有帮助。我在 2003 年被医院派到中国中医研究院西苑医院去进修学习，先后跟了施尊邦、陈可冀、周绍华、周乐年以及刘景源等名老中医，跟诊学习的同时我做了大量的跟师笔记，这确实是一笔非常宝贵的财富，对我日后有很多的启发，也帮助我解决了一些临床上的难题，使我受益匪浅。

读　书　笔　记

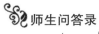
任应秋老师认为笔记式读书，具体而实用。他说："一边阅读一边记笔记，是帮助我们领会文件内容的一种读书方法，也是积累资料的一个重要方法。"

学生丁：是的，我们在学习过程中老师也一直强调记笔记，让大家养成记笔记的习惯。

贾老师：这么做很好，眼过千遍不如手过一遍，何况记笔记不是机械地抄写，它还包含了你的思考过程与体会。任应秋老师在讲到写读书笔记的时候，还告诉了我们五种方法。

学生丁：是哪五种呢？

贾老师：第一，概括和缩写。把已读内容做一个非常简短的概括，要说明这本书主要讲的是什么问题。这样写的好处是能很快抓住书里所讲的重点，加深对已读内容的理解。第二，写纲要笔记。笔记往往要按照书的前后内容或问题的主次来写，或者依照原文的次序进行一番简明扼要地复述，并且要体现出全书和全篇的逻辑性。

学生丁：我们在学习过程中确实缺少写纲要笔记这方面的意识。老师，还有其他的吗？

贾老师：第三，摘记成卡片。在读书过程中对一些论述命题、观点、示例、数字、引文论证和新的材料、新的观点等等进行摘抄。第四，写综合笔记。把普通笔记和若干资料中相同的内容综合到一个题目下。第五，写心得笔记。即在阅读后，用自己的话把收获、体会和见解记下来，从而巩固学习效果和检验学习情况，做到心中有数。

贾老师：四字诀能很好地提高学习效率，你们可以参考运用。吃饭要消化，读书要思索，思而不解就必须要问。"读、问、思、记"的目的，都是为了获取知识，因此要把知识记在脑子里、写在本子上，把脑记和笔记结合起来，只有记得牢才能用得上。脑记以利于应用，笔记以利于查阅。"读、问、思、记"四字结合，囊括了很多名老中医的学习方法，一定要好好运用。其实，学习方法还有很多，我所提及的只是其中具有一定代表性和普适性的例子。只要我们坚持正确的学习方法，就能事半功倍、融会贯通，正所谓"十年磨一剑，不敢试锋芒，再磨十年后，泰山不敢当"。

5. 中医西医明长短

学生丁：贾老师，现在提倡"中西医结合"，您认为中医、西医各自的优势和特色是什么？

贾老师：其实中医、西医各有长短。中医学和西医学各自有着不同的理论体系和诊疗思维与方法，主要是由于他们形成的时代背景和哲学基础也是不相同的。中医、西医的医学模式有显著的差别：首先在观念上，西医多强调"人的病"，中医更强调"病的人"，其次在思辨模式方面，西医习惯于线性思维，强调一种原因导致一个相对应的结果，认为疾病的发生应有能追溯到的病因；而中医传统的思维模式是一种体验性的非线性的辨证思维，某一因素总是与其他因素相互联系、相互影响而导致其相应的结果，这一思维模

读 书 笔 记

知识链接

罗家昌研究员说："当我们还在埋头寻找'物质实体'的时候，西方人已经在'勾销物质'，关注关系实在，如同我们还在迷恋线性科学方法的时候，西方已经高度重视非线性科学方法了。"

式，正是中医学的基本特征、整体观念的形成的根源。

第三，在诊断方面，西医学重视辨病，最基本的思维方法是借助一定的检测技术，采用综合、分析、实验的方法，对疾病的病因、病理进行不断的分析，直到清晰得到因果链为止；而中医学就不相同了，病人的症状、体征、体质总是被系统综合地联系在一起，经过系统的分析，才能判断患者机体的整体状态，这种重视辨证的思维过程正是中医诊断的精髓。第四，在治疗方面，西医学认为，致病因素（如细菌、病毒、肿瘤细胞）是可被杀灭或控制的，治疗的立足点在于针对致病因素进行对抗性的治疗或者对症处理；而中医学在治疗中更加注重整体状态的综合，其治疗目的主要是通过调节恢复人体的阴阳平衡，使之重新达到一种新的和谐与稳定的状态，而不是采用单纯的对抗疗法。

纵观两种医学体系，各有优势与不足。今天，现代医学已成为世界的主流医学，并不断地吸收自然科学技术发展的成果，迅速发展其理论方法和诊疗技术，但随着经济全球化、生活城市化和人们的生活水平提高、生活节奏加快、生活方式和环境的改变，危害人类生命和生存的疾病谱发生了很大的变化。同时，老龄化社会的形成、健康观念以及医学模式的转变都给现代医学带来许多的问题和挑战。中医学在几千年的发展史上，始终沿着自己的理论体系和实践途径向前发展。即使在西医学昌明于世界、盛行于中国以及其他各国的传统医学相继衰亡之际，中医学仍然保持自己的学术体系，在理论上能保持自己的优势和特点，在临床实践上有自己独特的风格和疗效，依然屹立于世界的东方，并逐渐走向世界，成为备受世界关注的一种传统医学。与西医学相比较，中医学具有的特色优势有：系统的生命科学理论、个体化的诊疗体系、整体综合调节的医疗手段和方法、丰富系统的养生保健理论和实践、浩瀚的古典医籍文献信息资源、融自然、人文科学于一体的学科特色。但是，中医学也存在许多影响其学术发展的不利因素：如技术手段落后、现代科技含量比较低、缺乏现代社会可以接受的评价方法和技术标准、学科的现代科学基础薄弱等。

6.院校师承要结合

学生乙：目前的中医教育以院校教育为主，请问师承教育重要吗，为什么？

贾老师：古代中医教育历经发展，师承教育一直是中医教育的主流模式，对中医的传承发展起到了举足轻重的作用，但随着时代的发展，这种教育模式的弊端也日益显露。

当代的医学教育形成了比较完善的结构体系和比较规范的医学模式，保证了中医教育的规范性和规模化，但中医人才培养要遵循其内在的规律，所以应该将师承教育和高等中医教育有机地融合起来。

所以说师承教育与院校教育同样重要。因为，中医学在认识人体时，通过细致观察、用心感悟、系统归纳及在一定方法指导下的分析、推理，进而得出相

读 书 笔 记

知识链接

> 法国教育家斯普朗格说："教育的最终目的不是传授已有的东西，而是要把人的创造力量诱导出来，将生命感、价值感唤醒。"

应的认知结论，而这一过程造成了经验多样、学说纷呈、流派林立的现象，因其模糊性及多样性，不少东西"只可意会，不可言传"，很易造成认识理解的不统一、学习传承的困难。

因此，需要在进行院校教育的同时加强师承教育，实现"早临床、多临床、反复临床"的培养模式，师徒相谐、教学相长。

学生乙： 贾老师，您能详细说一下传统师承教育的特点吗？

贾老师： 中医师承教育由来已久，主要以家传、师带徒、私塾继承为主，通过口传心授进行，就像现在的"一对一教学"。比如南北朝时期徐氏家族的"八世家传"，又如刘完素、罗知悌、朱丹溪、刘叔渊的"河间学派"的传承等等，中医古代多采取此种教育模式。

学生乙： 那该如何理解师承教育的传承性？

贾老师： 数千年来，中医药学在应对自然、社会、疾病的变化时，不断探索，持续发展。中医药学以经验医学著称，蕴含着丰富的隐性知识，是一门实践性、应用性、继承性极强的医学科学。其自身的特点和教育规律决定了中医药人才培养必须把实践性放在第一位，同时，还需要尊重中医药学的隐性知识特征，强调直觉、心悟的思维方式。在中国古代，师承是培养医药人才的主要教育方式，也是中医药得以延续和发展的主要途径。无论是耳提面命，还是以著作为师，中医药学正是依赖师承这种形式，通过口传言教进行筑基固本，通过细致入微的心授身传让学生耳濡目染，从而使得先辈的医学理论、临床经验能传承给弟子。

学生乙：您认为师承教育在中医人才培养中有哪些独特的优势？

贾老师：一是传承经典，因材施教。名老中医一般都注重中医经典医籍和中医传统文化的学习，在跟师中要求学生熟读《伤寒论》《金匮要略》《温热论》《易经》《道德经》《中国哲学简史》等著作，为临床打下坚实的基础。在跟诊过程中，老师和学生接触机会多，师生可以加强相互了解，老师熟悉学生的性情、禀赋、特长、现阶段学习情况，可以"量身定制"一个符合学生实际情况的培养方式，并可通过及时沟通与交流，对培养计划进行调整。

二是注重临床实践，培养中医辨证思维。师承教育注重临床实践，倡导早临床、多临床，理论和临床实践相结合的理念，使学生掌握的知识是灵活的、扎实的，从感性认识进入理性认识。弟子在抄方随诊中可学到老师的临床经验和学术思想，不断思考、不断实践，进而形成辨证论治思维。

三是言传身教，培养高尚医德。医乃仁术，医者仁心。一个好的中医临床大夫不但要有扎实的专业知识，还要有高尚的医德。只有医德高尚的大夫才会成为一代名家，而追名逐利、心胸狭隘的医家难成大器，因此医德的培养至关重要。徒弟在侍诊过程中对老师一言一行耳濡目染，所谓"其身正，不令而行"，学生将老师作为自己行医的楷模，老师的言行往往影响

知识链接

《荀子·儒效》："不闻不若闻之，闻之不若见之，见之不若知之，知之不若行之。学至于行止矣。"

学生的整个行医生涯，激励学生成为一个医德高尚的人。

学生乙：您能否从历史的角度谈一谈中医的院校教育呢？

贾老师：中医院校教育历史悠久，自晋代便有了学校教育的雏形，至后魏举办了真正意义上的医学校，以后历朝历代均开办医学教育，但其学校数量有限，培养出的医学生不能满足社会的需要。新中国成立之后，以1956年北京、上海、广州、成都等地四所中医学院的建立为标志，中医药教育由传统师承教育转变为现代的院校教育，并逐步建立了培养中专、大专、本科、硕士、博士各层次中医药人才的教育体系，目前全国拥有23所中医高等院校、4所中医药研究院、27个硕士点、23个博士点，基本覆盖全国各省，中医药院校已成为中医药人才培养的主要渠道。院校教育的优点在于其规范化、教学系统全面，缺点在于非个体化教学不能因材施教、理论与临床有一定的脱节。

学生乙：师承教育又有哪些弊端？那该如何避免呢？

贾老师：受学术水平及学术保守思想的影响，师承教育培养下的学生“各承家技”，只闻一家之言，易滋门户之见、知识局限。所学受限于老师学术水平与个人喜好，会导致学生培养质量参差不齐、难以评价，导致教育规模难以扩大、难有学术创新。而院校教育正好可以弥补师承教育的不足，使学生知识结构更合理，基础更扎实，这种规范化、标准化的课程体系更利于大规模培养人才。

学生乙：国家现在对于师承教育有什么支持政策吗？

贾老师：国务院印发的《中医药发展战略规划纲要（2016—2030 年）》中，明确提出要"建立中医药师承教育培养体系，将师承教育全面融入院校教育、毕业后教育和继续教育。鼓励医疗机构发展师承教育，实现师承教育常态化和制度化。"

学生乙：您认为，院校教育的不足有哪些呢？

贾老师：首先，培养目标与临床有所脱节。各大中医院校希望培养出"具备中医药基础理论、中医学专业知识和实践技能，能在各级中医院、中医科研结构及各级综合性医院等部门从事中医临床医疗工作和科学研究工作的医学高级专门人才"。然而，很多情况下可能造成的后果却是学生诊疗水平不高、中医不精、西医不强。

其次，课程体系设置不尽合理。当前的院校教育，重专业教育，课程多、课时多，忽略了中医学自身的特点；西医课程的比例相对较多，对人文学科内容涉及甚少，导致学生人文素质和综合能力较差，知识面窄，对中医基础知识掌握得比较肤浅，很难真正领悟中医典籍的精髓，中医思维的培养也受到局限，培养出来的医学生"中医味"淡薄；再有，教材理论与实际的整体性建设亟待加强。中医教育部分基础课教材虽然几易其稿，但内容陈旧，知识点有重复、脱节现象，在继承性、创新性、逻辑性、系统性、整体性和可读性上都有待提高；部分临床课教材不仅缺乏理论含量，更欠缺具有中医药特色的临床技能指导及应用培养，把见习、实习仅作为课堂教学的延伸和补充及对前期

知识链接

陀思妥耶夫斯基："要想获得一种见解，首先需要劳动，自己的劳动，自己的首创精神，自己的实践。"

教学效果的检验，临床实践与理论教学难以很好地融合；学生的中医理论知识和临床诊疗实践脱节严重，处理实际问题和科研能力明显较弱，不少学生实习时，甚至毕业以后，都难以适应临床工作。

最后，院校教育难以因材施教。目前，高等中医药院校与其他院校实施同样的招生政策，忽略了中医学科的独特性。虽然实现了对中医药人才规模化培养，但只能实现共性培养，无法突出因材施教的个性培养，导致很多名老中医的独到经验与学术思想难以得到继承与发扬。所以说，高等中医药教育只能算是基础的共性教育。

学生乙：贾老师，您觉得如何将院校教育与师承教育有机结合？

贾老师：在完成院校教育的基础上，引入师承教育，会更加突出中医特色。在充分总结各地经验的基础上，找到两种教育模式的契合点，把握好结合度，唯此才能做到优势互补、扬长避短。在实际操作中，要灵活采取多种多样的形式进行教学。

学生乙：师承教育的效果，可以采用什么评价方式呢？

贾老师：首先，可以用笔试的形式进行考核；其次，可以在师承教育的过程中，以小论文、跟师心得、读书笔记等形式进行不定期考核；还有，在临床中对基本知识、基本理论、基本技能进行考核。最后，还可以通过临床实践对学生与患者的医患沟通能力进行考核。

7. 学以致用早临床

学生乙： 中医有个说法："熟读王叔和，不如临证多"，您是怎么理解的？

贾老师： 这正是我要说的：学以致用早临床。医学是一门实践性很强的科学技术，学习医学知识的目的是运用于临床，解决实际问题。苏联医学家包特金曾指出，"医学是一门科学，它能给我们丰富的知识，但这种知识本身还不能使我们具有在实践生活中运用的能力。"有效的学习与实际应用是密不可分的，越能学以致用，就越能学到知识。把所学的知识用于解决实际问题，可以促进书本知识的内化，如关于王叔和所论述的脉象，即使教师讲得清晰透彻，实践中如不亲自体会一番，是永远掌握不了的。当代名医金寿山教授在总结他的治学经验时说："临床绝不可少，脱离临床的理论是空头理论，即使讲得头头是道，耍的是花枪，中看不中用。"因此，学习中医，必须坚持知行合一的原则，既要克服轻理论和书本知识，仅把中医治疗看作纯粹的经验，热衷于搜集验方验案，依样画葫芦，而忽略理论学习的经验主义倾向；又要反对缺少临床实践，以为学好理论能讲得头头是道，便可包治百病，对临床实习采取轻率不重视的本本主义态度。跟老师学习，但是不单纯是继承和复制，而是在继承的基础上有所发扬。所以在跟师的时候，要充分地研究和了解老师的学术思想和经验特色，现在与古代跟师从头开始去学和慢慢地感悟有所不同，现

> **知识链接**
>
> 魏子孝："我们通过各种渠道学习的方药很多，关键是个人的消化……均应该经过自己的临床验证。"

> **知识链接**
>
> 蒲辅周先生临终前告诫其子："我一生行医十分谨慎小心，真所谓如临深渊，如履薄冰。学习首先要认真读书，读书后要认真实践，二者缺一不可，光读书不实践仅知理论，不懂临床，盲目临床，不好好读书是草菅人命。你要牢牢谨记！我的一生就是在读书与实践中度过的。"

代社会高度信息化的优势缩短了这个过程，如果通过老师早年至今的论文论著、医案医话等相关信息的汇总，先宏观地了解老师的学术思想和临床特点，就有利于跟师过程中结合自己的特点和学术方向而有所偏重，提高跟师的效率，也有助于深入研究和总结老师的特色经验和学术思想。

学生丁：嗯，谢谢老师教诲，我一定会好好领悟的。

教材为纲，梳理探究

中医学教材是中医相关课程教学经验的总结，是现代院校教育模式下，学生学习中医知识的主要渠道之一。对教材系统地学习，不仅能够使学生掌握基本知识，还可以启发学生的思维，培养学生的能力。教材建设又是院校教学工作中不可或缺的组成部分，教材的好坏直接影响着人才培养的质量。

贾跃进老师非常重视院校教育阶段学生的学习，重视中医学教材的学习，他把中医学教材作为中医"四大经典"（《黄帝内经》《伤寒论》《金匮要略》《温病学》）之外的第"五大经典"，并认为中医学规划教材是学习中医经典著作的桥梁课程。

学生甲：贾老师，为什么您认为教材是第"五大经典"？

贾老师：名中医魏子孝曾经说过："在我的心目中全国中医二版教材就是第五部经典，我们可以想象倘若没有这部经典，现代人能系统学习中医吗？《中医学基础》更是对四部经典做了适应现代知识环境的系统化分解。"我很认同这点。

学生甲：贾老师，我们都知道您走的是中医师承

知识链接

魏子孝："为什么总是强调教材。须知中医大专院校教材是集中全国名中医、老专家的集体智慧编纂而成的，是为我们后学者构筑的登山捷径，不知利用实在是辜负老一辈医家的良苦用心。"

读 书 笔 记

教育的路，师承教育的学习模式主要是"师带徒"，重视的是临床实践，您为何还如此强调中医教育要先回归课堂和教材的重要性呢？

贾老师：尽管我在山西中医药大学附属医院从事临床和带教工作已经三十年了，但其实我就是一个地地道道的中医学徒，这不仅仅是因为我的初始学历是中医学徒班毕业，而且还因为我从小就耳濡目染父亲给患者调治疾病，继而有幸在1978年即拜全国第三批名老中医药指导老师李济春主任医师为师，先后又拜国医大师吕景山、国医大师王世民以及名老中医刘智老师、白兆芝老师，我真的受益匪浅，因此我深刻地认识到院校教育与师承教育相结合，才能"知行合一"，才能成为中医成才的最佳方法。

我强调国家的中医统编教材对学习中医的重要性是因为我的中医启蒙老师即是我的父亲，他在带教我时，首先是注重临床疗效，但大多是治病有效，甚至疗效很好，但医理却讲不透彻，这让我"知其然，不知其所以然。"他曾鼓励我看医书，别说《黄帝内经》《伤寒论》原著原文让我望洋兴叹，就连《濒湖脉学》我也真的看不懂，直至我进入课堂，我才有一种"久旱逢甘霖"的感受。我曾经不止一次遇到父亲与同行切磋中医，对同一个病人的病情，却有不同的认识，甚至争得面红耳赤。中医各家学说各立门户、各承己见一个很重要的原因就是中医的一些名词、概念没有一个统一的标准。当我学了中医教材的专业基础课后豁然开朗：专业基础课学习的好坏，直接影响个人以

知识链接

朱良春："狠抓基本功的提高，突出中医特色，不断提高医疗质量，中医振兴才有希望。"

后专业结构的形成以及今后从事临床和科研的能力。

而现代，院校教育已成为中医药教育的主要模式，这不仅仅是大势所趋，是中医药人才培养的规模化、规范化的需要，同时也是中医教育与现代教育制度接轨的需要。院校教育在人才培养上，设置了专业、学科和课程，为了规范化组织教学，往往采用国家规划出版的统一教材组织教学活动。所以说，教材是教学活动的基本工具，教材学习的好与坏，直接影响着后续的临床实践。

学生甲： 贾老师，中医教材中为什么强调首先学习《中医基础理论》，而不是先学习《黄帝内经》？

贾老师：《黄帝内经》等中医经典著作标志着中医学理论体系的初步形成，但《黄帝内经》对于没有一定的古文基础及中医思维的人来说，要想读懂、读通是非常困难的，正如王冰在《黄帝内经·素问序》中所说："然而其文简，其意博，其理奥，其趣深。""且将升岱岳，非径奚为；欲诣扶桑，无舟莫适。"最后一句意思是想要登临岱岳，没有路径怎么能上去？要远渡扶桑，没有船只，如何能够到达？我认为《中医基础理论》教材就是我们学习《黄帝内经》的最佳途径。

也就是说，《中医基础理论》不仅将《黄帝内经》的基本理论加以继承，而且还继承了历代中医的很多精华，并结合现代教育充分吸收了能够反映中医基础理论研究的新进展、新成果、新方法和新技术，还按照科学的理论和逻辑结构，对从基本知识、基本概念、基本原理，到学说和理论体系进行了系统地梳理和构

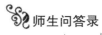
知识链接

李德新:"科学的发展除受到社会、政治、经济等外部因素影响外,其自身内部还存在着相对立的矛盾运动。科学理论和科学实验的矛盾是科学发展的内在动力。中医学理论体系在其发展过程中,随着社会实践特别是医疗实践的发展,《黄帝内经》所构建的理论有的已经无法解释新的科学事实,出现了原有的科学理论与新的科学事实的矛盾。在社会需求的推动下,中医学理论体系内部不断地发生分化综合,于是新派和分支学科应运而生。

建,正确地处理了传统与现代、中医与西医、东方文化与西方文化的关系,进行综合创新,发前人之未发,还突出了中医学的理论和实践的作用,从中医科学的观点、科学的方法、科学的思维、科学的原理系统地阐述了中医理论的具体应用,使理论与实践紧密结合,突出了其应用性。

而且中医基础理论作为一门教学课程,是高等中医药教育中医专业教学计划中的一门基础医学学科,它据中医典籍源流条贯,上阐经训、下启法门、示于临证。它从天人相应的整体观出发,以人为研究的主体,将自然科学和人文社会科学融为一体,天文地理杂之于内;它是在实践基础上产生并经过实践检验和证明的科学理论形态;是对生命、健康、疾病的本质性、规律性的正确反映,而且有系统性、整体性、非线性、复杂性科学思维的特色,如果说中医学是一座科学大厦,那么中医基础理论便是这座大厦的基础。现行的中医学教材是在教育部和国家中医药管理局主导下,由来自全国各地的权威领域专家教授编写而成,从教材规划到教材编写、专家审稿、编辑等过程都经历了编写会、审稿会、定稿会反复论证而不断完善,可以形象地称之为"专家共识"。教材的编写从内容上往往是在继承传统精髓的基础上,择优吸收现在的研究成果,有利于学生系统掌握基本理论、基本知识、基本技能。中医学生,特别是本科阶段的中医学生必须重视中医学教材的学习,重视以教材为本,先熟练地掌握书本上的基础知识,夯实基础,在读书过程中逐渐建立中医思维。只有打好基础、做好继承，才能为进一步提高实践能力、创新能力创造条件。

学生甲：明白了，贾老师。但是我还有一个困惑，病人症状纷繁复杂，经常是寒热错杂、虚中夹实集中出现在一个病人身上，病人往往出现的是多种证型的复合，几乎没有一个人的症状和证型是完全能跟教材吻合得上的，这个该怎么理解呢？

贾老师：你说的这个问题是实实在在存在的，没有一个病人是完全按照教材得病的，以《中医内科学》教材中的"失眠"为例，我们首先通过对教材的学习，了解失眠的基本概念，继而深入到中医理论以及各种治疗方法，最后初步获得失眠的因、机、证、治的具体知识，但中医教材一般是对中医药相关学科的现有知识和成果进行综合归纳和系统阐述，较少做新的探索和指出一家之言；另外，由教材所输入的信息往往是静态的，是一个个孤立的点连接起来的，而对纷繁复杂的临床问题就显得呆板，如果医者难以变通，临床疗效必然受到很大的影响。因此教材在时间和空间上往往与临床存在脱节。

学生甲：贾老师，您说的教材和临床之间的这种差别，体现在什么地方呢？

贾老师：中医认识病症，往往是通过症状。还是拿《中医内科学》教材中的"失眠"举例，中医教材（五版）中，将不寐定义为是一种"以经常不能获得正常睡眠为特征的一种病症"，并认为，不寐的轻重不一有不同表现：轻者为入睡困难，寐而易醒，醒后不能

中医学理论体系就是在理论与实践、分化与综合、传统与创新的对立统一运动中，不断地向前发展的。中医学理论体系的发展，反映了相应历史时期的文化科学技术水平。"

知识链接

李德新："如果说中医学是一座科学大厦，那么中医基础理论便是这座科学大厦的基础。"

再寐，时寐时醒等；重者为整夜不能入寐。所以，结合临床来看，作为中医内科学，教材的定义也应包含以下三个方面，才能反映该病的特征或总的轮廓：一是要包含失眠的病因病机是阳不入阴或阴阳失交；其次，要描述失眠的临床表现：睡眠的时间或深度的不足，入睡困难、寐而不酣、易醒难眠或彻夜不眠；最后还必须表明失眠是影响到人们的正常工作、生活、学习和健康的主观体验。也就是说，失眠不仅仅是睡眠时间减少了，而且一定要看次日病人的主观体验。因此，对于一个学中医的人来说，实际临床上面临的问题复杂多变，然而教材能给予我们的仅仅是原则和启示，对于我们医者还需要再进一步深入地辨析。

学生甲： 好的，贾老师，在学习课本知识以外，我觉得广泛阅读课外书籍是非常必要的，那学习教材和阅读课外书冲突吗？该如何处理好教材和课外读物的关系呢？

贾老师： 的确广泛阅读课外书籍是非常必要的。国医大师王琦说："没有广泛的学习和阅历，没有足够的知识储备，就不会有宽广包容的胸襟，难以成就大的事业。但是光做到博还是不够的，还要经过一个由博而约的过程，在庞大的知识储备中，凝练出一条或几条贯穿始终的主线，编织成自己的知识体系，再由博而约、由约而博的过程中实现'质'的飞跃。"关于中医教材与课外书的关系主要是一种"精"与"博"的关系，著名中医任应秋说："凡做学问都有一个精与博的辩证关系，基础理论部分，必须要达到精通、

知识链接

清代程文囿《医述·医则》："医之为道，非精不能明其理，非博不能致其约。"

精纯的程度；非基础的，但直接或间接与本学科有关的以及一般知识，便须博览，要广泛地涉猎，只有精读了，才能博。"著名中医魏长春也说："读书破万卷，有志之士确实应有这种气魄。只有学有根底，见多识广，才能博采众长，汇通清泉，化裁创新。因此，在熟读精思经典著作的基础上，广泛地学习前人的著作和经验是十分重要的。"但是著名中医彭履祥又论"历代积累下来的医籍，可谓汗牛充栋，若不加以选择，不仅限于精力有限，而兼收并蓄，莫衷一是，收效也不好。因此有重点、有主次、有计划地选择适当的医籍，对初学者是至关重要的"。

学生甲：老师，既然教材的学习如此重要，那么如何才能正确找到学习教材的方法呢？

贾老师：对中医学教材的学习，我重视的是"纲举目张""以纲带目"的学习方法。

学生甲：贾老师，什么叫"纲举目张""以纲带目"呢？您能结合具体的例子解释一下吗？

贾老师：好的，"纲举目张"之"纲"，比如在学习《中医内科学》的过程中，也要用纲举目张法，以纲带目，提纲挈领，掌握疾病的辨证论治。我的老师王世民国医大师提倡"方对证、药对症"，此方法在临床上常常结合中医教材来应用，是一个简约、快捷、客观的辨证论治模式。这种"方证对应"是指现行中医教材中的方与证，中医教材的编写历经数十年，由几代中医大家集体探究而定，可揭示临证很多的共性，所以，我所说的方多为《方剂学》中之方，我所说的证多为《中医内科》之证。临证时，先找证之象，即用方的指征，然后确定与此相关的中医之藏，从而抓住病机，定出相应的证，最终方证对应，选方用药。

比如，不寐这个疾病，《中医内科学》教材把它分为肝郁化火、痰热内扰、阴虚火旺、心脾两虚、心胆气虚五个证型，对于这五个证型分别采用的是龙胆泻肝汤、温胆汤、六味地黄丸合黄连阿胶汤、归脾汤和安神定志丸这五个方子为主方进行治疗，学习的时候，就是要把证型——方剂进行对应，这个就叫"方证对应"。临证时，有是证用是方，如果患者表现为失眠，性情急躁易怒，不思饮食，口渴喜饮，目赤口苦，小便黄赤，大便秘结，舌红，苔黄，脉弦数，则辨证为肝郁化火，可选用龙胆泻肝汤治疗，这个就是"方证相应"。但如果患者常见胸闷胁胀，善太息，则需要在此基础上加香附、郁金以疏肝解郁，这个就叫"药对症"。所以，不管是学教材、还是临证，"以纲带目、方证对应"的学习方法或临证思路是非常简约、快捷、有效的，希望你们在学习和临床的时候举一反三、深入体会。

学生甲：谢谢老师！

中医之源，经典为基

《黄帝内经》导读

《黄帝内经》是中国最早的医学典籍，为传统医学四大经典著作之一。《黄帝内经》因比较全面地阐述了中医学理论体系和学术思想，奠定了人体生理、病理、诊断以及治疗的认识基础，成为中国影响极大的一部医学著作，被称为医之始祖。

贾跃进老师深谙经典、重视经典的研习，年幼时期，即受父亲影响，对中医经典耳濡目染。贾老师常说"只有对《黄帝内经》《伤寒论》等经典的重要段落不假思索，张口就来，到临床应用时才会熟能生巧、得心应手"。

那么，如何走进《黄帝内经》去领略这部鸿篇巨制的魅力？《黄帝内经》的学术地位如何？《黄帝内经》有哪些主要的学术思想及方法学特征？……带着这些问题，我们去请贾跃进老师为我们答疑解惑。

学生甲：贾老师，我们都知道《黄帝内经》奠定了中医学的发展基础，为什么时至今日，在西医学迅猛发展的今天，《黄帝内经》的学术地位不仅无可取代，而且其传递的医学理念越来越受到人们的关注呢？

贾老师：众所周知，近代科学在还原思想指导下，统治了科学400年，为社会创造了财富，改善了人们

读 书 笔 记

的生活,但也显现了它的弊端,给人们带来了一些灾难,比如说资源枯竭、生态失衡、气候变暖、灾害频发……以还原论为基础的西医学搭乘近现代的科学技术快车,百年间飞速发展,到民国时期,面对一些被中医视为不治之症的肺痨、某些暴烈传染病,以及外科手术适应证等,却显示出优越的疗效,加之它能以近现代的科技之理"说清"致病的机制,也显示出其优越性。然而随着时代的发展,在医疗实践中,人们看到了西医治病的诸多弊端和局限性,这使得西医在较复杂多变的病情面前显得束手无策,而中医却有很好的疗效。英国《自然》杂志主编菲利普·坎贝尔博士曾说:"目前对生命科学的研究仍然局限在局部细节上,尚没有从整个生命系统角度去研究,未来对生命科学的研究应当上升到一个整体的系统的高度,因为生命是一个整体。"他认为,未来对生命科学的研究方法应当是西方科学方法与中国古代科学方法的结合。中医宏观、整体、动态、系统的方法将会对世界科技的发展有重大贡献。

知识链接

著名学者刘常林说:"在科学技术不十分发达的古代,《黄帝内经》竟然取得如此高的成就,这说明中国古代依然有着非常发达的理论思想和很高水平的哲学,中国古代的科学家一定有认识世界的独特方法,即所谓古代的特殊思维方式。"

学生甲:这么说,《黄帝内经》重视从宏观、整体、系统角度研究问题,这种思路和方法是符合未来对生命科学的研究的?

贾老师:对!未来对生命科学的研究方法应当是西方科学方法与中国古代科学方法相结合。中国古代方法重视从宏观、整体、系统角度研究问题,其代表就是《黄帝内经》的研究方法。中医的方法很有可能对世界科技的发展有重要的贡献。时间隧道已进入21

世纪，人类社会、科技已取得空前的进步，但未知领域仍然很多，特别是人类生命，涉及自然、社会、思维三界，具有生物与社会双重属性，是宇宙与自然间最复杂的科学，绝不会拒绝世界各种传统医学所凝聚的民族智慧的结晶，因为西医学不能代表人类认识的标准与终极。我们应站在大文化、大科学、大医学的高度，顺应人类社会与科学技术发展历史趋向及人类思维发展规律，审视中医学，给予其科学定位，评价其优势与不足，预测其发展轨迹，而要认识这一切，不仅需要提纲挈领、把握其学术全局，还要探微索隐、透析其学术内涵，这就要求我们要认真学习《黄帝内经》。

学生甲： 贾老师，您的意思是说，要想把握中医学学术发展的源头和脉络，必须要重视对《黄帝内经》的学习，是吗？

贾老师： 是的，《黄帝内经》标志中医学学术体系的基本形成，后经历代发展，才不断完善和成熟，同中国其他传统文化一样，走的是一条"经典引申式"的发展道路。这是一种学术贯通的方式，经典著作是源，后世发展为流，流之浩荡不改其源，《黄帝内经》构建的中医学术体系的框架、基本概念，形成的理论规范以及思维方式、临床大法和临床诊疗原则，在中医学发展过程中自始至终发挥着作用，至今未发生根本改变。缘木不能求鱼，澄源则流自清，学习《黄帝内经》学术思想对于把握中医学的本质具有非常重要的意义。

学生甲： 明白了，贾老师，我想知道若是想学习《黄帝内经》，应该从哪方面作为突破口呢？

读 书 笔 记

知识链接

《黄帝内经》在方法论上的成功之处，在于开辟了单纯依靠直观材料，通过研究事物之间的关系，达到把握事物某些规律性的途径，因而在科学技术不发达的古代，使医学能够大踏步地向前迈进，终于形成了严整的中医理论体系。

贾老师：应该首先着手学习《黄帝内经》的主要学术思想，总的来说，应该从了解《黄帝内经》独特的医学理论和方法学特征这两个方面作为突破口，进而登堂入室，去深入研究《黄帝内经》的理论。

学生甲：好的，贾老师，清楚这些对于我们来说太重要了，我们都知道《黄帝内经》构建了中医学独特的理论体系，刚才也听您提到了《黄帝内经》医学理论具有独特性，那么，这个"独特性"您能具体阐述一下吗？

贾老师：好的，任何医学都是以生命、健康、疾病为研究对象的。谈到《黄帝内经》独特理论体系与构架，我们可以从《黄帝内经》的人体观、疾病观以及防治疾病这三个方面进行。

学生甲：可是在远古时期，人类对于生命的认识，多是归于唯心主义的一些认识，比如说认为人是神创造的，这种意识曾经长期主宰着人们的思想。

贾老师：没错，关于生命的起源及其主宰，最初多归于"神仙""天帝"的创造，因而人们对许多自然现象，如日月、山川、雷电、雨雪、干旱、疾病、死亡等无法解释时，就认为是神仙、天帝的主宰，鬼神的作祟，这是人类早期产生的一种宗教迷信观念，历史上称之为"神权时代"。当时人们的思想为鬼神所统治，因而在原始社会末期，专管祈祷、祭祀的"巫"，也就应运而生，他们把人们幻想中的"神"，加以人格化，并吸取了一定的医药经验和知识，以能和神鬼相通的姿态，用迷信魔术的方法替人治病，这就把人

知识链接

《素问·宝命全形论》："道无鬼神，独往独来。"

的生命以及病、死归之于神鬼主宰的一种表现。

　　学生甲：哦，贾老师，我明白了，您说的就是在医学最初形成期的"医巫同源"这种文化现象吧？

　　贾老师：是的。其实我们从"医"的繁体字"毉"下面有个"巫"这里也能看出来。

　　学生甲：那么，老师，人们是从什么时候开始对于宇宙本源的认识才突破"神创"唯心主义，而走向唯物主义的呢？《黄帝内经》是如何摒弃唯心主义这种观点的？

　　贾老师：自宇宙认识论的"精气论"，以及解释自然变化的朴素唯物辩证法的阴阳五行学说出现，特别是在春秋战国时期的盛行，人们开始对宗教迷信的神鬼观念产生了怀疑，不相信有超自然的神鬼主宰，开始按自然界本来面目来认识解释自然界的各种自然现象，并把生命科学领向唯物论的领域。唯物主义的"精气"为万物本根的学说，是战国后期稷下道家提出来的。他们认为宇宙的本源即"精"，宇宙万物都是由精气产生的，它是一种极细微的构成万物的物质元素。元气的精微部分，即"精气"，又名"元气"。

　　学生甲：哦，老师，那"精气学说"是如何进一步影响《黄帝内经》学术思想的？《黄帝内经》又是如何运用"精气学说"来解释人体的呢？

　　贾老师：这个问题问得好！由于精气论在医学领域中的渗透，万物由气构成的观点也就必然在《黄帝内经》中反映出来，《黄帝内经》理论不仅认为"气"是物质性的，而且认为"气"具有无限的生命力。在

"人与自然相参"思路的指引下,《黄帝内经》把人放在宇宙自然中来考察,认为虽然万物之中人最贵,但人也是大自然的产物和有机组成部分,因而提出"生气通天"的论语,形成了天人相互联系、相互制约的生命整体观,较之割裂人与自然有机联系的现代医学观念更符合生命活动的客观过程。

学生甲:贾老师,难道这个就是我们经常说的中医"整体观念"的理论渊源?

贾老师:是的,除此之外,在古代哲学精气论、"道－器"观的影响下,《黄帝内经》将人视为精气聚合、离散之器,生命现象是精气升降出入运动的过程和结果,因而人们并不注重研究其形质结构之器,而是从整体机能活动的方式方法以及其相互联系的"道"的方面,研究生命过程及其机制与规律,提出的人"以四时之法成"的生命机能结构学说,"阴平阳秘"、五行生克制化的生命机能稳态学说,"奇恒""回转"的动态生命过程学说,较之从解剖形质探索的生命活动及其医学应用在方法学上各据一隅,在医学理论内涵上差异很大,在科学价值上各有千秋。

学生甲:明白了,贾老师,这也是为什么中医一直以来重视整体、重视功能,而重视形质结构的解剖学没有在中医发展起来的重要原因吧?

贾老师:也可以这样说。

学生甲:谢谢贾老师的解答。我已经明白了《黄帝内经》对于人体、健康的认识,那就是在"气一元论"前提下,阴阳对立制约、互根互用,五行生克制化最终达到"阴平阳秘"，达到健康的"稳态"，而疾病就是机体的"阴平阳秘""稳态"被打破，是这样吗？

贾老师： 你的理解没错，这就是接下来我要谈的《黄帝内经》对于疾病认识的问题，关于疾病的概念，《素问·玉机真脏论》说："天下至数，五色脉变，揆度奇恒，道在于一。神转不回，回则不转，乃失其机。""一"就是有序、和谐与统一，其关键在于神气正常运转，而这种有序、和谐的破坏，即神回失机，就是疾病。

关于疾病的发生，《黄帝内经》以"邪正相争"阐明其机制，提出六淫疫邪侵袭，饮食、劳伤与七情失调的致病方式。从致病因素与机体抗病能力相互作用的结果审求其病理意义的病因学、发病学理论，即"审证求因"。

学生甲： 据我了解，西医学对于疾病发生的认识非常重视病原学概念，强调致病因子，比如在治疗感染性疾病中，为了使后期的治疗更有针对性，经常要让患者做细菌培养和药敏试验检查。

贾老师： 但是中医认识疾病是不一样的，中医虽然注重异常因素的致病作用，但更强调"以人为本"，更多强调的是机体对致病因素的反应，并以人体反应的类型作为治疗的依据，这与唯形质性致病因子是察的西医学病因观有着本质差别。

在这里我还要补充一点，就是关于疾病变化的机制，《黄帝内经》着眼于宏观、动态地分析整体机能

知识链接

《素问·玉机真脏论》："天下至数，五色脉变，揆度奇恒，道在于一。神转不回，回则不转，乃失其机。"

知识链接

《素问·通评虚实论》："邪气盛则实，精气夺则虚。"

读 书 笔 记

失调的方式、状态和过程，提出了以脏腑、经络、气血津液病变为基础的表里出入、寒热进退、邪正虚实、气血运行紊乱和疾病传变等理论，成为临床诊病论治的基础。《黄帝内经》的病理观以整体功能的失调作为认识本体与价值判断核心，这是它善治功能失调病变而拙于器质性病变的根本原因。

学生甲：贾老师，非常感谢您深入浅出的解析，让我对中医独特的疾病观有了更深的了解，您刚才也反复提到《黄帝内经》不管从人体观还是疾病观都尤为重视整体观念，中医把整体观念作为中医的一大特色，还有另外一个特色是辨证论治，辨证论治的理论本源也是《黄帝内经》吗？

贾老师：辨证论治的理论源头也在《黄帝内经》，《黄帝内经》在疾病观基础上，提出审机论治的诊治原则，这是辨证论治的学术之源与雏形。审机，就是审察病机，是通过对临床病症的搜索、整理、分析、综合，确定其病变本质，即是对疾病过程中致病因素与机体相互作用所产生的整体机能失调病候本质的概括，并且在诊断过程因时而异、因人而别，后世演化为"辨证"，于是"证"就成为诊断概念和治疗对象，因而中医治疗学的基本特点是对整体机能的动态、综合协调。

学生甲：贾老师，那么就是说《黄帝内经》的治疗观念和思路，在人与病上，更重视人；在病体的整体与局部、机能与形质上，更重视整体、重视功能；在病变的共性和个性上，更重视共性？

贾老师：你总结得太好了！中医将治疗个体化，强调治患病之人；除此之外，提倡各种方法配合应用，强调综合疗法；《黄帝内经》倡导的逆从求本、标本缓急、病治异同以及虚实补泻、寒热温清、因势利导等治则，与现代的系统调控方法有相似之处。

学生甲：谢谢贾老师！通过以上我们得知，《黄帝内经》中所阐述的发病、治病理念都蕴含着大智慧，中医治病是以人为本的，那么，在预防疾病方面，《黄帝内经》又有哪些独到的理念呢？

贾老师：对于疾病的预防，《黄帝内经》在其发病观基础上，提出以增强体质为核心的健身防病思想，并与追求健康长寿的理念结合起来，制订了在外以适应自然变化、在内以促进机体抗病能力、协调能力的养生原则，有效指导了各种自我健身法的实施，在世界保健医学上独树一帜。

学生甲：贾老师，增强体质，就是说在防治疾病这一方面中医强调的是人自身正气的作用，即"正气存内，邪不可干"吧？"追求健康与长寿"，我觉得这才是养生的最高目标，重视的是患者的寿命和生存质量，中医着眼于患病的"人"，而不是人身上的"病"。

贾老师：是的，所以说《黄帝内经》的理念是很先进的，是经得起时间和实践的检验的，这也是《黄帝内经》被称为中医学经典之经典的原因。

学生甲：贾老师，关于《黄帝内经》的研究，您说到应该从《黄帝内经》独特的医学理论和方法学特征这两个方面着手，刚才我们从《黄帝内经》的人体

知识链接

《素问·至真要大论》："夫标本之道，要而博，小而大，可以言一而知百病之害。言标与本，易而勿损；察本与标，气可令调明知胜复，与万民式，天之道毕矣。"

知识链接

王琦："经典是给你源头，给你启发，一定激活了你内心的什么东西，才是真正学到了经典的价值。"

观、疾病观、疾病防治观三个层次对《黄帝内经》独特的医学理论体系已经有了深入的了解,那《黄帝内经》的方法学特征又是如何体现的呢?

贾老师: 好的,简单来说,《黄帝内经》的方法学特征体现在:从功能角度、整体联系角度、运动变化角度去把握生命规律,这三方面的内涵是极其丰富的。

学生甲: 贾老师,您说的这些特征,是以现代医学为参照的吗?

贾老师: 你说得对,所谓特征是相比较而言的,谈中医学的特征宜以西医学为参比物。在古代,由于没有参比物,只是自己研究自己,很难说清自己的学术特征。西医学传入我国后,中西医汇通学派开始对此开展探讨,有些学者已经触及中西医学差异及其本质,如朱沛文说中西医"各有是非,不能偏主",恽树珏则说:"西医之生理以解剖,《黄帝内经》之生理以气化""殊途同归也",他们能在科技不发达时代有此认识,实属难能可贵。

其实这是有非常深刻的时代背景和根源的,20世纪对于中医来说可谓多事之秋。70年代末科技发展的春天到来,中医事业也有很大发展,但中医界的许多现象却令人费解:如1978、1995年版的全国统编与规划"中基"教材两度以"脏腑"易"藏象",攀附西医学概念;中医科研选题、方法设计、成果评议均采用西医学标准,搞"认同研究";重大疾病研究要求"一机(病理)通释""一方通治";以西药药理"唯成分论"开发中医新药,要求"速效""特效";忽视中医特色与优势，中医院建设要求与西医院全面争雄，实属决策失当。之所以产生以上种种问题，我们认为除了其他复杂因素外，重要的、共同的原因是我们对自己的传统医学不甚了解。如果不能深刻认识与把握自身理论的学术特征，则左右宽严皆会有误。

学生甲： 嗯，老师，我们也知道，中西医学术体系的差异根本在于研究方法，在于思维系统的不同，这些不同是不是就成为中医或者《黄帝内经》的独特的方法学特征呢？

贾老师： 对！《黄帝内经》的第一个方法学特征是：基本概念功能化，也就是说从功能角度把握生命规律，这是跟西医大不同的，在之前的讲述当中，我也提到过这个问题。具体来讲，所谓概念，是逻辑推理的基本要素，也是学术体系中理论分析的基本单元。中西医学各有其基本概念，有的概念名称还完全相同，但内涵有着很大差别。这种差异与中西医学形成的文化背景、哲学基础及医疗实践的条件和环境有密切关系。

学生甲： 中医和西医都是以健康和疾病作为研究对象的，为什么在后来的发展进程中思维模式会呈现出如此之差异呢？

贾老师： 不管是中医还是西医，人们对于生命奥秘的探究，首先是从生命现象入手的。在医学理论形成初期，东西方都以解剖作为研究手段，如《黄帝内经》就有"其死可解剖而视之"的记载。但如何把生命现象与解剖内脏器官相联系，没有先进仪器和精密测量方法，是不可能做到的；观察的结果，也不能有

读 书 笔 记

效指导临床实践。也就是说，当时解剖并不能直接导致医学理论的产生。所以，古代西方的医学发展很缓慢。直至近代，由于哲学的变革，观察手段的改进，如使用显微镜等，才使医学研究思路和方法来了一场大革命，将解剖形态结构与生命现象直接联系起来，形成西医学基础理论。但在中国古代并非如此，当意识到解剖并不能直接解释生命现象与指导医疗活动后，转而采用当时盛行的自然哲学方法。首先对生命之象及与其相联系的各方面进行观察，然后把观察内容中的"共相"提取出来，按其形态、功能、格局和演化方式进行分类，并将具有代表性的、具有共相的"类"，用象征性符号、图像或有代表性的具体事物表达，进而以类相推，探讨生命现象的机制，这就是古代的象数思维方式。明清之际的哲学家王夫之把这种思维过程叫作"观象明理""观象体义"。

学生甲：贾老师，您说的就是中医的"取类比象""推演络绎"的思维方法吗？

贾老师：对！"取类比象"就是象数思维方法的体现，用这种思维方法进行研究，只能引出功能性概念，而非解剖实体概念。

学生甲：贾老师，您能给我们举几个具体的实例吗？

贾老师：当然可以了，比如《素问·五脏生成论》说："五脏之象，可以类推"，王冰解释说："象，谓气象也，言五脏虽隐而不见，然其气象性用，犹可以物推之，何者？肝象木而曲直，心象火而炎上，脾

知识链接

张介宾："象，形象也，藏居于内，形见于外，故曰藏象。"

象土而安静，肺象金而刚决，肾象水而润下。"这里的木火土金水只是象征性符号，它所表征的五脏的"气象性用"即其功能特性，是类推而来的，其本质是基于外在相关生命现象而存在的体内生理功能的整合，不能也不必与体内解剖脏器相应。

学生甲：但是，贾老师，中医认为心主血脉、肺主呼吸，这个观点和西医学的认识不谋而合，是不是可以说中医脏腑概念也基于解剖实体呢？

贾老师：这种认识实际上是以偏概全。不错，心与血脉、肺与呼吸的直接联系实有其事，但这只是在中医理论形成初期，对这种"心主神，肺主气"显而易见的直接联系，则非"观象明理"不能解其义。

学生甲：老师，这么说，中医学中脏腑的概念是与实体脏器不符的，而脏腑功能的体现缺少了具体的物质基础，会不会是违背了哲学中结构与机能统一的原则呢？

贾老师：这其实是一种狭隘的物质观。王夫之在《周易外传·大有》说："天下之用，皆其有者也。吾从其用而知其体之有，岂待疑哉？用有以为功效，体有以为性情，体用胥有相需以实，故盈天下而皆持循之道。"生命活动机制是复杂的，生命活动规律也应从多角度探索。中医理论所反映的生命活动机制及规律，既经千余年医疗实践得以证实，必定有其相应的物质结构存在，因而可换一种思路，从多系统、多层次、多维向地研究，而非简单地与西医学"认同"。

学生甲：我明白了，贾老师，您的意思是说生命

知识链接

朱清时院士认为："20世纪自然科学的进展，可以用'关系实在'来取代绝对的物质实体。"

活动是异常复杂的，生命活动不是仅仅通过某些脏器就能完全体现的。没发现，不代表不存在，要宏观、多角度地理解错综复杂的生命现象和生命活动。

贾老师：是，把握这一点相当重要。因为概念的功能化是中医学的一个最基本的特征，其他特征必以此为前提才能成立。

学生甲：这是为什么呢？老师。

贾老师：比如讲整体观必是功能上的相互联系与调控，就像黄元御在《四圣心源》所说五行生克"以气而不以质"，"成质则不能生克矣"，而形质上的联系难通。这就为中医学与中国古代的其他学科，包括自然科学、人文科学中的众多门类在理论和方法上的沟通架起桥梁，如将治病与治国、打仗相提并论等。

学生甲：哦，老师。就像是我们谈到方剂在组方时有君臣佐使的配伍、在中医的疾病观中提到的"正邪交争"一样。

贾老师：是的，更重要的是，基本概念功能化赋予了中医诊治理论与方法功能化的内涵。所谓辨证即辨别人体病理性综合功能状态，治疗也是对病理性功能状态进行综合调节，因此不能期望中医诊断出病菌，更不能单纯以现代解剖脏器组织的异常与改善的情况作为判定中医疗效的标准。

学生甲：贾老师，是不是可以这样理解，中医这种独特的，从功能角度、整体角度把握生命规律的思维实际上对于一些西医无法明确病因的疾病的认识和治疗恰恰具有非常明显的优势呢？

读 书 笔 记

贾老师：确实是这样的。《黄帝内经》告诉我们的从功能上、宏观而综合地进行调节的论治思路与方法，对于多系统、多脏器、多组织的复杂病变，均显示出不凡的疗效，而在临床实践过程中发现，病人的疾病往往不是单纯地在某一个器官，比如一个感冒的病人可能既有咳嗽等肺系的病症又有腹泻等肠胃功能紊乱的表现，因此从宏观的角度，综合考虑疾病是一种行之有效的办法。它不但具有实用价值，在医学模式转变的今天更有深刻的学术意义。

学生甲：贾老师，中医除了重视功能，也重视整体，中医的整体观在《黄帝内经》中是如何体现的呢？

贾老师：这个问题就是我将要说的《黄帝内经》的另一个方法学特征——理论模式整体化，也就是说《黄帝内经》重视从整体联系角度把握生命规律，所谓整体观是指用普遍联系的有机整体观念来看待一切事物，承认事物与事物之间、事物内部的各部分和各层次之间的相互联系、相互影响。

学生甲：贾老师，整体观是中医特有的吧？

贾老师：其实西医学也讲整体，特别是近年来科学技术向着整体综合方向前进的步伐明显加快，着眼于整体的思想对于西医学理论与方法的自我完善也产生了重要影响。但从理论形成和学术内涵上分析，中医学与现代医学所讲的整体有很大差别。

学生甲：中医和西医的整体观有什么异同呢？

贾老师：西医采用的是在知性分析指导下割裂联系进行实验观察，然后还原其联系的研究思路与方法，

知识链接

《灵枢·岁露》："人与天地相参。"

知识链接

《素问·阴阳应象大论》："天有四时五行，以生长收藏，以生寒暑燥湿风；人有五脏化五气，以生喜怒悲忧恐。"

而中医学的整体观念则源于包括对生命现象在内的自然、社会的直接、总体观察，并接受中国古代自然哲学的指导，将这种观察引向理性认识的层次。

学生甲：这个听起来有些晦涩难懂，老师，您能说得再详细一些吗？

贾老师：首先，古人观察到人的生命活动与其生存环境有着密切关系，于是确立了人与自然及社会的有机联系，形成"天人一体"观念；观察到人生命活动中，生命能力与躯体形骸之间、精神心理与躯体生理之间有着密切关系，于是确立了人的生理、心理、躯体三者的有机联系，形成"形神一体"和"心身一体"观念。

学生甲：贾老师，这个跟现代生物－心理－社会医学模式有异曲同工之妙啊，我们的中医真伟大，早在2000多年前就认识到了这一点。

贾老师：是的，除此之外，适应于医学研究与应用的需要，古人还将这三种联系融入中医学的基本概念与理论模式之中，成为中医理论的基本学术内涵和临床诊治的指导原则。

学生甲：希望您能详细地说一说。

贾老师：比如说：体现人与自然有机联系中，《黄帝内经》有"生气通天"的著名论断，因而中医五脏不仅维持体内生理环境的协调，同时还有时空的内涵，主司人体适应自然界季节昼夜、方域水土的调节功能，故《素问·宝命全形论》有"人以四时之法成"《素问·刺禁论》有"肝生于左，肺藏于右"之说，体现人体生理、心理、躯体的有机联系。《黄帝内经》则有五脏主五体、藏精、舍神的理论，所以五脏即"五藏"，又称"五神脏"。于是，五脏成为人体联系内外、协调心身的生命活动中枢，是中医整体观在基本概念的集中体现。五脏之外，中医学的其他基本概念，如经络、气血等，其内涵均类于此。

学生甲：那中医的整体观又是如何指导临床实践的呢？

贾老师：中医从自然环境与社会环境、生物属性与心理作用上研究人的生命活动及其医学应用的医学模式，指导临床实践。整体观在临床上的指导作用，有两个方面，一是气候水土、人文环境的变化、饮食精神失调等致病原因与发病学说，其次就是因时、因地、因人的治疗大法和体现综合调节的具体治疗方法、措施等等。

学生甲：贾老师，我理解的整体是统一性、完整性的意思，而且中医也有矛盾的概念，也强调"普遍联系"的哲学观点，我想知道中医的这个统一性、完整性、联系性在中医的指导思想——精气学说、阴阳五行学说中各是如何体现的呢？

贾老师：精气、阴阳、五行等学说作为思维框架进行理性推演、演绎生命活动机制与过程。其中精气论概括生命之气浑然一体的生成、演变与消亡过程，阴阳五行论则具体演绎生命体内有机联系的相反相成、生克制化的活动机制。它们作为分析生命活动中整体联系的具体形式，具有理论范式的作用。如《灵枢·天年》"其气之盛衰以至其死",以气的盛衰论生命过程阶段,并以"好走""好趋""好步""好坐""好卧"作为气盛衰之象征。气即精气,亦即生命力,是包括形体状态、生理功能、精神心理的综合性整体概念。又如以藏泻论脏腑,即谓藏是生命物质化生、贮藏、发挥作用,并固护之不得无故丧失等功能的总和;泻则是生命物质宣泄消耗、代谢产物排除等功能的概念;而藏泻间互相依存、互相制约,相反相成。再如《素问·金匮真言论》所论以五脏为中心,外应五方、五时、五味等,内系五腑、五官、五体、五志等构建的五大功能活动系统,融天人联系、身形与生理及心理联系于一体,即"四时五藏阴阳",是整体观念在中医理论中的重要体现。

学生甲:贾老师,在把握中医学"整体观"的内涵方面,除了您讲的这些,还应该注意哪些方面呢?

贾老师:还应该特别注意中医学不以寻找特异物质来探讨中医概念实质的思路,关注中医理论所提示的功能活动方式、联系机制与演变规律,也就是说在"功能关系"四字上下工夫,如中医所论气与血均系相互联系中存在的概念,其实质应从气血关系中探索,割裂气血,单独研究气或血的思路是没有意义而且不会成功的。中医的脏腑与西医的脏器是不同的,五脏的功能活动是在整体联系中存在的,中医的任何一脏都不可能孑然独存,其功能的发挥也不是仅仅局限在本脏,这是中医整体观念的一个非常重要的方面,所以其概念也应从五脏的整体联系纽带上探索,不宜决然割裂式的单独研究，与中医整体观背道而驰、南辕北辙的结果必定是失败的。

学生甲：贾老师，我还有一个困惑，我总觉得在整体观指导下形成的中医学概念不管从内涵还是外延来看，都显得很宽泛，比如"神""气"等概念，这让人很难把握，该怎么去解决这个问题呢？

贾老师：是这样的，中医某些概念内涵包容性太大，外延过于宽泛。神有自然规律、生命能力、精神意识情志等多种概念；气的概念更广，似乎无所定，《中医基础理论》中既有宗气、真气、营卫之气等，又有脏腑经络之气，《灵枢·决气》还将精、血、津液、脉也称为气。这是由于中医强调整体联系并欲在概念中反映出来，而联系的对象、范围以及时空条件又变化不定的缘故。这就要求我们在学习和研究中加以辨识，辨识的方法是从中医经典著作对基本概念进行整理，区别概念的层次，明确其中心内涵、概念的泛化以及条件限定等。用五脏概念来举例，言及生命活动的气化机制，有气化之五脏；言及生命顺应四时，有四时之五脏；言及神志活动有神志之五脏，如此，则有气化、主时、舍神三种"脏"，应予以界说。

学生甲：真是很感谢您！让我对于中医整体观有了更深程度的了解。贾老师，中医学以古代朴素的唯物论与辩证法作为指导思想，认为世界的万事万物是由气组成的，而非神创的，又把阴阳的对立制约、互根互用以及五行之间的生克制化作为事物之间的联系方式，这样就可以把生命和现象统一认识为在"一"

知识链接

《素问·玉机真脏论》："神转不回，回则不转，乃失其机。"

范围内的恒动联系，运动不止，生命不休。

贾老师：你总结得很好，你刚才说了一个"恒动"也就是运动是永恒的。运动变化是事物存在的本质属性，也是生命存在的固有特征。其实这也是我要说的《黄帝内经》或者中医的第三个方法学特征——理论表述动态化，也就是说从运动变化角度把握生命规律。

学生甲：贾老师，我们一直在通过与西医学相比较，得出中医学的独特之处，就我所知，西医学也很重视从动态的角度研究生命，中医和西医认识上的差异体现在哪儿呢？

贾老师：其实我们古人早已观察到生命随着时间流转而变化的事实，但由于生命参数非常复杂，运动所产生的变量更是难以把握。对此，中医、西医分别采取了不同的态度，并反映在其学术体系的认知思路和研究方法上。建立在近代科学基础上的西医学，采取了"定格"的知性分析方法，即将连续的时间割断，进行静态的研究，其结果精密准确，但也脱离了生命的自然和真实。中医学在形成初期，没有精密仪器，不可能对人生命活动中的多变量进行分别测量，只能整体观察、综合研究，而观察对象则是变动不息的生理、病理现象，从而形成了中医学从运动变化角度把握生命规律的学术特征，具有动态化的理论表述。

学生甲：中医缺乏精密仪器，不能对人生命活动中的多变量进行精准分析，只是通过宏观和整体去观察动态的生理、病理现象，这样得出来的结论的真实性高吗？

贾老师：这种研究方法得出的结论虽然失于精细，但却反映了生命本质性的自然与真实。

学生甲：这个该怎么理解呢？

贾老师：这个主要体现在三个方面：一是医学概念具有时间内涵。拿五脏来说，《素问·金匮真言论》说"五脏应四时"是指五脏应时而旺，乃人体精气随季节递迁而流转消长的过程中四个阶段功能整合的体现，即《素问》"藏气法时"篇之所论。因而凡提及肝脏，不仅知其为藏血主疏泄之脏，还应联系人体之春生、春病，换句话说，春生、春病求之于肝。

学生甲：哦，贾老师，中医常说"脉从四时"，脉象会随着四时气候寒暑变化而相应变化，比如春有微弦、夏有微洪、秋有微毛、冬有微石，提示我们脉诊时要注意结合四时气候识别四时脉象差异，做出正确诊断。这也是医学概念的时间内涵吧？

贾老师：是的，你这个例子也举得很好，除此之外，中医的医学理论还明确表述了生命运动变化的原理，正如《素问·玉版论要》说："道之至数……神转不回，回则不转，乃失其机。"中医学认为有序的运动变化是生命存在的基本形式，而在理论的表达形式上，尽管它使用的传统文字、术语需要诠释，但其表达的生长壮老已的生命过程、脏腑经络气血升降出入运动机制与规律的含义是显而易见的。

学生甲：明白了，贾老师，我觉得中医动态地去观察生命现象，尤其是对疾病的观察主要体现在中医的辨证论治上了，比如说"同病异治"是不是就体现

读 书 笔 记

知识链接

《素问·六微旨大论》："出入废，则神机化灭，升降息，则气立孤危。"

了这种动态观呢？

贾老师：你说得太好了！辨证论治恰恰体现的是中医诊治动态观。证是疾病过程中阶段性病机模式，它虽然具有一定稳定性，但随病变而变；同时证本身的形成与内外环境的时序流转也有密切关系，如外感邪气形成、致病特点及病证种类时效性很强。内伤病证与患者年龄变化、与体内脏腑经络气血营卫运动节律，无不相关，从而为中医诊断所关注，并成为治疗中应当重视时间因素的依据，所谓"毋逆天时""无失气宜"论即基于此。而一病前后证异，用药施治随时变换，就是中医理论动态化特征的明显表现。

学生甲：贾老师，请问，中医从运动变化角度把握生命规律的学术特征在中医理论构架形成过程中有哪些积极的意义呢？

贾老师：动态化特征忽略生命体物质的规定性和测量性，从功能象变角度对生命的动态轨迹进行模糊的整体表述。在中医理论肇始之际，对形体结构精密度量既不可能，又劳而无功，特别是它在表述生命的动变特性时无能为力，所以古人只能寻求从生命之象及其内在功能变化角度描述其运动轨迹，因而顾此失彼，对生命体形态结构采取模糊化处理。与之相应，在疾病治疗的探索中，中医也摸索到使用天然药物等进行模糊调控的临床处理方法，至今仍有其科学意义和实用价值。

学生甲：贾老师，为什么说运用模糊化的处理方法对研究中医理论很重要呢？

贾老师：这个问题可以从以下两个方面理解，首先，近代科学实验方法"定格"的研究思路与中国传统科学文化以模糊表达反映事物运动变化的思路，在方法学上迥然不同，因此运用实验方法研究中医理论应尽量采用高科技，连续描述或将多个"定格"状态连续起来，以逼近客观过程，综合考察与研究。其次，理论表达模糊化虽属不得已，但对于变量难以把握的生命运动来说，也不失为研究与把握的一种手段，由此形成的诊断与治疗应当积极运用现代模糊理论加以研究、开发和应用。

此外，与西方人认为时间是均匀流逝过程的观念不同，中国古人总是把时间流转和空间变化结合起来，认为时间流变具有周期性，即随着时间的流转而发生着空间状态的周期演变，在中医学则形成生命节律的理论。中医学很早就观察到这种生命现象，并用于指导疾病的诊断治疗，我们不仅应开发中医生命节律理论的实用价值，更应深入研究它的科学意义，对生命科学做出贡献。

学生甲：贾老师，当前认识和把握中医理论功能化、整体化、运动化三大学术特征，您认为有什么现实意义？

贾老师：中医之所以具备这三大方法学特征，是历史形成的，有中华民族的文化背景、哲学基础，体现了中国传统生命科学与医学的独特思路、方法和价值观；它所反映的生命规律应成为现代生命科学、医学科学研究的重要内容。在当前，认识和把握这三大学术特征，对于端正中医科研思路，探索研究方法，

知识链接

《灵枢·口问》："人之卫气，日行于阳，夜行于阴，行于阴则阳气在内，阴气在外……日暮在外之阳气将尽，而阴气渐盛，则目瞑而卧。"

搞清中医学术发展规律、促进学科发展步伐和中医教学、教材改革乃至于中医药事业的正确决策，都是有意义的。

学生甲：谢谢老师答疑解惑！

《伤寒论》导读

《伤寒论》为东汉张仲景所著，是中医四大经典医著之一，是一部以外感病为契机论述疾病辨证论治的著作，开创了中医"六经辨证"的先河，具有丰富的辨证论治思想。《伤寒论》又是我国现存的第一部理法方药一线相贯、理论与实际紧密相连、成就与影响极大的重要医学著作。

贾跃进老师临证40余载，尤为重视《伤寒论》的学习与经方的临床应用，在经典的学习与经方的应用方面积累了丰富的临床经验。

学生乙：贾老师好，说到《伤寒论》，我们每个中医学子都在学习，那么它究竟是怎样的一本书，请您为我们简单地介绍一下？

贾老师：《伤寒论》是一部阐述多种外感疾病及杂病辨证论治的专书，是东汉末期张仲景所著《伤寒杂病论》的伤寒部分，成书于东汉末年（公元200~210年）。当时，由于统治阶级对于农民进行残酷的政治压迫和经济剥削，迫使农民多次举行起义，以反抗地主阶级统治，战争频发，而使该书散佚不全。后经晋代王叔和将原书的伤寒部分整理成册，名为《伤寒论》，到了宋代复经林亿等加以校正，全书分为十卷，共397条，除重复和佚方外，计112方。作为我国第一部理法方药比较完善、理论联系实际的古代重要医学著作，它系统地揭示了外感热病及某些杂病的诊治规律，发展并完善了六经辨证的理论体系，从而奠定了中医临床医学辨证论治的基础。

学生乙：《伤寒论》是中医"四大经典"之一，我们常说《伤寒论》是中医必读经典，它为何会有如此高的学术地位？

贾老师：《伤寒论》是中医药学术发展史上具有辉煌成就与重要价值的一部经典著作，它所创立的融理、法、方、药为一体的理论体系与方法，具有很高的科学水平和实用价值，它既适用于外感热病，也适用于内伤杂病，还为温病学说的形成奠定了理论基础。长期以来，《伤寒论》一直指导着历代医家的临床实践，并对中医药的学术发展产生了重要的影响。自晋代以来，历代医家都十分重视对《伤寒论》的学习与研究，称其"启万世之法程，诚医门之圣书"。因此《伤寒论》是继承发扬中医学的必读书籍。

学生乙：您觉得学习《伤寒论》对于中医学子究竟有何意义？

贾老师：《伤寒论》是中医学史上现存最早理法方药完备、理论联系实际的临床医学专著，其学术渊源主要根植于《黄帝内经》《难经》《阴阳大论》等，既是临床经验的总结，也是中医学术理论的升华，特别是对临床医学有创造性的发展。中医的生命力正是

知识链接

李兴培："在卷帙浩繁的医籍中，除《黄帝内经》《针灸甲乙经》和《神农本草经》外，就是与之齐名，被誉为经典著作的《伤寒杂病论》，后世无不奉为临床医学之圭臬。"

读 书 笔 记

在于能把临床、经方与现代思路结合起来，对于各类重大疾病，从心脑血管病、肿瘤、糖尿病、病毒性疾病等，到疑难危急症，如多脏器功能衰竭、自身免疫性疾病以及各类常见病、多发病都有良好疗效，其理法方药运用已经深入到临床内、外、妇、儿、肿瘤、皮肤、耳鼻喉等各科。学习《伤寒论》能够了解到蕴藏其中的中医传统思维，更能够学到很多临床上切实可用的诊疗方法，对于中医学子的长期学习有深远的意义。

学生乙： 您刚刚提到《伤寒论》中创造性发展主要表现在哪些方面呢？

贾老师： 首先，《伤寒论》创立了六经辨证论治体系，其根据脏腑经络、气血阴阳、精神津液的生理功能及其间的运动变化情况，以及六淫致病后的各种病态关联，时刻关注邪正盛衰，动态观察病情变化以明疾病之所在、证候之进退、预后之吉凶，从而厘定正确之治疗措施。其辨证，必辨表里、阴阳、寒热、虚实、真假、气血、主证兼证、经络脏腑及其相互转化，处处体现了辩证统一法则和整体恒动观，其论治必因证立法，因法设方，因方用药，法度谨严。

学生乙： 嗯，六经辨证论治体系切实有效，《伤寒论》还有哪些独到之处呢？

贾老师： 除了六经辨证体系，《伤寒论》还开创了理法方药的紧密结合模式，既注重医学理论的探讨，又侧重中医药方术研究，将理法方药一脉贯通，对于能动地认识和治疗疾病有深远意义。此外，它还为温病学说的形成奠定了理论基础，对中医临床各种疾病的辨证论治均有指导性作用，《伤寒论》中包含了若干杂病内容，如能灵活运用六经辨证原理并对方剂做适当化裁，则一部论述外感热病之书就可以作内伤杂病之用。

学生乙：《伤寒论》中的核心思想就是六经辨证，那么所谓的六经是指经络学说中的少阳经、太阳经、厥阴经等六种经脉吗？

贾老师：并非如此，首先，《伤寒论》中并无六经之说，这是后世医家进行的归纳整理，因此我们不能单纯理解为经络，其本意是代指外感病发展的不同阶段。"六经"这一名称最早见于《黄帝内经》，《素问·阴阳应象大论》云："六经为川。"《素问·气交变大论》云："六经波荡，五气推移。"《灵枢·刺节真邪》曰："六经调者，谓之不病。"等。此处的六经即太阳、阳明、少阳、太阴、少阴、厥阴，由于六经之每一经又分为手足二经，因而总属十二经及其所属脏腑的生理功能，是生理性概念。

学生乙：既然六经是生理性概念，那么六经病又是什么意思？

贾老师：六经病是以中医基础理论为依据，对人体感受外邪之后所表现出来的各种症状进行分析归纳与概括的结果，它既是外感病发展过程中的不同阶段，也可以看作既互相联系又相互独立的证候，是病理学概念。

学生乙：《伤寒论》中的六经病又各有什么特点呢？

贾老师：接下来我简单陈述一下它们各自的特点，比如，太阳亦称巨阳，统摄营卫，主一身之表，为诸经之藩篱。风寒之邪袭表，太阳首当其冲，故太阳病为外感疾病的早期阶段。因其病变多在表，凡外感疾病初起出现此脉此证者，即可称其为太阳病；阳明主燥，多气多血，故邪入阳明，多从燥化，无论阳明自身受邪，或病邪从他经传来，其证多属里实燥热性质，故阳明病以"胃家实"为提纲；少阳主相火，主枢机，病则胆火上炎，枢机不利，故以"口苦、咽干、目眩"为提纲，其主要脉证有往来寒热、胸胁苦满、默默不欲饮食、心烦喜呕、舌苔白、脉弦细等；太阴主湿，主运化精微，必赖阳气之温煦，若病入太阴，则以脾阳不运，寒湿阻滞为主，故以"腹满而吐，食不下，自利益甚，时腹自痛"为提纲；少阴包括心、肾两脏，其病有寒化、热化两种途径，少阴寒化证，由心肾阳衰、气血不足而成，故以脉微细、但欲寐为主症，少阴热化证则由肾水不足，心火上炎，水火失济而成，表现为心中烦不得眠，咽干咽痛，或下利口渴、舌红或绛、脉细数等；厥阴病可归纳为上热下寒、厥热胜复以及厥、呕、哕、利四大类证，其中厥逆证的病机为"阴阳气不相顺接"，其表现为手足厥冷，轻者十指（趾）清冷，重者冷过肘膝。

学生乙：我们应当如何正确地理解六经辨证？

贾老师：六经辨证是一种辨证论治的方法与体系，它以六经所系的脏腑经络、气血阴阳、津液精神的生理功能与病理变化为基础，结合人体抗病能力的强弱、病因的属性、病势的进退、缓急等因素，对外感疾病发生、发展过程中的各种症状进行分析、综合、归纳，借以判断病变的部位、损及何脏何腑、证候的性质与特点、寒热趋向、邪正盛衰，并以此为前提决定立法处方等问题的基本法则，为诊断治疗提供重要依据。从《伤寒论》每篇题为《辨XX病脉证并治》来看，六经辨证还需从每种病症中辨出病、脉、证、治四方面内容，可见通常所说的六经辨证，实际上是对辨识以上四方面内容的简称，从而明确是六经中哪一经的病变。

知识链接

《难经·五十八难》曰："伤寒有几？其脉有变不？然：伤寒有五，有中风，有伤寒，有湿温，有热病，有温病，其所苦各不同。"

学生乙：《伤寒论》以伤寒命名，"伤寒"二字究竟有何意义？

贾老师：我们常将伤寒分为广义和狭义，广义伤寒即一切外感热病的总称，即《素问·热论》所言："今夫热病者，皆伤寒之类也。"《难经·五十八难》曰："伤寒有五，有中风，有伤寒，有湿温，有热病，有温病。"张子和《儒门事亲》云："春之温病，夏之暑病，秋之疟痢，冬之寒气咳嗽，皆四时不正之气，总名伤寒。"而狭义伤寒则指外感风寒感而即发的病症，即"伤寒有五"中的"伤寒"。《伤寒例》曰："冬时严寒，万类深藏，君子固密，则不伤于寒，触冒之者，乃名伤寒耳……中而即病者，名曰伤寒。"此即为狭义伤寒。《伤寒论》所谓伤寒，是指伤于寒，人被寒伤，与现代西医伤寒杆菌所致伤寒完全不同，应予以区别。

知识链接

清代吴瑭《温病条辨·凡例》："《伤寒论》六经由表入里，由浅入深……由上及下，亦由浅入深，须竖看。"

学生乙：对于中医初学者而言，要想学好《伤寒论》，应当从哪些方面入手？

贾老师：我们在学习《伤寒论》的时候首先要明确这是一本辨证论治的著作，其次要明白《伤寒论》是以治疗外感热病及其演变规律为主的书。在这里一定要注意它的演变规律，如正气虚，或邪气较重，或治疗不当时，六经病常常出现合病、并病甚至直中，要时刻留意病情的发展与变化，及时调整治疗方案。关于《伤寒论》的学习方法，主要可以概括为以下六个方面，即以纲代目、方证对应、随证治之、紧扣病机、症状鉴别、精研方药。

学生乙：嗯嗯，可否请您具体来讲解一下，这几个方面如何才能实际应用到我们的学习之中？

贾老师：好的，那接下来我就以太阳病为例，讲解一下学习伤寒的这六个方面，谈谈《伤寒论》的学与用。比如第一点，以纲代目，纲是指文章的主线，目意指每个段落的段意。顾名思义，以纲带目就是抓住文章主线（纲），带动全篇行文（目）的学习方法，这一点在《伤寒论》的学习中有极其重要的意义。

学生乙：以纲带目地学习《伤寒论》，就是要条理清晰，根据全书的主线层层推进，最终深入掌握每一个部分吗？

贾老师：可以这样理解。中医和其他任何一门科学一样，都是在研究一定的物质形态、运动形成，而物质运动形式在历史上是从简单到复杂、从低级到高级不断发展的。因此，无论中医理论研究或临床工作，要分析问题或解决问题，就要抓住问题的本质，并从初级的本质到二级本质、三级本质……即要分层次看问题，比如实者泻之就是第一层次，还不足以说明具体问题，要继续根据病证运用相应的方药治疗，所以说治疗也是要分层次的。然后进行科学综合，进一步把握与这个问题相关事物的相互联系，及规律性、具体性，从而对问题就有一个正确的认识。

　　学生乙： 好的，抓本质、分层次地看问题，我们一定牢记，接下来您可以举个例子来具体说明如何以纲带目学《伤寒论》吗?

　　贾老师： 学习《伤寒论》首先要学的就是它的纲领，了解它的整体框架，如六经分为太阳、阳明、少阳、太阴、厥阴、少阴，我就三阳病和三阴病各举一个例子供大家参考。学习太阳病首先看其提纲，"太阳之为病，脉浮、头项强痛而恶寒。"接下来太阳病又包括本证，即感受外邪，正邪相争于人体浅表的病证；兼证，即太阳表证基础上同时兼夹次要症状；变证，即多因失治误治而发生，其证候已脱离太阳，而出现的新证候以及本属杂病，如蓄水、蓄血、结胸、痞证、火逆等。其中本证又包括表证和里证，表证则包括中风表虚证、伤寒表实证和表郁轻证，接下来再看每个证所对应的方，如此有层次地按照纲领来学习，便可逐渐将全文内容领会出来，而且还不容易遗漏或遗忘，这一方法在其他知识的学习中也可以应用，以纲带目、纲举目张，往往可以事半功倍。

　　太阴病也选择相同的方法，太阴主湿，主运化精微，必赖阳气之温煦。病入太阴，则以脾阳不运，寒湿阻滞为主，故以"腹满而吐，食不下，自利益甚，

知识链接

　　清代程国彭《医学心悟·伤寒主治四字论》："伤寒主治四字者，表里寒热也。"

时腹自痛"为提纲。太阴病可从三阳传陷而入，亦有本经自受者是太阴兼表证，"太阴病，脉浮者，可发汗，宜桂枝汤。"如太阴脾络不和，以致腹满时痛，或大实痛者，称为太阴腹痛证，"本太阳病，医反下之，因尔腹满时痛者，属太阴也，桂枝加芍药汤主之；大实痛者，桂枝加大黄汤主之。"如太阴寒湿内阻，出现身目为黄者，称为太阴发黄证，茵陈术附汤之类可选。这样学下来条理清晰，疾病的发生发展都了然于胸，为在临床上应用《伤寒论》打下良好的基础。

学生乙：阳明篇提纲的提法和其他五经是不同的，其他的五经都是提的证候、脉证。阳明病提的是病理变化。"太阳之为病，脉浮，头项强痛而恶寒。"有脉，有症。"阳明之为病，胃家实"，没提脉也没提证，就提了一个"胃家实"，我们怎么透过"胃家实"这几个字去理解阳明病的病理变化？

贾老师：是的，你观察得很仔细，"胃家实"其实就是揭示的是一个病理的变化。阳明主燥，多气多血，故邪入阳明，多从燥化，无论阳明自身受邪，或病邪从他经传来，其证多属里实燥热性质，故阳明病以"胃家实"为提纲。然此提纲仅从病情上加以概括。阳明病随其燥热未与肠中糟粕相结，而充斥于全身，出现身大热，汗自出、不恶寒、反恶热、脉洪大、烦渴引饮者，称为阳明热证。若燥热之邪与肠中糟粕相结，以致燥屎阻滞，腑气不通，出现潮热谵语、手足濈然汗出、腹满硬痛、不大便、脉沉实者，称为阳明实证。又有胃热约束脾之传输功能，致大便硬结，不大便十余日无所苦者，名曰脾约证，也属阳明实证范畴。阳明病虽以里热燥实证为主，但也有由阳明里虚或中寒所致者，称为阳明寒证、虚证。此外，阳明篇中还有发黄证、血热证等变证。

学生乙：我们在学习太阳病的时候就已经谈到了少阳病"伤寒五六日中风，往来寒热，胸胁苦满，默默不欲饮食，心烦喜呕，"就开始讲小柴胡汤证，为什么在太阳病就开始讲少阳病呢？少阳病的发生和发展有什么特点呢？

贾老师：我们看少阳病篇的条文很少，只有十条，是需要结合太阳病篇中关于少阳病的条文来学习的，六经相互联系，是一个整体，存在传变，不能孤立地学习。

我们先谈什么是少阳病。少阳主相火，主枢机，病则胆火上炎，枢机不利，故以"口苦、咽干、目眩"为提纲。其主要脉证有往来寒热、胸胁苦满、默默不欲饮食、心烦喜呕、舌苔白、脉弦细等。少阳病可自他经传来，也可本经自受。"血弱气尽，腠理开，邪气因入，与正气相搏，结于胁下"是为本经自受，称之为直中少阳，"伤寒五六日中风病"称为续发。

入少阳，已离太阳之表，又未入阳明之里，从三阳证深浅层次而论，少阳为半表半里证。唯其界乎表里之间，故少阳病有兼表兼里的不同证型。如兼太阳之表，则出现往来寒热、心烦、胸胁满微结、小便不利、渴而不呕、但头汗出等；如少阳病误下，而使病邪弥漫，表里俱病，虚实相兼，则胸满头汗出等；如少阳病误

下,而使病邪弥漫,表里俱病,虚实相兼,则胸满烦惊、小便不利、谵语、一身尽重、不可转侧等。

学生乙:少阴病外可有太阴病下利等症状,内可合厥阴病手足厥冷等症状,我们是不是就可以理解少阴病就是单纯的虚寒证呢?

贾老师:这样理解是片面的。少阴包括心、肾两脏,其病有寒化、热化两种途径。少阴寒化证,由心肾阳衰、气血不足而成,故以脉微细、但欲寐为主症。其证还多见无热恶寒、身蜷而卧、心烦或烦躁、下利清谷、小便清利、手足厥冷等。甚则阳气大虚,阴寒内盛,虚阳外扰,而反见不恶寒、发热、面赤、烦躁、脉微欲绝等真寒假热之证。少阴热化则由肾水不足、心火上炎、水火失济而成,以心中烦不得卧、咽干、咽痛,或下利口渴、舌红少苔或无苔,脉细数等为主要脉证。此外,少阴病还兼太阳之表的两感证,热化津伤、邪热归并阴阳的急下证,以及热移膀胱、下厥上竭等不同证候。

学生乙:厥阴病是六经辨证中最为复杂的,可出现寒热错杂、寒证、热证等不同证候,其变证也很多,复杂繁多的条文使我们初学者困惑很多,请老师您给我们把厥阴病进行一下梳理。

贾老师:我们还是先从提纲入手,厥阴病提纲证"消渴,气上撞心,心中疼热,饥而不欲食,食则吐蛔,下之,利不止"为上热下寒、寒热错杂之代表证候。厥阴病寒热错杂之证还有乌梅丸证、干姜黄芩黄连人参汤证、麻黄升麻汤证。厥阴寒证以当归四逆汤证为代表，其病机为肝血不足，寒凝经脉，主要表现为手足厥寒，脉细欲绝；若在上证基础上兼内有久寒者，以当归四逆加吴茱萸生姜汤治之；若肝寒犯胃，浊阴上逆，症见干呕吐涎沫，头痛者，以吴茱萸汤治之。厥阴热证由肝经湿热内蕴，气机不畅，下迫大肠，蒸腐血络所致，以热利下重，渴欲饮水为主症，以白头翁汤主之。厥热胜复证是厥阴病发病过程中的阴阳消长、正邪进退的一种病理反映，其特点为厥冷与发热交替出现，若阴邪胜则厥利，若阳气胜则发热。由于阴阳胜复不定，故厥利与发热互有短长，一般可从二者时间的孰长孰短来推测阴阳消长，邪正胜复，并判断其预后。

厥阴篇中还包括有辨厥逆证、呕证、哕证、下利证等内容。厥逆证的病机为"阴阳气不相顺接"，其表现为手足厥冷，轻者十指（趾）清冷，重者冷过肘膝。引起阴阳气不相顺接的原因很多，故厥逆也有多种，如蛔厥、寒厥、热厥、水停致厥、痰实阻滞致厥等，各随其证而治之。呕证有阳虚阴盛之呕、厥阴转出少阳之呕、内痈致呕之别；哕证有虚寒哕、实热哕之分；下利也有虚寒下利、实热下利及寒热错杂下利的不同证候。这些均应在审证求因的基础上辨证论治。

学生乙：您这样解答后，我对六经辨证的认识又深刻了很多。同时我发现《伤寒论》和我们时下所说的方证对应有很深刻的联系，胡希恕先生曾说"方证对应是辨证的尖端"，您如何理解《伤寒论》中的方证对应？

读 书 笔 记

知识链接

《伤寒论》第 317 条："病皆与方相应者，乃服之。"

读 书 笔 记

贾老师：方证对应是用某一方剂或几个方剂，治疗相对应的症状或一组症状的一种方法，它的关键就是抓病机，其对应过程体现的正是辨证论治。《伤寒论》的每一个方剂都有相应的证，如大、小青龙汤证，大、小承气汤证等，后世柯琴《伤寒来苏集》就是以方类证的，以方名证，方不拘经。如太阳篇里汇列了桂枝证、麻黄证等十一大证，兼列相关的变证、坏证、类似证等条文，思路独具匠心，具有很强的临床使用性。

学生乙：您觉得方证对应的核心思想是什么？

贾老师：首先就是主证主方，简单来说就是，有主证就用主方。举个例子，看到脉浮、头项强痛而恶寒，就想到了太阳病，进而看到发热、汗出、恶风、鼻鸣干呕、脉浮缓，则辨为中风表虚证（桂枝汤证），提示病机为风寒袭表，营卫不和。若表现为恶寒、发热、头身疼痛、无汗而喘、脉浮紧，则为伤寒表实证（麻黄汤证），提示病机为风寒束表，卫闭营郁，此外还有表郁轻证则包括桂二麻一汤证、桂麻各半汤证、桂二越一汤证，都为表邪郁于肌表而发病，但症状不重者。

学生乙：那如果症状比较多，单用主方不能解决所有问题该如何处理？

贾老师：此时就要注意方证对应的第二点，即兼证加减，有兼证时应当注意加减，以桂枝汤兼证为例，若出现项背强几几，辨为太阳中风兼经脉不利，为桂枝加葛根汤证；若兼咳喘气逆，则为太阳中风兼肺气上逆，为桂枝加厚朴杏子汤证；若汗漏不止则为太阳中风兼表阳不足，为桂枝加附子汤证；脉促胸满为太

知识链接

朱丹溪："杂合之病，需用杂合之药。"

阳中风兼胸阳不振，为桂枝去芍药汤证，方中去芍药之阴柔，利于桂姜甘草振奋胸中阳气；若脉微胸满，辨为太阳中风兼胸阳不足，即桂枝去芍药加附子汤证。出现兼证时则提示有病机的变化，通过对于病情的整体考虑，将桂枝汤进行适当的药物加减，则可用于各类疾病，方证对应，见有某方对应症状者则辨为该证，用药后必可取效。

学生乙： 方证对应的确一直为诸多医家所推崇，您觉得它的关键在于什么？

贾老师： 方证对应的关键就在于病机，病机即疾病发生、发展与变化的机制，病机一词最早见于《素问·至真要大论》，唐代王冰注解为病之机要，"机者，要也，变也，病变所由出也。"《素问》中还有"知其要者，一言而终。不知其要，流散无穷。"其中的"要"就是病机。病机揭示了疾病的本质和一般规律，若要做到方证对应，掌握病机就是治病的关键，辨证准确才能选择对应的方剂，而要想掌握病机则一定要有扎实的望闻问切的基础，通过四诊合参，分析出病机，然后方证相应，予以对应的治疗。

学生乙： 准确地判断出病机并非易事，比如《伤寒论》太阳病中 62 条，患者出现全身疼痛，我们常会认为是外邪侵袭，经脉阻滞的疼痛，但此处却辨为虚证，您觉得应当如何抓住其中的病机？

贾老师： 原文为"发汗后，身疼痛，脉沉迟者，桂枝加芍药生姜各一两人参三两新加汤主之。"身疼痛的确是太阳病的主要临床表现之一，由于风寒侵袭太阳经脉，经气不利所致，此时发汗解表即为正确的治疗方法，可以缓解疼痛症状。但是单纯太阳表证之身痛多与脉浮并见，发汗可解，然此处患者脉沉迟，可知其发汗太过，损伤卫气营阴，而表证未除尽，因此气营不足，无以温煦濡养，则身痛转剧，绵绵不休，脉浮转为沉迟。成无己曰："汗后身疼痛，邪气未尽也。脉沉迟，营血不足也。其脉沉者，营气微也，迟者，营气不足，血少故也。"故此时病机为中风表虚，气营不足，法当解肌祛风，益气和营，予以桂枝新加汤，由此我们可以看出，对于病机的把握一定要准确，必须全面分析病情资料，四诊合参。

学生乙：您刚刚说第三方面是随证治之，这一点《伤寒论》原文中也有所体现，16 条就提到，"太阳病三日，已发汗，若吐，若下，若温针，仍不解者，此为坏病，桂枝不中与之也。观其脉证，知犯何逆，随证治之。"您是如何理解这句话的？

贾老师："观其脉证"就是了解患者现有的脉象和证候表现，当仔细观察和分析，脉诊并举，四诊合参，全面完整地搜集病情资料，以便于准确地判断病机；"知犯何逆"就是了解患者过去用过什么样的错误的治疗方法；《广雅疏证》说"逆，乱也""乱亦错也"，要通过分析研究找到疾病的症结所在，从而能够见病知源；"随证治之"就是结合现有的脉证以及过去他用过什么样的治疗方法，得出正确诊断，根据病人的具体情况，运用理法方药的知识和技能，采取具有针对性的治疗方法。

学生乙：这样看来，方证对应和随证治之其实是有一定关联的，您可否为我们综合讲解一下？

贾老师：众所周知，经方以其药味少、配伍精、疗效快而著称，在临床上注意，有主证，用主方，有兼证，予以加减，即所谓方证相应。既然要进行加减，我们就需要根据具体病证的不同，做到随证治之。陈瑞春老先生说过："如同桂枝汤变为小建中汤，加厚朴、杏仁的桂枝加朴杏汤，包括由桂枝汤分化的桂枝甘草汤、芍药甘草汤，都是书中活用的范例，再推而广之，临床上用桂枝汤治过敏性鼻炎，加辛夷、防风；治肩周炎加秦艽、姜黄，或川草乌；治颈椎病加葛根、秦艽；治上肢麻木加黄芪、桑枝、当归；治自汗、盗汗加龙骨、牡蛎、浮小麦，或合玉屏风散；治呕吐、腹痛、泄泻加神曲、木香、藿香；治四肢肌肉痛重用芍药，加桑枝、威灵仙、牛膝等。"通过这样联系临床讲解了桂枝汤的加减运用，希望你们能够理解一方多用、异病同治的道理，领悟伤寒的原则性和灵活性，并懂得伤寒方的加减是有规律可循的，懂得如何方证对应、随证治之。

学生乙：我们刚刚已经了解了太阳病的本证和兼证，那对于太阳病变证，又当如何解读呢？

贾老师：太阳病变证多是由于失治、误治而变生他证，其中不仅仅体现了误治后的治疗，更多的还有医圣张仲景通过层层推演，写明了可能出现的病情进展并逐一解答，对后世医家有很大的启发。正如我们刚刚强调，《伤寒论》不仅仅治疗外感热病，更是详

知识链接

蔡陆仙："经方者，即古圣发明，有法则，有定例，可为治疗之规矩准绳，可作后人通常应用，而不能越其范围，足堪师取之方。"

读　书　笔　记

细讲解了其演变规律，有人说变证是《伤寒论》的核心，也有一定的道理，一定要留意疾病的传变规律。治疗变证的关键问题正是在于观其脉证，知犯何逆，随证治之。

学生乙：我们应当如何学习太阳病的变证？

贾老师：这里仍然要用到以纲代目的学习方法，首先，太阳病变证主要包括热证、虚证、太阳蓄水证、太阳蓄血证、结胸证、痞证、上热下寒证，其中虚证又分为心阳虚、脾阳虚、肾阳虚、阴阳两虚证，结胸则可分为热实与寒实两种证候。痞证包括热痞证、寒热错杂痞证、痰气痞证、水痞证等。此外，病机仍然是学习的关键，比如出现心烦不得眠，心中懊恼，病机为热壅胸膈，可用栀子豉汤类证，即栀子豉汤、栀子甘草豉汤、栀子生姜豉汤，若少气者加甘草；如果用栀子有些偏凉导致胃不适等，可加干姜，加生姜亦可，对于这种情况用干姜效果更好，有汗可只用栀子，无汗者加豆豉。

学生乙：关于第四点，紧扣病机，我们应当如何具体理解其中的含义？

贾老师：病机既是辨证的关键，又可用来做鉴别诊断，掌握病机对于疾病的治疗有重要意义。如第71条"若脉浮、小便不利、微热、消渴者，五苓散主之"，第223条"若脉浮、发热、渴欲饮水、小便不利者，猪苓汤主之"，两条只用症状很难区分，所以也就很难采用方证对应的方法临床应用了。此时若深入探究病机则发现，二者有很大区别。

知识链接

明代张介宾《类经·十三卷·疾病类》："夫病机，为入道之门，为跬步之法。"

学生乙：那么通过分析，如何找到它们的不同之处？

贾老师：两方均为利水渗湿剂，但在临床应用时要根据其病机的不同进行鉴别使用，五苓散证表现为小便不利，小腹硬满，渴欲饮水但饮水后欲吐，其病机在于水蓄膀胱，气化不利，兼有表邪不解，治当通阳化气利水，外散风寒；而猪苓散证表现为发热，心烦不得眠，小便不利，渴欲饮水，病机为阴虚有热，水气不利，治当清热育阴利水，因此针对不同的病机，其治疗也有差异。两方均含猪苓、茯苓、泽泻等健脾渗湿之品，都可用于水湿内停所致的小便不利，但五苓散中配桂枝外解太阳表证，内助膀胱气化，配白术健脾燥湿、培土制水，温阳健脾行水；猪苓汤则配滑石清热利湿通淋，配阿胶滋阴养血润燥，利水渗湿与清热养阴并进。

学生乙：要想紧扣病机，我们还应当注意哪些方面？

贾老师：若要抓病机指导临床，还应从不同角度来看。如刘渡舟在《伤寒14讲》中论述蓄水证时指出："它以口渴能饮而小便不利为主。此条作者用假宾定主的笔法，先论胃中干燥，烦躁不得眠，欲得饮水的缺津证，然后引出若脉浮、小便不利、微热消渴的蓄水证。一为缺津，一为津凝不化，两者病理不同，然证候易混，故对比分析，从中以见辨证之法。"由此可见，要准确把握病机，可以把有关条文前后联系起来，既对比分析证候，做了鉴别诊断，又是以证求理，

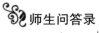
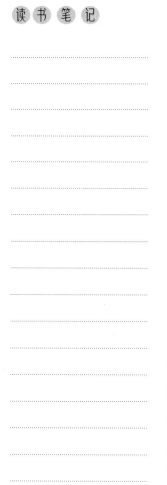

使病机更加明确,这确实能很好地指导临床。

学生乙:《伤寒论》重点条文的确纷繁复杂,本证稍有变化,则出现各种兼证、变证,面对各种方证,我们应该如何准确地掌握?

贾老师:这时就一定要注意症状鉴别,这是学习《伤寒论》的又一个重要方面,通过仔细搜集临床资料,找出判断病机的关键点,区分其中的不同之处,方能准确把握所有条文。比如,对于太阳表证,是否有汗对于证型的判断有重要意义,太阳中风表虚证患者常有汗出,予以桂枝汤调和营卫,伤寒表实证则多表现为恶寒无汗,予以麻黄汤辛温发汗。

再如,同为胸腹部气冲者,若发为奔豚,多由心阳虚所致,下焦水寒之气上逆心胸,当予以桂枝加桂汤温通心阳、平冲降逆;若变为脐下悸、欲作奔豚者,则为下焦水气欲动,可予以茯苓桂枝甘草大枣汤温通心阳兼以化气利水;若心下逆满、气上冲胸者,则因脾虚失运,水饮停于心下甚至上冲于胸,可予以苓桂术甘汤温阳健脾、利水降冲。

学生乙:学习《伤寒论》的最后一点就是精研方药,您对此有何体会?

贾老师:学习《伤寒论》不仅要学方剂组成配伍、剂量比例,还要记煎煮用法、宜忌,更要注意古今用药的不同。仍以太阳病为例,太阳蓄水证的病机是"寒凝膀胱,气化不行",因而水蓄膀胱,出现少腹硬满,小便不利主症。有的注家则因五苓散中有猪苓、泽泻可以利水清热,把病机认定为"水热瘀蓄",这就与临床不符合了，也不符合《伤寒论》的说法，因其主要是水蓄膀胱，说水热互结也不是不可以，但是要用《伤寒论》里的方子来说明。由此可见，临床之中，我们应该仔细体会研究伤寒经方的用药思路，并注意把握其中药物功效与今日用药的差异。

学生乙：关于《伤寒论》中药物功效与今日用药之差异，您可否通过例子让我们有个简单的了解？

贾老师：比如桂枝加桂汤治疗奔豚气，患者由于烧针强迫发汗，导致汗出腠理疏松，寒邪闭郁肌腠使得局部红肿，且发汗后损伤心阳，不能温暖下焦，下焦水寒之气上逆心胸则发为奔豚，该方就是用大剂量的桂枝温通心阳，平冲降逆。我们学的《中药学》载：桂枝"发汗解肌，温通经脉，助阳化气"，并不全面，不过新版的教材也在逐渐加入桂枝平冲降逆的用法。

总之，《伤寒论》记载了很多药物的特殊用法，还记载了很多煎煮或服用的特殊之处，如很多经方都提到"去滓再煎"，再如桂枝汤的服用方法，"温覆令一时许，遍身漐漐微似有汗者益佳，不可令如水流漓，病必不除。"更是非常经典的总结。各种方药的妙用还需你们通过对原文的学习，深探其奥妙，其中的道理需慢慢钻研，希望你们最终能够融会贯通。

《金匮要略》导读

《金匮要略》是我国东汉著名医学家张仲景所著《伤寒杂病论》的杂病部分，也是我国现存最早的一部论述诊治杂病的专书。《金匮要略》既有中医基础理论的内容，更具有临床学科的性质。学习《金匮要略》，对于拓宽临床思路、提高综合分析和诊治疑难杂病的能力有着独特的作用，因此是学习中医必读的古典医籍。

学生乙：贾老师，您能否先给我们谈一谈《金匮要略》的学术价值？

贾老师：《金匮要略》的学术价值是多方面的。首先在中医杂病学中评价它具有承前启后的作用，是一点也不过分的。清代医家徐洄溪指出："其论皆本于《黄帝内经》而神明变化之；其用药悉本于《神农本草经》而融会贯通之；其方则皆上古圣人，历代相传之经方，仲景间有随症加减之法；其脉法亦皆《黄帝内经》及历代相传之真诀，其治病无不精切周到，无一毫游移参错之处，实能洞见本源，审查毫末……真乃医方之经也"本书承前启后，理论联系实践，使杂病学具备了完整的体系，并经过了长期临床实践的检验，其理论原则已经渗透到中医学术体系的各个方面，直到现在仍然有效指导着临床实践，成为治疗杂病的典范。

学生乙：既然《金匮要略》有如此高的学术价值，那它的学术地位如何呢？

贾老师：《金匮要略》的学术地位主要体现在三个方面，一是垂范了天人合一的整体医学模式，二是强调病证结合并创立了辨证论治的诊疗程式，三是规范了治疗法则，是方剂学的鼻祖。

学生乙：贾老师，《金匮要略》主要记述了哪些内容呢？

贾老师：《金匮要略》全书分三卷，上卷自第一篇至第十篇。中卷自第十一篇至第十九篇。下卷自第二十篇至第二十五篇。其中第一篇属总论性质，其余各篇可认为属各论性质。全书对六十余种疾病的证治进行了详略不同的论述，提出了二百零五首方剂（其中有四首未见药味）。剂型除汤剂外，还有丸、散、酒剂，以及熏、坐、洗、敷、滴耳、灌鼻、含舌下等外用剂型。治疗手段除运用药饵外，还采用了针灸和饮食调养等。对于药物的炮制、配方处理、煎服药法，以及药后反应等都有详细的记载。

学生乙：贾老师，您刚才所讲的《金匮要略》垂范了天人合一的整体医学模式，如何理解呢？

贾老师：医学模式是指医学用来认识疾病、治疗疾病、保持健康的思想和行为的标准样式。据仲景原序所载，东汉末年，我国医学界尚盛行着一种巫医模式，即认为人类之疾病，乃鬼神所作，故"降志屈节，钦望巫祝，告穷归天"，运用祷告鬼神驱病者在民间不少见，而"留神医药、精究方术"之士则不多。针对这种状况，仲景明确指出："夫天布五行，以运万类，人禀五常，以有五脏，经络府俞，阴阳会通，玄冥幽微，变化难极。"这是根据《黄帝内经》理论，强调人类是天地孕生的万类生命的一种最高形态，与鬼神无关，所以"厥身已毙"，则"神明消灭"。那么人类何以会生病？《金匮要略》首篇指出："千般疢难，不越三条。"其一、二条皆是指天地间自然发生的"风邪"（泛指六淫），第三条则概括了房室、金刃、虫兽所伤等多种因素，其中"无犯王法"等已明显地将社会因素置于重要地位。这样就把医学这一对象摆在了人与自然、社会环境的整体考察之中，完全排斥了巫医模式的干扰。他通过"至而不至，至而不去，未至而至，至而太过"即气候与节气不相适应的例证，揭示了当自然、社会环境处于对人类不利（太过或不及）的状态时，应当"养慎"防病的原理，而既得病后，又不但治疗已病，而且应治疗未病，以达到完全健康之目的。这一基于天人合一的整体医学模式，虽是发挥《黄帝内经》理论而来，但已经落实到预防医学与治疗医学、康复医学的实践之中，为现代医学模式向生物－心理－社会医学模式的转变提供了早期资料。

学生乙： 您刚才所讲的《金匮要略》强调了病证结合并创立了辨证论治的诊疗程式，又指的是什么呢？

贾老师：《金匮要略》以"病脉证治"作为篇名，说明张仲景对辨病的重要性及辨病与辨证相结合是相当重视的，因为证是因病而发生的，辨证是认识疾病的具体情况，辨病是掌握疾病总的规律，辨证是辨病的基础，辨证方能识病，但应在辨病的原则下，即按各种疾病的规律性进行辨证论治，才能更全面，更确切。所以病与证二者不可偏离，若仅凭辨证，则只能认识疾病某一发展阶段的临床综合表现，不能认识整个疾病发展过程中总的变化。一种病就其全过程而言，有其总的规律，若不辨识其总的规律，只认识某一发展阶段的具体情况，就不能掌握住它的特殊性，治疗时针对性就不强。正如徐洄溪说："欲治病者，必先识病之名，能识病名而后求其病之所由生，知其所由生又当辨其生之因各不同，而病状所由异，然后考其治之法。"张仲景在疾病的治疗原则和治疗方法方面特别地强调"邪正兼顾"和"平调阴阳"。因为疾病的发生发展与转变，就是由正邪消长和阴阳盛衰这两组基本矛盾所构成的。因而根据正邪消长和阴阳盛衰的程度进行调治，就成为治疗疾病的原则。《金匮要略》在治疗杂病时，时时处处体现这种对立统一的观点，既有原则性，也有灵活性。例如扶正以祛邪，这种治法一般适用于正虚为矛盾主要方面的病证。如《血痹虚劳病》篇的薯蓣丸证："虚劳诸不足，风气百疾，薯蓣丸主之。"人体阴阳气血皆不足的情况下，就容易导致外邪的侵袭，治疗时就应该着重扶正，而不能一味地祛邪，祛邪反而会使病邪不得外解，故用薯蓣丸，于健运脾胃和养血滋阴的方法中佐以祛风散邪，共奏扶正祛邪之功。在《金匮要略》所有的方剂中，属于扶正祛邪者约有四分之一，其中多数方剂又体现了重视调补脾肾。这是因为脾为后天之本，肾为先天之本，内伤杂病后期每多出现脾肾虚衰的证候，并可由此而影响其他脏腑，导致久虚不复，甚至病情恶化。所以，《金匮要略》重视调补脾肾，是治疗内伤杂病不可忽视的重要原则。

咱们再谈一下祛邪扶正：这种方法一般适用于以邪实为矛盾主要方面的病证。比如大黄䗪虫丸是治疗干血痨的名方，此方于大剂活血消瘀药中配伍地黄、芍药、甘草、白蜜等养血润燥之品，亦寓有祛邪兼顾扶正的意思。

下面我们再谈一下平调阴阳：由于疾病的发生是阴阳失去平衡所致，所以中医采用的治疗手段，都是为达到平衡阴阳的目的。《金匮要略》中就特别强调这一治则，尤其对于阴阳两虚所致的寒热症状。仲景不简单地以热治寒，或以寒治热，而是采取建立中气、平调阴阳的方法，书中以小建中汤为代表方，从阳引阴，从阴引阳，使阴阳得以调和，中气得以四运，则"虚劳里急、悸、衄、腹中痛、梦失精、四肢酸痛、手足烦热、咽干口燥"等寒热错杂之证，自可随之消失。可见仲景根据《黄帝内经》"治病必求其本"这一平调阴阳的指导思想，贯穿于《金匮要略》全书，这种治疗杂病的思路与方法对后世影响极为深远。其中，对于治疗杂病的方法，尤为如此。

辨证论治是中医治疗疾病的最显著特点，而仲景是这一方法的首创者。在《黄帝内经》中虽已有了辨证论治的思想，但还未形成完整的体系。因为辨证论治包括"辨证"与"论治"两种实践活动，前后衔接、彼此贯通，体现了理法方药的一致性，《黄帝内经》显然没有做到，以至于在仲景之前，"医经"与"经方"一直还处于分离的状态。从近年来在内蒙古居延、甘肃武威和长沙马王堆出土的汉代医学简牍来看，这些稍早于张仲景的文物也未能达到这一高度，所以说张仲景才是辨证论治的首创者。

辨证论治的实施，首先，必须确定辨证范围，这就是中医的病名，如以腹满为主，即腹满病，应在腹满的范围内进行辨证，所以中医的病名是为着限定辨证范围而设立的，是同类证候的共性概括。然后，依据若干症候所组成的主证，参合脉象进行"审证求因"——即确立疾病的病位、病性、病势等。这就须充分运用《黄帝内经》倡导的以脏腑经络为核心，包括气血、津液等理论进行整体的病因病机分析，然后才能进入"审因论治"的阶段。所谓"审因论治"，即首先根据辨证所得，确立治疗原则与方法，再依法遣药组方，使得证与方相对，这样便可有的放矢，矢的相应，达到预期的治疗效果，而后再转入下一轮的辨证论治。所以，辨证论治是着眼于病人整体调节的动态过程，它的优势在于不间断地进行调整，使病人自身的抗病能力逐步得到释放，机体的病理状态逐步得到纠正，直至病人身心完全康复为止。

《金匮要略》是论述杂病的专书，因其病理的复杂性，故辨证的具体方法亦极为丰富。首篇以"脏腑经络先后病"命名，是总领其核心而言，究其实质，凡与之相关的气血津液、三焦等辨证方法无不赅备，成为后世各家不断发挥补充各种辨证方法的源泉。直至今日，辨证论治仍是中医的主要特色与优势所在。历代对仲景这一伟大贡献给予了高度评价：《医宗金鉴》云："先自张机书起，盖以前之书，皆有法无方，

知识链接

赵金铎："我常常宗《金匮要略》，汇各家、参己见，熔为一炉，取长补短，相须为用，决不囿于一家之言、一法一方。根据临床见证，对具体情况做具体分析，审证求因，因证施治，谨守病机，各司其属，每获良效。"

读　书　笔　记

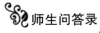
《伤寒论》《金匮要略》创立方法格式，始有法有方，诚医宗之正派，启万世之法程，实医门之圣书也。"朱丹溪誉之曰："圆机活法。《黄帝内经》见举，与经意合者，仲景书也。"又说："仲景诸方，实万世医门之规矩准绳也，后之欲为方圆平直者，必于是而取焉。"林亿在《金匮要略方论序》中指出"尝以对方证对者，施之于人，其效若神"。这些都说明中医疗效的关键在于辨证与论治必须相应，理法方药必须高度一致。这是我们在临床工作中发扬中医特色和优势应十分注意的问题。

学生乙：您刚才所讲的《金匮要略》规范了治疗法则，是方剂学的鼻祖的具体内容是什么？

贾老师：《金匮要略》载方 260 余首，其方立法严谨，组合有序，既重视单味药原有的主治功能，更注意药物配伍后所产生的协同作用，使之成为切合病情的"有制之师"。如麻黄汤原为发汗峻剂，经加白术一味，则成为通阳达表，微汗祛湿的良方；桂枝汤为治太阳中风的表剂，重加桂枝则成为治疗奔豚气病的桂枝加桂汤。又如小半夏汤、生姜半夏汤、半夏干姜散，三个方剂皆由姜、夏两味组成，由于剂量比例有别（小半夏汤以半夏为君，生姜半夏汤则以生姜汁为君），炮制方法不同（如生姜汁与干姜）、剂型不同（汤或散），三方的主治则有明显差异。由此可见其组合之精妙。在药剂方面，除汤剂外，丸、散、酒剂及导药、坐药、熏、洗、搐鼻等靡不皆备，达 10 余种之多，成为后世药剂发展的先声。

《金匮要略》对汤剂的煎煮方法，服药方法都很重视，记载颇详，其煎煮方法有先煎、后下、分煎、去滓再煎、冲服等，甚至煎药的用水亦各有所异，如清水，甘澜水、浆水、泉水、醋水合煎、水酒合煎等。在服药方法上，有日再服，日三服及日夜连续多次服，一日不可再服等，皆依病情需要、体质强弱及药物毒性而定，有其科学合理性。

由于仲景方皆与病机相应，组合严谨有序，体现了某一治疗法度的运用，故后世常以一方即一法对待。中医治法虽多，但一般常以八法概言之，如麻桂方之汗、瓜蒂汤之吐、承气汤之下、柴胡汤之和、理中汤之温、白虎汤之清、鳖甲煎丸之消，小建中汤与肾气丸之补。至于表里同治、寒热并用、消补兼施等各类复方则更多，前人谓"八法之中，百法备焉"，其誉实不为过，故《金匮要略》成为历代立法制方的依据而为方书之祖。

学生乙：为何仲景在《金匮要略》以《脏腑经络先后病》为首篇？

贾老师：本篇论述脏腑经络先后病脉证的一般法则，属于全书总论性质，具有纲领性意义，仲景在本篇中，根据《黄帝内经》《难经》的理论，结合临床实践经验，对杂病的预防、病因、病机、诊断、治则、预后和护理方面，都举例说明，并做出原则性提示，其内容相当广泛。

中医学认为，人体与自然界是一个有机的整体，人体本身也是一个有机的整体，如脏腑之间、经络之

知识链接

曲丽芳提出："脏腑经络先后病脉证第一篇相当于全书的总纲，书中对内伤杂病诊治过程的方方面面都做了原则性指导。"

间、脏腑与经络之间，既相互依存又相互制约。在生理上相互资生，病理上相互影响，相互传变，一脏病（先病），可传变他脏（后病）：一经有病（先病），可传变他经（后病），经络受邪，可传入脏腑，而脏腑的病变，也可反映到经络的循行部位。由于本篇着重阐发了"见肝之病，知肝传脾"和"经络受邪入脏腑"等有关脏腑经络先后病的传变规律，又是全书的首篇，故名曰："脏腑经络先后病脉证第一。"

由于脏腑与经络是一个不可分割的整体，内伤杂病固然多自内而发，病变多在脏腑；但亦常因六淫外感病转归而来。外邪致病，每先中经络而后入脏腑；在杂病过程中，亦常兼感外邪而病及经络。因此，在杂病的病机上，脏腑与经络是并重的，只不过病理传变有先有后。如果能够掌握脏腑经先后病的病理传变规律，就能分清疾病的标本缓急，从而给予恰当的治疗，这对辨证论治来说是最关紧要的，所以说本篇具有纲领性意义。

学生乙：既然该篇这么重要，您能否详尽地再介绍一下呢？

贾老师：本篇在《黄帝内经》《难经》理论的基础上，以整体恒动观念为指导思想，以阴阳五行学说和脏腑经络学说为理论依据，对疾病的预防、病因、病机、诊断、治法及调护做了概括性的论述，为《金匮要略》全书的总纲。

在预防方面，提出了内养正气、外慎风邪的预防思想，强调"房室勿令竭乏，服食节其冷热"是养慎防病的重要方法。并举肝为例，说明各种疾病有一定的发展规律等，可以根据脏腑互相影响、互相制约的关系，先治其未病之脏腑，以防止疾病的传变，"见肝之病，知肝传脾，当先实脾"。未病时重视预防，已病后防止传变，争取早期治疗，是本篇的一大特色。

在病因病机方面，本篇主要从邪正两方面来阐述。认为人与自然息息相关，不正常的气候，常为邪气侵袭人体的诱因，但关键还决定于正气的强弱，若五脏元真通畅，人即安和，病则无由入其腠理。而经络受邪，深入脏腑的疾病，必有内在因素。其对于"千般疢难，不越三条"的归纳，为后世病因学说的发展奠定了基础。而且又总结了外因致病的规律，"五邪中人，各有法度"。本篇还举"厥阳"证乃"有阳无阴"的病机变化为例，说明了体内阴阳失去相对平衡，是疾病发生的总的病理机制。此外，认为证虽千变万化，都可以用阴阳来概括，故有阳病十八、阴病十八的分类方法。

在诊断及预后方面，本篇对望色泽、闻语声、视呼吸、问病情（包括病人的喜恶）、察脉象，都做了示范性的介绍。主张临床运用时，必须四诊合参。指出在表为浅、入里为深；在腑易治、入脏难愈。四时气候的变动，可以影响色脉、其主要精神在于客观的诊断，以探求疾病的本质，判断预后的吉凶、为后世诊断学奠定了基础。

在治疗方面，本篇虚实必须异治，表里当分缓急，新久宜有先后、攻当随其所得（审因论治），都通过具体病例做出原则性的指示。此外，又提出对病人的饮食居处，根据具体病情加以调护；治疗上还必须针对病情，因人因时制宜。总之，对中医治疗学奠定了基础。

综上所述，本篇概述了仲景在杂病防治中的五个基本观点。一是认为疾病是机体内环境或内、外环境的协调遭到破坏而引起的。二是病因学的基本观点。三是发病学的基本观点。四是有关杂病诊疗的基本观点。五是预防为主的基本观点。

本篇条文虽不多，但所论述的内容，全面精当，简明扼要，充分体现了中医学辨证施治理论的特点，属全书的总论。学好本篇，对于学习以下各篇会有很大的启发和帮助。

学生乙：脏腑经络学说在《金匮要略》中是如何体现的呢？

贾老师：脏腑和经络是相通的两个不同系统。在生理上，脏腑主持着人体的基本生理功能，尤其是五脏，处于核心地位。经络则主要是运行气血，并把脏腑和皮、肉、筋、骨等各部组织沟通为一个整体，其中经为主干，络为分支。因而在病理上，既要求有明确的区分，又必须注意脏腑经络之间的整体影响。《金匮要略》首篇提出"问曰：阳病十八，何谓也？师曰：头痛、项、腰、脊、臂、脚掣痛……阴病十八，何谓也？师曰：咳、上气、喘、哕、咽、肠鸣、胀满、心痛、拘急。"这里所谓阳病，是概括经络所系的躯体病而言，所谓阴病，则是脏腑本身的病证。这是从病位上对杂病诊断的最基本要求。但这是很不够的，还必须进一步明确具体脏腑与经络，以及营卫气血等不同层次及虚实属性等。例如中风病《金匮要略》具体指出："邪在于络，肌肤不仁；邪在于经，即重不胜；邪入于腑，即不识人；邪入于脏，舌即难言，口吐涎。"将中风的病人处于不同阶段分别落实到脏腑经络的部位上，从而有效地指导治疗。又如水气病，《金匮要略》既有心水、脾水、肝水、肾水、肺水等五脏辨证，又有气分、血分、水分等病理层次的划分。这些都应以脏腑经络的生理认识作为基础，才能深入辨识。

从脏腑与经络的联系来看，其病理变化也有先后之分，篇名中"先后病"置于脏腑之后饶有深意，它提示着疾病发展变化的因果关系与病情浅深层次。一般说来，外邪致病初期多偏于经络，随着病势发展而逐渐深入脏腑，符合《素问·皮部论》所说的"邪客于皮则腠理开，开则邪客于络脉，络脉满则注于经脉，经脉满则入舍于脏腑也"。但杂病以内伤为主，病先发于脏腑者亦不少，如《金匮要略》所谓"肝着病"即肝脏气血瘀滞。"先未苦时，但欲饮热"，尚易暂时消散，病久至"其人常欲蹈其胸上"，即是后世所谓"久病入络"之证，以辛通瘀络的旋覆花汤，每可获效，这又是先病脏腑，后及经络的例子。因此，对疾病的变化与发展，无论从横向或纵向进行诊断，都离不开脏腑经络学说的指导。

在杂病治疗方面，《金匮要略》尤为重视脏腑的特点，该书指出"五脏病各有所得者愈，五脏病各有

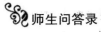

知识链接

焦树德总结："把历代医家关于'治未病'学术思想的论述综合起来看，可知'未病'有顺阴阳四时的变化规律，加强养生方法，从而不得病的'未病'；有及早发现欲病之色脉等苗头，赶紧施治，消灭疾病于萌芽时期而使其不生疾病的'未病'；虽已生病但能及时察到其发生、发展的变化规律而及时抓住其最好的治疗时使其不会发展成重病的'未病'，有虽然已病，但还可以根据疾病性质和脏虚实等施以预防性的治疗而可使疾病

所恶，各随其所不喜者为病"。书中要求治病必须应各脏气的生理特性，以适合病人的饮食、药物、居处等助其正气，才能促其向愈。该书又说："夫诸病在脏，欲攻之，当随其所得而攻之，如渴者与猪苓汤，余皆仿此。"这是说病邪深入脏腑，必然扰乱该脏的正常功能而形成某些病理产物（如肺之痰浊，胃肠之宿食糟粕，心、肝、胞宫之瘀血，肾、膀胱之水湿等），则外来病邪势将与该脏的病理产物相搏为害，故必须一并攻除。这些原则，也是依据脏腑经络学说而制订的。

学生乙：《金匮要略》和《伤寒论》同出于仲景，二者有何不同。

贾老师：《金匮要略》和《伤寒论》同出于仲景之手，原为一书，为何前者用三阳三阴（后人多称六经）辨证，后者用脏腑经络辨证？这是因为杂病和伤寒有着显著的不同，杂病多呈慢性过程，临床常以几个典型的脏腑经络见证为主，变化不如伤寒迅速，因而病位较易于界定。实践证明，运用脏腑经络辨证，确能较准确地辨明杂病的性质与部位，并有效地指导治疗。

学生乙：老师，我们还想听听您谈一下《金匮要略》治未病的思想？

贾老师：《金匮要略》所讲的治未病思想包含两层含义：未病先防和既病防变。

未病先防：《脏腑经络先后病》篇指出："若人能养慎，不令邪风干忤经络，适中经络，未流传脏腑，即医治之，四肢才觉重滞，即导引、吐纳、针灸、膏摩，勿令九窍闭塞；更能无犯王法、禽兽灾伤，房室勿令竭乏，服食节其冷热苦酸辛甘，不遗形体有衰，病则无由入其腠理。"这些有关注意养生调摄和饮食起居等防病措施，很有积极意义。

既病防变：本书首篇首条即指出："……见肝之病，知肝传脾，当先实脾。"强调肝实之病，多传变至不旺之脾，治疗"当先实脾"，而不能见肝之病，惟治其肝，如此不但肝之本病不易治愈，且可传变至其他脏腑亦病。依据五行学说，脏腑疾病有先后传变的规律，故仲景对于邪气盛实的疾病，预测必传其所克制的脏腑亦病，从而提出先实他脏、兼治本脏以防传变的整体治疗法则，具有重要的临床指导意义。

《温病学》导读

温病学是研究温病发生发展规律及其诊治和预防方法的一门学科，卫气营血辨证和三焦辨证体系是中医临床各科的基础之一，因而本学科具有中医基础学科的性质；又因其所包含的病种非常广泛，对多种急性发热性的疾病辨证论治都有重大的指导意义，充分彰显了中医治疗急症的优势，所以温病学又属于重要的临床课程。其原著《温热论》《温病条辨》等被称为中医经典著作，与《黄帝内经》《伤寒论》《金匮要略》并称为四大经典著作。因此，温病学在中医学中占有重要的地位。所以加强温病学的学习，普及温病学的知识，使温病学的理论更加广泛地指导临床实

早愈的'未病'，有防微杜渐的'未病'，有治中寓防的'未病'；有防其传变转化的'未病'等等。总之，'治未病'的学术思想，贯穿在中医学的治疗学中，对临床工作具有指导意义。"

章巨膺认为："温病学说发展到清代，才系统完备起来，它的立论中心是卫气营血和三焦的辨证体系，后世医家对此推崇备至，甚至认为可与仲景的六经并驾齐驱，可见它的学术地位也是很高的。事实上当我

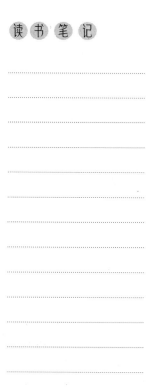

们在临床工作中，特别在传染病方面，卫气营血和三焦的辨证原则确实是有极大指导作用的，所以卫气营血和三焦的理论体系对另一种类型的热性病是有重大价值的。"

读 书 笔 记

践，在当前乃至今后都有重要的意义。

贾老师特别重视学习温病学，让我们一起和他走进这门课程吧。

学生乙：您认为温病学在治疗传染病中的学术地位如何？

贾老师：温病学有着广泛的实用性。目前全球范围气候变暖、大气污染（如废气、放射性尘埃等）、人口迁徙流动，工作及精神过度紧张等因素导致人体免疫功能下降，感染机会增多及传染病的发生与流行，如非典型性肺炎以及新型冠状病毒肺炎的爆发，感染已经成为当今临床医学一大棘手难题。抗生素研制成功，拯救了难以计数患者的生命，功不可没。抗生素抗菌有效，应用愈广愈滥，细菌因而产生了耐药性。目前不少感染性疾病应用抗生素治疗效果不佳甚至失去作用，正是滥用抗生素的结果。国际社会不少医学权威一再警告：细菌耐药性的获得及增强，正与抗生素的研制、生产相竞争。现已表明，细菌获得耐药性的速度严重超过了抗生素的研制与生产速度，再过若干年有可能回到抗生素问世前那种困境。传染病在世界范围内时有发生与流行，过去认为被消灭、控制的一些传染病"死灰复燃"，还出现了从没有过的新的传染病。世界卫生组织 1996 年 5 月 20 日警告说，每年造成 1700 万人口死亡的传染病是人类所面临的最大威胁。该组织在其年度报告中说，1999 年全球共有 5190 万人死亡，而传染病造成的死亡就有 1760 万例，其中包括呼吸系统疾病、肺炎、疟疾、乙型肝炎、艾滋病和麻疹等。报告说，由于一些看起来已经灭绝的疾病死灰复燃，还有一些疾病获得了抗药能力，以及新的不治之症不断出现，致使传染病的控制工作越来越困难。因此，对感染性疾病、传染病的防治，温病学责无旁贷。现代医学的许多有识之士，已将目光转移至所谓"替代医学"方面，特别是希望从中医中药中寻求有效治法。临床上内、外、妇、儿各科感染，与温病学密切相关，应用温病学理论指导治疗均可取得疗效，例如温病解表法、清气法用于呼吸道感染，清热祛湿法用于胃肠道感染（如幽门螺旋杆菌感染），淡渗清利法用于泌尿道感染，和解法用于胆道感染等。温病学独特的治疗方法、方药还用于内科非感染性疾病的治疗，例如开窍法用于冠心病，通下法用于急腹症，凉血化瘀法用于妇科热入血室等。养阴法在扶助正气，补充微量元素（三甲复脉汤、大定风珠含钙、镁、铜、锌等），在提高免疫功能方面都有明显作用，此外许多临床工作者对一些难治性疾病的治疗可从温病学中得到启发，例如将系统性红斑狼疮、再生障碍性贫血、白血病、艾滋病等，列为"伏气温病"范围，应用伏气理论指导治疗可使病情得到一定程度的缓解，暂不一一列举。由此可见温病学在中医学中所居地位。

学生乙：俗话说："理论是特定历史条件下的产物""历史是彷徨者的向导"，因此对于温病学的初学者来说，若是熟悉温病的发展历程肯定对理解温病

知识链接

赫尔巴特："历史应是人类的教师。"

113

的内容大有裨益,您能否简单介绍一下温病自成体系的发展历程?

贾老师: 温病学是历代医家防治温病理论与经验的结晶,故研究温病学的形成历史,从中吸取不同时期温病学家的宝贵学术理论与治疗经验,对于温病的预防与治疗有着重要的意义。

对其发展过程大体可分为以下几个阶段。战国到唐代、宋到元代、明到清代,以及新中国成立前后。

在战国到唐代这个阶段的历史文献中,虽然尚没有论述温病的专著,但在《黄帝内经》中,就已经有了关于温病的因证脉治等方面的记载。比如在病因方面,《素问·生气通天论》就有"冬伤于寒,春必病温"的论述;在治疗方面,《素问·至真要大论》提出了"热者寒之""温者清之"等,是治疗温病的基本原则;在温病的预后方面,《素问·玉版论要篇》提出了"病温虚甚死";在预防方面,《素问·刺法论》提出了预防疫病的关键在于"正气存内"和"避其毒气"。

从宋代开始,随着温病认识的深入和实践经验的积累,有关温病的治法和理论有了新的进展和突破,在温病的治疗方面开始突破了法不离伤寒,方必遵仲景的框框。在这里我重点介绍两个医家,第一个医家,就是金元四大家之一的刘河间,他在热性病的治疗方面大胆地创新法、订新方,对促进温病学的发展做出了重大的贡献。他根据实际经验认为伤寒六经传变皆是热证,六气皆从火热而化,因而在治疗上强调热病初起不可纯投辛温,主张应以寒凉为主,故被后世称为"寒凉派"。他将解表药与寒凉清热药配合应用的见解，为后世建立以寒凉清热药为中心的温病治疗学打下了基础，是温病学发展史上的一个重大转折。

在此以后，元末医家王安道在《医经溯洄集》中更进一步地从概念、发病机理和治疗原则上将温病与伤寒明确予以区别。他强调"温病不得混称伤寒"，并认为伤寒与温病的发病机理迥然不同，温病属里热外发，即使有表证也多为里热郁表所致。因而他主张对温病的治疗应以清里热为主，解表兼之，并认为亦有里热清而表证自解者。这样，温病便开始从伤寒体系中分离出来，所以清代温病学家吴鞠通称他"始能脱却伤寒，辨证温病"。

下面我们谈一下，明代至清代，这个阶段是温病学发展的形成阶段，这个阶段的主要特点是温病从伤寒的体系中脱离出来，创立了以卫气营血与三焦为核心的辨证论治的理论体系，从而使温病学形成一门独立的学科。在这个阶段，我主要通过几位温病学名家的学术观点，使我们对温病学有一个基本的了解。

明代医家吴又可著的第一部专著《温疫论》，其主要观点为：在病因方面，认为温疫的病因是六因之外的一种特殊的致病物质"杂气"。杂气致病有特异性，包括"偏中"性，如"人病而禽兽不病"；不同的杂气可引起不同的疫病，即"各随其气而为诸病"；以及"专入某脏腑经络"的病位的特异性；在发病方面，认为是正气不足，外邪因而乘之；感邪的途径是杂气从口鼻而入，伏匿于"膜原"，迨其漫发，则有

知识链接

清代叶桂《临证指南医案·积聚》："初为气结在经，久则血伤入络。"

九传。温疫发病具有强烈的传染性和流行性，所谓"此气之来，无问老少强弱，触之者即病"；传染方式主要是通过空气或接触而传染，即所谓"邪之所着，有天受，有传染"；在治疗方面，强调以驱邪为第一要义，主张疫邪收尾以通行为治。发病之初，即以达原饮疏利透达膜原之邪，中期邪陷胃腑，则以承气攻下逐邪，后期则重在滋阴，忌用甘温壅补。

叶天士在温病学方面的主要成就：在其所著《温热论》中，系统阐述了温病的病因、病机、感邪途径、邪犯部位、传变规律和治疗大法等；指明了新感温病的病因是温邪，感邪途径为从口鼻而入，首犯部位为手太阴肺，其传变有逆传和顺传两种形式；创立了卫气营血学说，以阐明温病病机变化及其辨证论治的规律；丰富和发展了温病的诊断方法，如辨舌，验齿，辨斑疹、白痦……等。由其门人所辑的《临证指南医案》保留了许多叶氏治疗温病的医案，其有关论述及辨证、立法、处方，为后论治温病提供了很好的范例。

王孟英对温病学的主要贡献是："以轩岐仲景之文为经，叶薛诸家之辩为纬"，旁考他书，参以经验，经纬交错，著成《温热经纬》，系统地构织出温病学体系，对19世纪60年代以前的温病理论和证治做了较为全面的整理，促进了温病学的进一步成熟和发展。

清代薛生白对温病学做出的重要贡献是：立湿热病专论，所著《湿热病篇》对湿热病的病因、病机、辨证论治做了较全面系统的论述。尤其是对湿热之邪在上、中、下三焦的辨证、治疗和具体方药进行了条分缕析的论述，进一步充实和丰富了温病学的内容。

吴鞠通在温病学方面的主要学术成就是：以《临证指南医案》中有关温病的验案为依据，历取诸医家精妙，考之《黄帝内经》，参以自己的心得，著成《温病条辨》，倡导三焦辨证，形成了以卫气营血、三焦为核心的温病辨证论治体系。吴氏总结出一整套温病治疗方法和有效方剂，使温病的辨证与治疗臻于规范和完善。

学生乙：贾老师，温病学派所独创的辨证方法是什么？

贾老师：温病辨证是以卫气营血和三焦辨证理论为指导的。前人在长期的临床实践中，逐步体会到：温邪侵犯人体发病后的病理变化，主要表现为卫气营血和三焦所属脏腑的功能失调和实质损害。由于人体卫气营血和三焦脏腑各有特定的生理功能，因此发生病理变化后的临床表现亦各有异。临床上只有掌握了这些证候特点，才能正确地进行辨证施治。

学生乙：卫气营血辨证的具体内容是什么？

贾老师：卫气营血辨证理论是清代温病学家叶天士创立的。他根据《黄帝内经》及前人有关卫气营血方面的论述，结合自己的实践体会，对温病的病理变化及其证候类型做出了理论性的概括，用以指导温病的辨证施治。卫气营血的证候与病理具体如下：

①卫分证 卫分证是指温邪初犯人体肌表，导致卫气功能失调而引起的一个证候类型。其临床特点是：发热，微恶风寒，头痛，无汗或少汗。咳嗽，口渴，

读 书 笔 记

苔薄白，舌边尖红，脉浮数等。其中以发热与恶寒并见，口微渴为卫分证的辨证要点。

卫气是人体阳气之一，主要敷布于人的体表，能温养肌肤，有抵御外邪的侵袭和驱邪外出的作用。它内与肺气相通，外司毛孔、汗腺的开合。温病初起，温邪由上而受，一般先犯肺卫，因肺与皮毛相合，故病变部位以表为主，卫分首当其冲。卫气与邪相抗争，必引起发热，卫气与病邪抗争，卫阳被邪所遏，肌肤失却温养则恶寒。又因属温邪为患，故多表现为寒轻热重。邪在肌表，卫气郁阻，皮毛开合失司，则无汗或少汗。头为诸阳之会，温邪袭表，阳热上扰清空，且卫气郁阻、经气不利，则头部作痛。卫气郁阻、肺气失宣而咳嗽。温热之邪易伤津液，则可见口渴。热郁于表则舌边尖红而苔白，脉象多见浮数。所以卫分证的病理特点是温邪袭表、肺卫失宣。

邪在卫分为病变的最浅层，一般病变程度较轻，持续时间较短，如治疗准确、及时，邪可从表而解。若感邪过重，或治不及时，则邪传气分而病势进一步发展。也可由于心阴素虚，或感邪较重，或失治引起气分证。

②气分证　气分证是指病邪入里，影响人体气的生理功能所产生的一类病变。由于病变的所在部位有在胃、脾、肠、胆、胸膈等不同，其证候表现也各有区别。其中以阳明热盛较为常见。其临床特点是：身体壮热，不恶寒，但恶热，汗多，渴欲冷饮，舌苔黄燥，脉洪大等。热在气分一般都以但发热不恶寒、口渴、

苔黄为辨证要点。

气是人体赖以生存的物质之一，是脏腑百骸活动力量的基础，又对外邪有防御作用，《黄帝内经》形容它如雾露一样地灌溉全身，有"熏肤、充身、泽毛"的作用。邪在卫分不解，势必向里传变而进入气分，可直接影响气机的正常功能，如邪入阳明气分，由于正邪剧烈抗争，必然引起发热加重，且邪在里而不在表，故此时多表现为不恶寒而但恶热。里热蒸腾而津液受伤，每引起汗出量多，大渴引饮，且多渴喜凉饮。气分热盛则苔必由白转黄，脉必洪大有力。就热盛阳明而论，其病理特点主要是：邪盛而正气抗御力亦较强。正邪斗争剧烈，热盛而致津液耗损。

气分病变较卫分深入了一层，持续时间也较长，病情一般较重。然而这时正气未衰，抗邪有力，如治疗及时，治法恰当，就可使邪去病愈。否则，邪盛正伤则可内陷营血分。于此必须明确，上述阳明热盛仅是邪在气分的一种证候，凡病邪由表入里而未入营动血的一切病证，皆属气分范围。

③营分证　营分证是指热邪深入，劫灼营阴、扰乱心神而产生的一个证候类型。其临床表现是：身热夜甚，口干但不甚渴饮，心烦不寐，时有谵语，斑疹隐隐，舌质红绛，脉象细数等。其中以身热夜甚、心烦谵语、舌质红绛为邪入营分的辨证要点。

水谷之精气，其清者为营，流注脉中，化以为血，有营气运送营养物质、和调五脏、洒陈六腑、灌输全身、平衡阴阳、增强人体抵抗力等功能。热邪在气分

读　书　笔　记

119

不得清泄，则津灼正亏，致进入营分；或因营阴素虚，邪由肺卫而内陷入营；或体内热邪郁伏，暗耗营阴而病发于营。热陷营分致直接灼伤阴液，则身热夜甚而脉细数。营热蒸腾则口干不甚渴饮而舌质红绛。营为血之清者，与脉相贯，营热及血，热窜血络则斑疹隐隐。营气通于心，心主神明，热扰心神则神志异常，轻者心烦不寐，重者谵语、神昏。因此，营分证总的病理特点是：营分热盛，热损营阴，心神被扰。营分病变较气分证为深，较血分为浅。由于它有外转出气分或内入血分之机，故治之得法，则可外出气分而邪退病减；反之则深入血分而病转危重。

④血分证　血分证是指热邪深入，引起耗血动血之变而产生的一种证候，其临床特点是：身热，躁扰不安，或神昏谵狂、舌质深绛，吐血、衄血、便血、尿血，斑疹密布等。其中以舌质深绛、斑疹及出血见症为血分证的辨证要点。血为营气所化，是人体主要的阴液之一，它运行脉中，周流全身，有输气布津、营养五脏六腑和肢体百骸的功能。营分热邪未能及时透转出气而久留不解，必进而深陷入血分；或卫、气之邪未解，亦可能径入血分。热邪入血，对所病脏腑、经络造成严重的病理损害。它除了使原有营分病变加重外，一方面由于热毒过盛，加重对血络的损伤而迫血妄行，溢于内外，血从口、鼻、二便而出或发为斑疹，另一方面，热邪耗血，血热相搏，形成脉络内广泛瘀结，以致营运障碍，气血阻滞而热瘀交堵。心主血藏神，热邪入血，扰乱心神则身热、躁扰不安，甚则神昏谵

语。因此，血分证总的病理特点是：热甚迫血，热瘀交结。病人血分为病变的最深层，多见于温病的极期、后期，病多危重，如邪势不减，正气大衰，则病情可迅速恶化；如经过积极恰当的治疗，邪势渐减正气得复，则病情缓解而可逐步趋向恢复。

学生乙：卫气营血证候是如何相互传变的？

贾老师：人体卫气营血四者之间有着不可分割的密切关系。卫与气以躯体脏腑生理功能活动为主，营与血是营养全身的物质，故卫、气属阳，营、血属阴。卫与气虽同是指功能活动，但其作用范围有表里之分，卫主表而气主里，故卫是气的浅层。营与血均源于水谷之精微，但二者有区别，营为血中之气，故营为血之浅层。叶天士说："卫之后方言气，营之后方言血。"就是从卫气营血的生理、病理方面，概括了温病病邪入侵的浅深层次、病变证情轻重及其相互传变。总的来说，病在卫分浅于气分，而病在血分则深于营分。具体说，邪在卫分，病位最浅，属表证，持续时间较短，病情最轻；邪在气分为病已入里，邪势转盛，病位深入一层，其病变多影响脏腑的功能活动，病情较邪在卫分为重，但此时正气尚盛，抗御力量较强，如治疗及时，每易驱邪外出，使疾病趋向好转或痊愈；邪热深入营分、血分，不仅营血耗伤，而且心神亦受影响，病情最为深重。

卫气营血这种浅深轻重的四个层次的变化，一般可作为疾病发展过程的传变顺序。因为温邪多从卫分开始，而后向里传变，即由卫到气，进而内陷营血，这种发展变化，为温病传变的一般规律。但由于感邪性质有差异，病人体质有强弱，治疗是否及时恰当，所以上述传变规律也不是固定不变的。在临床上有不传和特殊传变两种情况，所谓不传，是指邪犯卫分，经治疗后邪从外解而病愈；所谓特殊传变是指病发于里，即开始就见气分或营血分病变，而后转出气分，逐渐趋向好转、痊愈。这种初起即见里证的病，往往反复性大，病情较重。此外，也有气分未罢而内陷营血者，有卫气同病者，更有外透而复内陷者，这是温病病程发展特殊传变中的又一些不同形式。要掌握温病的发展变化规律，关键是要抓住卫气营血各个阶段的证候特点。认清这些证候特点，不但可以明确掌握其病变部位的浅深，病机变化的出入传变，而且随之即可决定准确的治疗方法。叶天士所说的：在卫汗之，到气清气，入营透热转气，入血凉血散血，就是针对卫气营血病变所确立的治则。

学生乙：三焦辨证的具体内容是什么？

贾老师：三焦辨证为吴鞠通所倡论，他依据《黄帝内经》对三焦部位的论说，并结合他自己对温病实践的体会，用三焦以阐述温邪在病变过程中由上及下、由浅及深所引起各种病证的发展变化规律，并用以说明病邪所犯脏腑的病理变化及其证候特点，作为指导温病临床辨证论治的依据。三焦的证候与病理具体如下：

①邪在上焦　邪在上焦包括手太阴肺与手厥阴心包的病变，邪在于肺，多为疾病的初起阶段。吴鞠通说：

"太阴之为病，脉不缓不紧而动数，或两寸独大，尺肤热，头痛，微恶风寒，身热自汗，口渴，或不渴而咳，午后热甚。"温邪由口鼻而入，鼻气通于肺，肺与皮毛相合而统卫气，邪侵于肺，外则卫气郁阻，内则肺气不宣，因而出现上述见证。如表邪入里，邪热壅肺，肺气郁闭，则见身热、汗出、口渴、咳嗽、气喘、苔黄、脉数等症。如肺卫之邪不解，内陷心包，机窍阻闭，是为逆传心包，则见舌质红绛、神昏谵语或昏愦不语，舌謇肢厥等症。前二者病变重心在肺，后者则在心包络，病情较为危重。

②邪在中焦　邪在中焦为病的中期或极期阶段。病变部位包括足阳明胃、手阳明大肠、足太阴脾等。病至中焦，邪热炽盛，多表现为阳明气分热实之证。吴鞠通说："面目俱赤，语声重浊，呼吸俱粗，大便闭，小便涩，舌苔老黄，甚则黑有芒刺，但恶热，不恶寒，日晡益甚者，传至中焦，阳明温病也。脉浮洪躁甚者，白虎汤主之；脉沉数有力，甚则脉体反小而实者。大承气汤主之。"可见温邪传入阳明，或为无形热盛熏蒸于外，或为有形热结腑气不通。湿热病邪犯于脾，气机痹阻，多为湿温病症。因脾为湿土之脏，主运化水湿，故湿热病邪易侵犯于脾，症见身热不扬，有汗不解，胸脘痞闷，泛恶欲呕，身重肢倦，便溏尿浊，苔白腻，脉濡缓等。随着病程的进展，湿郁化热则热象可逐渐明显，甚则化燥化火。脾胃居中土，为万物所归，当病邪在中焦时，病势虽盛而人体抗御之力未衰，如治之合法，可使病不再传变而愈。

③邪在下焦 邪在下焦，为病之末期阶段，病变部位包括足厥阴肝和足少阴肾。肾为水脏，主藏阴精。邪热久留不退，耗损肾阴，则可见身热颧红、手足心热甚于手足背、口燥咽干、脉虚神倦，或心烦不寐等症。肝为风木之脏，赖肾水以滋养，如肾阴被耗，水不涵木，肝失所养则虚风内动，乃见手指蠕动，甚或瘛疭、神倦、肢厥、心中憺憺大动、舌干绛而痿、脉虚弱等症。温邪最易伤阴耗液，所以温病传入下焦，多为肝肾阴虚之候。此时，邪势虽衰而正气大伤，所以本阶段病变多属邪少虚多之候。

学生乙：三焦的病程阶段和相互传变的具体内容是什么？

贾老师：三焦所属脏腑的病理变化和证候表现，也标志着温病发展过程的不同阶段。手太阴肺的病变多为温热病的初期阶段，中焦足阳明胃的病变，多为极期阶段；下焦是足少阴肾、足厥阴肝的病变，多为末期阶段。所以说"始上焦，终下焦"，但这是仅就一般病发于表的温病而言。由于病邪的性质不一，其发病初期，不一定皆始于手太阴肺经，如湿温初起，病变重心就在足太阴脾，而稍兼邪郁肌表；暑温发病即可见中焦阳明病证。另如暑风、暑厥，病一开始即呈足厥阴肝、手厥阴心包见证。正如王孟英所说："夫温热究三焦者，非谓病必上焦始，而渐及于中下也。伏气自内而发，则病起于下者有之，胃为藏垢纳污之所，湿温疫毒，病起于中者有之，暑邪挟湿者，亦犯中焦。又暑属火，而心为火脏，同气相求，邪极易犯，

124

虽始上焦，亦不能必其在手太阴一经也。"所以关于三焦的病程阶段，应根据每一具体疾病而分别看待。

　　三焦所属脏腑的证候传变，一般多由上焦手太阴肺开始，可向中焦阳明传变，致胃热亢盛或热结肠腑，亦可传入心包；中焦病不愈，则多传入下焦肝肾。正如吴氏所说："温病由口鼻而入，鼻气通于肺，口气通于胃。肺病逆传，则为心包；上焦病不治，则传中焦，胃与脾也；中焦病不治，即传下焦，肝与肾也，始上焦，终下焦。"这是一般的传变情况，但并不是固定不变的，在传变过程中，有上焦证未罢而又见中焦证的，亦有中焦证未除而又出现下焦证的。

　　学生乙：卫气营血辨证与三焦辨证的区别及联系是什么？

　　贾老师：卫气营血辨证、三焦辨证的病理变化和证候表现，既如上述，据此可以看出二者在具体内容上，既有所区别，又有所联系。如上焦手太阴肺卫的病变，相当于邪在卫分，热壅于肺而无表证的，则属气分范围；上焦热入心包的病变，虽可归属在营分范围，但其病理变化及症状表现与热入营分者不尽一致，前者主要是邪热炼痰内闭心窍，后者主要是热损营阴而心神被扰；中焦足阳明胃和足太阴脾的病变虽都属气分范围，但邪在气分者不都限于中焦病变，凡邪不在表而未入营血的病证都属气分病变范围；下焦肝肾的病变和邪在血分，其证候表现则有显然区别，前者是热伤肝肾之阴，其证属虚，后者病变不限于下焦，以热迫血溢为主，其证属实中有虚之候，卫气营血辨

知识链接

　　清代吴瑭《温病条辨·杂说》："治上焦如羽，非轻不举；治中焦如衡，非平不安；治下焦如权，非重不沉。"

知识链接

　　清代吴瑭《温病条辨·杂说》："伤寒重温阳，温病重救阴。"

证与三焦辨证都是用以分析温病病理变化、明确病变部位、掌握病势轻重、认识病情传变、归纳证候类型，从而确立治疗方法的理论概括。因此，两者在很大程度上有其共同之处，是经纬相依，相辅而行的。在临床运用时，必须把两者有机结合起来，才能更全面地指导温病的辨证论治。

学生乙：众所周知，伤寒和温病学派素有争论，那么请问您伤寒学派与温病学派之争的焦点及各自的主要观点是什么？

贾老师：伤寒学派的基本观点是：伤寒是包括温病在内的一切外感热病的总称，《伤寒论》已经具备了温病诊治的完整内容，温病不应另立门户，自成体系。其代表人物为陆九芝，推崇者有恽铁樵、陆渊雷等。他们坚持用伤寒六经辨证指导温病证治，对以叶天士、吴鞠通为代表的温病学派的学术见解激烈抨击，认为是"标新立异，数典忘祖"。

温病学派的基本观点则强调温病与伤寒为外感热病的两大类别。其病因病机截然不同，概念不容混淆，治疗必须严格区分，尽管《伤寒论》中有关于温病的内容，但毕竟"详于寒，略于温"，因此主张温病必须脱离伤寒范畴，另立新论以"羽翼伤寒"。可见伤寒学派与温病学派争论的焦点是：伤寒与温病的性质，狭义伤寒与广义伤寒以及经方与时方之争。

一个新学说问世，在学术界产生争鸣是很正常的事。应该肯定，温病学说是在《伤寒论》的基础上发展起来的。《伤寒论》重点论述了温病特点与证候，为后世立下了论述温病的提纲。《伤寒论》确立的某些治疗原则，为温病学派所吸取，一直用于温病治疗，具有很高的学术及临床应用价值，《伤寒论》在治疗外感热病方面的巨大贡献是不容忽视的。但是《伤寒论》成熟年代久远，由于历史条件的限制，认识上难免有局限性。随着社会的进步，医学的相应发展，在防治外感热病方面，为了适应客观实际的需要，直接积累的实践经验，不断创造新的治法，且升华为新的理论，故温病学的产生是历史发展的必然。由于温病学较系统、较全面、较详细地总结了历代医家防治外感热病的学术理论与治疗经验，故更符合实际需要。因而提高了治疗外感热病的效果。可见，温病学与《伤寒论》在学术上一脉相承，又各有千秋。

学生乙：那么从《温病学》教材来看，《温病学》有哪些内容，又应该怎样学习呢？

贾老师：《温病学》教材内容是在综合前人理论和经验的基础上结合现代认识而确立的。其体例结构根据教学要求分为上、中、下三篇，上篇主要介绍温病学的基本理论和基本知识，内容包括温病学学科的性质及其发展概况、温病的概念、温病病因和发病、温病辨证、温病的常用诊法、温病治则治法及温病的预防护理等。中篇主要介绍各种温病的病因病机、诊断要点和辨证论治。具体的病种有风温、春温、暑温、湿温、伏暑、秋燥、大头瘟、烂喉痧、温疫、疟疾、霍乱等。下篇为名著选，主要对清代温病学的代表性著作，如叶天士《温热论》、薛生白《湿热病篇》的

知识链接

吴鞠通《温病条辨》："温病者，有风温，有温热，有温疫，有温毒，有暑温，有湿温，有秋燥，有冬温，有温疟。"

内容进行归类注解，阐明含义，使学者在学习上、中篇的基础上，通过对原著精华的学习，进一步深化对温病学理论的理解。

学习方法应该掌握以下几个环节。一是对温病学的基本理论，如病因发病、辨证、治疗等要深入理解，牢固掌握，并能融会贯通；二是对各种温病的因证脉治在掌握了他们各自特点基础上，要用分析对比的方法，了解他们之间的异同之处；三是在学习时，必须贯彻理论联系实际的原则，用温病学基础理论知识和有关证治内容，联系教材中的医案，并结合临床实际，不断提高分析和解决临床诊疗问题的能力；四是对本教材上、中、下三篇内容要注意前后联系，上下贯通。总之，学习本课程，关键在于能深入理解温病学的基本理论，具体掌握温病辨证论治的方法，并能运用到实践中去。这就要求对教材内容要正确理解，重点部分必须牢记，具体的辨治方法要熟练掌握。

温病辨证除了要有中医学八纲、脏腑、气血津液等辨证理论作为指导外，还有独特的辨证理论，即卫气营血辨证和三焦辨证，并以此构成了温病辨证理论体系的核心。只有牢固地掌握了这些辨证的方法，才能对温病进行正确的辨证论治。这是温病学的核心，所以我想把这些辨证的方法再和大家多说一下。

各家为继，对话丹溪

朱丹溪名震亨，字彦修，婺州义乌人，是元代著名医学家，学者多尊其为"丹溪翁"或"丹溪先生"。作为金元四大家代表人物之一，朱丹溪倡导"阳常有余，阴常不足"之说，创阴虚相火病机学说，为滋阴派创始人。

贾跃进老师在临床诊治过程中对丹溪先生的理论较为推崇，老师非常注重气机的调理，常引用《丹溪心法·六郁》中"气血冲和，万病不生，一有怫郁，诸病生焉。故人身诸病，多生于郁。"此外，贾老师对朱丹溪的学术特色如"相火论""气血痰郁"及其"养生理论"均十分重视。接下来让我们一起走近朱丹溪，一起跟随贾老师来学习关于丹溪先生的学术思想。

学生丁：贾老师，通过这段时间的跟诊学习，我们对您的学术思想有了一定的了解，得知您推崇朱丹溪的理论，临证中重视气机的舒畅、调达，尤其注重腑气的通畅。

贾老师：是的，我确实推崇朱丹溪的学术思想，朱丹溪对中医学的贡献很大，他的理论思想丰厚，倡导"阳常有余，阴常不足"之说，创阴虚相火病机学说，为滋阴派创始人，后世都在强调这一点，但其实仅把"滋阴"作为朱丹溪的学术思想，实际是有失公允的。朱丹溪宗理学，倡导"滋阴降火"，创立大补

知识链接

明代王纶《明医杂著·医论》："外感法仲景，内伤法东垣，热病用河间，杂病用丹溪，一以贯之，斯医道之大全矣。"

读　书　笔　记

129

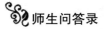
读书笔记

阴丸，善用四物之类，但是应该注意的是，朱丹溪的学术思想还体现在杂病尤其是"气血痰瘀"的诊治以及养生、防病等各个方面，"滋阴"只是其中一个方面，不能代表朱丹溪学术思想的全部，除了"滋阴降火"外，理气、养血、化痰、散瘀都是其治疗疾病的主要方法。

学生丁：那朱丹溪的学术思想都包括哪些方面呢？我们该如何才能全面把握呢？

贾老师：要想全面深入理解和学习医家的思想，首先必须了解他生活的时代背景，正所谓"时势造英雄"，这一点是非常重要的。朱丹溪宗族为当地望族，世代儒家，其家学渊源为丹溪以后成长为一代名医或多或少会有一定的影响。但朱丹溪幼年丧父，家道中落，其母戚氏独自承担家庭重负，并严格教育其子。因而朱丹溪既经历了生活的艰辛，又得到了其母很好的教育，加之朱丹溪聪明好学、刻苦钻研又善作诗赋，所以受到了长辈的器重。

宋代理学以儒为基，援引道、释之说，不论是其治学之风或是某些具体哲学思想和方法，对同时期或者其后的医家都产生了深刻的影响。朱丹溪曾随理学大家许谦学习理学四年之久，因而在理学方面也有很深的造诣。这也提示我们要想成为一个名副其实的中医，除了有扎实的中医理论、丰富的临床经验，还应该有一定的哲学思想作为指导。

朱丹溪幼年丧父，孤苦伶仃，与母亲戚氏相依为命。自古"寒门出贵子"，所以他学习很努力。《丹溪翁传》写到其"自幼好学，日记千言"，其写文章辞赋，挥即成，可见他非常聪颖。后来跟乡里先生学习。"稍长，从乡先生治经，为举子业"。36 岁时他正式拜朱熹的四传弟子许文懿学习理学，终而学得"宏深粹密""遂为专门"。

学生丁：贾老师，丹溪先生早年深研理学的经历，对他后来学习医学有哪些影响呢？

贾老师：理学中贯穿很多与医学相关的思想。诸如"太极动而生阳，静而生阴""太极生两仪，两仪生四象，四象生八卦""吉凶悔吝皆生乎动""动而中节"……这些思想对他后来中医学上的医理产生了深远的影响，他的很多医理都是用理学中的太极思想阐释的，所以有人称丹溪先生为医哲大家，可见他研究理学的造诣之深。

我拿朱丹溪最有代表性的学术思想"阳常有余阴常不足"给你们梳理一下理学对朱丹溪学术思想的影响。

天人关系是我国古代思想家理论体系的重要组成部分，几乎历代思想家都会对天人关系有所研究，宋代的理学家也不例外。他们从理学思想的角度出发构建了理学中"天人合一"的体系。首先构建这个体系的是理学家张载，张载认为："儒者因明而诚，因诚而明，故天人合一，致学而可以成圣，得天而未始遗人。"张载指出天与人是不可分割的有机整体，只有坚持天人合一才可以成圣，进而达到"得天而未始遗人"的境界。程颢、程颐兄弟，不仅继承了张载的天人合一思想，而且把这种思想进行了发挥，他们肯定了天人之理自有相合之处，认为人事常随天理变化，

知识链接

　　清代陈世铎《本草新编》："盖古先哲王明乎天人合一之理，而后颐指意会，将使天下之人之病无有不治，且并其病也而无之而后快焉。是道也，犹之政也。"

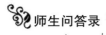
《丹溪心法·序二》："丹溪朱先生起江东，……因母病脾，刻志于医曰：医者，儒家格物致知一事，养亲不可缺，遂遍游江湖，寻师无所遇，还杭，拜罗太无，乃得刘、张、李之学以归，穷研《素问》之旨，洞参运气之机，辟《太平惠民和剂局方》之非宜，悟戴人之攻击，别阴阳于疑似，辨标本于隐微，审察血气实虚，探究真邪强弱，一循活法，无泥专方。诚医道之宗工，性命之主宰，而集先贤之大成者也。"

而天变却不对应人事变化。他们还以疾病的产生为例，指出外在大宇宙的"祈寒暑雨"对人体小宇宙会有影响，人气壮则不会生病，但如果人"气羸弱，则必有疾"。

朱丹溪从理学的天人关系出发，坚持天人相应的理论，阐述了阳有余阴不足的思想。"天大也，为阳，而运于地之外；地居天之中，为阴，天之大气举之。日实也，亦属阳，而运于月之外；月缺也，属阴，禀日之光以为明者也。"说明在自然界之中就普遍存在"阳有余阴不足"的现象，如果与人体相联系的话，就是"人受天地之气以生，天之阳气为气，地之阴气为血，故气常有余，血常不足"，所以人体也存在阳有余阴不足。

相火论也蕴含着丰富的理学渊源，希望你们多感悟、多思考，真正走进朱丹溪的世界。

学生丁：贾老师，既然丹溪先生深究理学，那为什么后来要转而从医呢？

贾老师：朱丹溪从开始立志弃儒从医，原因是多方面的。一方面是因为对母亲和师父的孝道，但另一方面更是痛恨庸医误人自己却无能为力。或者说也与他乡试两次不应有一定关系。

正如《丹溪翁传》记载"一日，文懿谓曰'吾卧病久，非精于医者，不能以起之。子聪明异常人，其肯游艺于医乎？'翁以母病脾，于医亦粗习，及闻文懿之言，即慨然曰：'士苟精一艺，以推及物之仁，虽不仕于时，犹仕也……'"从这段描述中可以看出，朱丹溪因母病难医，而读《素问》，始知医术，但很粗浅。后来，老师也卧病不起。加之三十七岁时乡试不中，四十岁时再度应试亦失利，所以他正式弃儒从医，复取《素问》攻读之，精研医术。次年他就以"倒仓法"治疗他的师父许谦，并且病愈。

值得一提的是，朱丹溪的学习能力非常强。而且他认为学医永无止境。他为了医术精进，带着理学思想，带着临床的实践经验和疑惑，尽管已经四十多岁了，却毅然外出求师。他遍访各地名医，足迹跨越了浙江、江苏、安徽三省，最终拜入罗知悌门下。丹溪先生的求学、治学精神，是非常值得大家学习的。

学生丁：老师，朱丹溪师从于罗知悌的经历是什么样呢？

贾老师：罗知悌是刘完素的再传弟子，为什么是再传弟子呢？因刘河间曾将其火热之学传给荆山浮屠，而荆山浮屠又传给罗知悌。除此之外，罗知悌还旁通张从正、李杲二家之说。由于罗知悌久负盛名，颇倨傲，不肯轻易把医术传授给别人。朱震亨前去拜见他，曾前后往返十多次，最终用自己的诚意打动了罗知悌，使其接受了这位晚学的弟子，罗知悌虽然不轻易收徒，但他一旦收徒，必定倾囊相授。他对朱丹溪要求严格，并告诫丹溪，要"一断于经"。

学生丁：什么是"一断于经"呢？

贾老师：罗知悌曾对朱丹溪说："为言学医之要，必本于《素问》《难经》，而湿热相火为病最多，人罕有知其秘者。兼之长沙之书，详于外感；东垣之书，重在内伤，必两尽之，治疾方无所憾。区区陈、裴之学，泥之必杀人。"这里就表达了"一断于经"的思想。"经"

知识链接

《丹溪心法·附录》："罗遇翁亦甚欢，即授以刘、张、李诸书，为之敷扬三家之旨，而一断于经，且曰：'尽去而旧学，非是也。'翁闻其言，涣焉无少疑滞于胸臆。"

指的就是《黄帝内经》，罗知悌要求朱丹溪学医不要以"理学"为主，要深入钻研《黄帝内经》的医理，用以解决医学问题。同时还告诫朱丹溪，在具体治疗疾病时不可局限于《太平惠民和剂局方》的方证相应，要注意灵活变通。当时罗知悌年事已高，行动不便，当病人来时，他先让朱丹溪接诊，而后再指导朱丹溪临证思路以及遣方用药，朱丹溪敏而好学、悟性极高，在不到两年的时间内，朱丹溪尽得其传而归。之后数年之间，朱丹溪医名大振，四方求医者络绎不绝。

学生丁：贾老师，朱丹溪之所以能成为名医，还有哪些异于常人之处呢？

贾老师：朱丹溪医德高尚，乐于施教，江南从师及私淑其学者甚众。他"孤高如鹤"，一生布衣蔬食，节制膏粱厚味，甘于淡泊。当然更重要的一点是，朱丹溪不流于时弊，勇于坚持自我，敢于质疑。在宋代，官派医学高度发达，太平药局和惠民药局统一收集整理出了《太平惠民和剂局方》，可以说这部著作是当时方书的集大成者。当时，不论是病人还是医生，遇疾病常以该书据证检方，人们皆认为局方可以通治诸病，并且用药时常服、多服、久服，因而形成了一种"官府守之以为法，医门传之以为业，病者恃以立命，世人习之以成俗"的社会风气。丹溪以莫大的勇气指出，虽然《太平惠民和剂局方》集前人效方之大成，其"别无病源议论，止于各方条述证候，继之以药石之分两，修制药饵之法度"，具体来说，就是他认为《太平惠民和剂局方》中诸汤皆类聚香药，无论是治血补虚剂、治痒祛风剂、治痿剂、补益肝肾剂，皆以麻黄、桂枝、乌头、附子、龙脑、麝香、威灵仙等疏通燥热之药居大半。朱丹溪认为虽然辛温燥热之剂服之可使"湿痰暂开，患者得以清快，医者用之得效"，但是却忽略了"胃为水谷之海，多血多气，清和则能受；脾为消化之气，清和则能运，今反得香热之偏助，气血沸腾。其始也，胃液凝聚，无所容受；其久也，脾气耗散，传化渐迟"，如此反复，终会导致人体"清浊不分，阳亢于上，阴微于下，而逐渐阴虚。"

学生丁：哦，总而言之就是说长期使用辛燥药物必然会伤及人体之阴吧？难道这就是丹溪滋阴学说的由来吗？

贾老师：朱丹溪发挥经旨，参合哲理，融汇诸家，结合临床，纠正时弊，创立了新说。比如创立了"阳常有余，阴常不足""相火论""六郁"等重要学说。

学生丁：贾老师，什么是"相火"？朱丹溪"相火论"的主要观点有哪些呢？

贾老师：朱丹溪在《格致余论》中有专篇论述相火，书中阐述："太极，动而生阳，静而生阴。阳动而变，阴动而合，而生水火木金土。各一其性，唯火有二：曰君火，人火也；曰相火，天火也。火内阴而外阳，主乎动者也，故凡动皆属火。以名而言，形气相生，配于五行，故谓之君以位而言，生于虚无，守位禀命，因其动而可见，故谓之相。"

学生丁：这段话应当怎么理解呢？

贾老师：《素问》君火、相火言运气，朱丹溪结

知识链接

元代朱震亨《格致余论·相火论》："天主生物，故恒于动；人有此生，亦恒于动。其所以恒于动，皆相火之为也。"

合太极思想借用这两个名词，而赋予其生理病理情况下的不同概念。这是其《相火论》的中心内容。他禀陈无择之说，以五行为中心的火与其他四行不同，五行"各一其性，唯火有二"，"曰君火，人火也，曰相火，天火也"。火是生命的动力，"肝肾之阴内藏相火"，说明人身功能活动的动力有赖于肝肾之精血，此方"火内阴而外阳"，阴阳互根之意。君火、相火二火的共同点是"动"，"火内阴而外阳，主乎动者也，故风动皆属于火"。君火和相火的区别在于其名、位、形、气各有不同，五行归属亦不相同。君火"以名而言，形气相生，配于五行，故谓之君"。君火，即指有形、有气、有名，五行属火的心，"心君火也，为物所感则易动，"更特指精神情志活动。而相火"以位而言，生于虚无，守位禀命，因其动而可见，故谓之相"。相火无一定形质，不独居一脏，因其活动而有所表现，特指人体生命活动的动力，乃人身之动气而生生不息。他认为事物生存离不开"动"和"静"这两个方面。自然界产生万物及人体维持生命均以"动"为常。而这种"动"的产生，于人体就是"相火"的作用。所以可以说"相火"是人体生命之所系。它是辅佐"君火"推动人体之精、气、血、津液的生成和转化的动力。所以他认为相火非常重要，"天非此火不能生物，人非此火不能有生"。他认为相火"动"是基本的，而静也是必要的。如果动而无静，是为妄动，妄动则反而为害。故说："吉凶悔吝皆生乎动。"以相火而言，其动也有正常与异常两种情况，相火动得其正，有助于生生不息，相火动失其常，则为元气之贼。因此，有正常和异常两种不同含义。

学生丁：贾老师，可以说"相火"就是人体的阳吗？

贾老师：认为"相火"就是人体之阳是不准确的，"相火"实为肝肾之火。"相"是相对于"君"而言，"火"指的就是动。他提出的"相火""寄于肝、肾二部，肝属木而肾属水也。胆者，肝之腑；膀胱者，肾之腑；心包络者，肾之配；三焦以焦言，而下焦司肝肾之分，皆阴而下者也"。所以"相火"之动以肝肾之阴精为物质基础，并与胆、膀胱、心包络及三焦都有关联。"相火"是肝、胆、肾、三焦之火。

除此之外，朱丹溪还用自然界中的龙、雷、海水的活动作比喻来说明"相火"之动。他说"相火天之火虽出于木，而皆本乎地，故雷非伏、龙非蛰、海非附于地，则不能鸣、不能飞、不能波也，动而为火者也"。说明雷鸣、龙飞、海波皆离不开地，也就是"相火"根植于阴。

我举一个例子，曾经我遇到一个非霍奇金淋巴瘤的患者，在临床中并不多见，患者出现了气血两虚的症状，并且反复感冒，感冒后其血色素、白细胞更低，气虚的症状也会加重。看了前人所用的方剂有归脾汤和八珍汤的例子，而我用后效果也不理想，但我加了一味肉桂补命门之火，血色素和白细胞就接近正常了，感冒也少了，该患者明明是气血两虚，补气养血的效果却不理想，我就想总结一下为什么，后来想到朱丹溪关于"相火"的论述，于是知道了加用肉桂所取得

读书笔记

的意想不到的效果的原因。

学生丁：这么说朱丹溪的"相火论"与"滋阴"的观点是密不可分的？

贾老师：是的。朱丹溪认为相火固然非常重要，但他结合《易经·系辞上传》中的"吉凶悔吝生乎动"思想，指出这种"动"具有双重性。所以他又从常与变两方面对人体之"相火"进行阐发。

学生丁：那具体是怎么说的呢？

贾老师：在生理状态下，"相火""动皆中节"，温煦人体，乃人体生命之动力，即"人有此生，亦恒于动"。若其"动而过妄"，则为病，"动而过极"则为重病，此时就需要滋阴了。

学生丁：贾老师，可以说一下"相火妄动"是什么含义吗？

贾老师：相火贵在有度，"相火妄动"则成为"疾病状态下的相火"，它必然会过度消耗精血，"煎熬精血""煎熬真阴"。朱丹溪指出，肝肾之阴，悉具相火。"其系上属于心，心君火也，为物所感则易动，心动则相火易动，动则精自走，相火翕然而起，虽不交会，亦暗流而疏泄矣。"他认为心火则是人火，"为物所感则易动"，心动则相火随之而动。这种妄动的相火就不再是生命之火。可见朱丹溪的"相火论"不仅指阴虚火旺，而且包括五脏六气之火。他把前者称为"人欲之火"，后者称之为"天造之火"，就是说疾病状态下之相火也包括虚火、实火和火郁等方面。其含义深刻，可进一步探索。

知识链接

《黄帝内经·素问·六微旨大论》："相火之下，水气承之……君火之下，阴精承之。"

贾老师：对于"相火妄动"，朱丹溪如何治疗？

学生丁：朱丹溪将"相火妄动"大致分为实火、虚火和火郁。"实火可泻"，用黄连解毒汤之类，苦寒直折、夺其炎威为正治之法。朱丹溪的贡献是阐明了阴虚火旺的机理，创用滋阴泻火法，他认为阴虚和火旺密切相关，阴虚必然导致火旺，而火旺必然导致阴液更伤。故其用药补阴必兼泻火，而泻火也兼以补阴。只是二者根据病情不同有所侧重。在处方用药上，还有补阴精和补阴血之分，凡阴精虚而相火旺者用大补阴丸；阴血虚而相火旺者用四物汤加知柏。朱丹溪的滋阴降火法补充了刘河间纯用清热泻火的片面性，同时又从李东垣的气虚发热中增加了阴虚发热的内容，对后世医家影响甚大。此外还有火郁，朱丹溪认为"火郁当发，看在何经，轻者可降，重者则从其性而升之"，多选用李东垣泻阴火的升阳汤或升阳散火汤。

贾老师：朱丹溪还有一个很有特色的学说是"阳常有余，阴常不足"。

学生丁：是的，这是朱丹溪非常有代表性的学术思想，但是如何理解这句话的内涵呢？

贾老师：朱丹溪根据"天人相应"之理，提出"人受天地之气以生"。又通过分析自然界天地、日月的阴阳变化中存在阳多阴少的现象，结合人的生理实际，进一步阐释为"阳有余，阴不足"论。

这里的阴阳含义包括两个方面。第一，人之生长衰老，阴精难成易亏。正如《素问·上古天真论篇》云："女子……二七而天癸至，任脉通，太冲脉盛，月事以时下,故有子……男子……二八,肾气盛,天癸至,精气溢泻,阴阳和,故能有子。"朱丹溪分析《黄帝内经》中人的生、长、壮、老的生命过程,认识到在人体生命过程中阴气难成。即《阳有余阴不足论》谈到的"人之生也,男子十六岁而精通,女子十四岁而经行,是有形之后,犹有待于乳哺水谷以养,阴气始成,而可与阳气为配,以能成人,而为人之父母"。古人必近三十二十而后嫁娶,可见阴气之难于成。

不仅如此,朱丹溪还分析指出,事实上阴气在人体较充盛的时间十分短暂,只有在青壮年时期相对充盛,而老年则易亏。如《素问·阴阳应象大论篇》曰:"年四十而阴气自半也,起居衰矣"。《素问·上古天真论篇》曰:"男不过尽八八,女不过尽七七,而天地之精气皆竭矣"以及"气之成,止供得三十年之视听言动,已先亏矣"。所以人的一生多处于阳有余阴不足的状态,即所谓"阳常有余,阴常不足"。

学生丁:您说这里的阴阳包含两个方面,阴精难成易亏是一方面,那另一方面是什么呢?

贾老师:另一方面他认为人易受外界环境的影响。如"温柔之盛于体,声音之盛于耳,颜色之盛于目,馨香之盛于鼻,谁是铁汉,心不为之动也?"他指出"心动则相火亦动,动则精自走,相火翕然而起,虽不交会,亦暗流而不疏泄矣。"所以他认为"人之情欲之无涯"导致了相火易夺阴精。

学生丁:确实,如果不专门学习朱丹溪的学术思想,我们对"阳常有余,阴常不足"的理解可能仅仅停留于表面。

贾老师： 是的，其实我们很难达到朱丹溪的学术境界，但我们可以努力继承。就比如说，我在临床上很重视气的升降出入对疾病的影响，常常运用通腑法，这其实在很大程度上是受到了朱丹溪思想的影响。

学生丁： 我们一提到朱丹溪，就说他是"滋阴派"，那么这短短的三个字可以概括朱丹溪的学术思想吗？

贾老师： 朱丹溪作为"滋阴降火"的倡导者，以其鲜明的学术思想在历代医家中卓尔不群。诚然，受其理学背景的影响，朱丹溪认为"阳常有余，阴常不足""阴难成而易耗"，并倡导滋阴保精养血，创立大补阴丸，善用四物之类。但应该注意的是，朱丹溪的学术思想，在杂病的诊治以及养生、防病等各个方面均有体现，"滋阴"只是其中一个方面，而并不是全部。"后世评论'滋阴派'时，在某种程度上夸大了朱丹溪'滋阴'的学术思想，对于全面地学习和正确地评价朱丹溪的学术思想有一定误导。"我也同意这一说法。

朱丹溪认为"阴常不足"，本来就人体的生理状态而言，至于对多种杂病的发生发展的认识，均是根据临床所见疾病的脉证，从多个角度、多方面地去考虑其病因病机之所在，强调"必别阴阳于疑似之间，辨标本于隐微之际"。在治疗方面，朱丹溪重视"将以施其疗疾之法，当以穷其受病之源"，他认为，一切杂病不外乎气、血、痰、瘀，所以在治法上，以气、血、痰、瘀为纲，以六气致病为目，从而分辨标本先后、地土方宜以审病求因，其所用方剂，气用四君子汤，血用四物汤，痰用二陈汤，郁用越鞠丸，随证加减。朱丹溪在杂病辨证论治方面的影响，在某种程度上已远远越出了"滋阴学说"，朱丹溪著作中记载的诊疗理论与临床经验，是非常值得学习与研究的，如此才能更加全面地把握其学术之精髓。

学生丁：朱丹溪所说的郁证与《黄帝内经》所说之"五郁"有何不同？

贾老师：朱丹溪论治杂病以"气血痰瘀"为其辨证纲领，在"气血痰瘀"之中，尤为重视"郁证"，也以论治郁证更有特色，他认为"郁"在疾病发生发展中是非常重要的因素之一，《素问·六元正纪大论》中说及五郁，分别指木郁、火郁、土郁、金郁、水郁，此"五郁"是运气学的概念，此"五郁"治法则是针对运气变化所致疾病的治疗方法。朱丹溪所创立的"气郁、血郁、火郁、食郁、痰郁、湿郁"的"六郁"学说，不仅指情志内伤、外感六淫、饮食失常等内外致病因素，而且是指"气血怫郁"的病理机转，故朱丹溪说："郁者，结聚而不得发越也。当升者不得升，当降者不得降，当变化者不得变化也，此为传化失常，六郁之病见矣。朱丹溪所说的"六郁"是从病因的角度而言的。他认为情志内伤、外感六淫、饮食失常等因素都可使人气血怫郁而产生郁证。他明确地把"郁"作为一种独立病证加以论述。《丹溪心法·六郁》中写道"气血冲和，万病不生，一有怫郁，诸病生焉。故人身诸病，多生于郁。"

另外，朱丹溪根据病因提出了气郁、血郁、痰郁、湿郁、食郁、火郁的"六郁"之说。他认为六郁可单独为病，也往往相因致病。他创立的六郁之说以气为中心，认为六郁始于气郁，即"六郁者，有相因之势，气郁则湿留，湿滞则成火，火郁则成痰，痰滞则血凝，血凝则食结。"此外，"郁"作为朱丹溪"四伤"学说的重要内容，至今仍在临床诊治中发挥着重要的指导作用，我在临床中有所体会。

学生丁：贾老师，那我们临床中该如何运用"郁证"理论进行辨证论治呢？

贾老师：基于对"六郁"的认识，朱丹溪阐述总结了六郁的证候特点，其曰："气郁者，胸胁痛，脉沉涩；湿郁者，周身走痛，或关节痛，遇阴寒则发，脉沉细；痰郁者，动则喘，寸口脉沉滑；热郁者，瞀闷，小便赤，脉沉数；血郁者，四肢无力，能食便红，脉沉；食郁者，嗳酸，腹饱不能食，人迎脉平和，气口脉紧盛。"

谈到"六郁"的治疗，就不得不提丹溪名方越鞠丸。朱丹溪以越鞠丸解诸郁，主以温散之法治诸证。气机郁滞得开，其他"郁滞"亦开。方中以香附开气郁，苍术除湿郁，川芎行血郁，山栀清火郁，神曲消食郁。《医方集解》说："苍术为足太阴脾经药，气味辛烈，强味健脾，发谷之气，能经诸经，疏阳明之湿"，另香附与苍术配合"一升一降，故散郁而平"。川芎上行头目，下行血海，为通阴阳血气之使，开中焦之郁，神曲以和中，使得上下贯通，从而恢复气机的升降。

知识链接

戴思恭："治郁之法，有中外四气之异。在表者汗之，在内者下之，兼风者散之，热微者寒以和之；热甚者泄阳救水，养液润燥，补其已衰之阴。兼湿者审其湿之太过不及，犹土之旱涝也。寒湿之胜，则以苦燥之，以辛温之，不及而燥热者，则以辛温之，以寒调之。"

《推求师意·郁证》中提到"郁病多在中焦。六郁例药，诚得其要。中焦者，脾胃也。"中焦之胃主行气于三阳，中焦之脾主行气于三阴。脾胃既布，水谷之气得行，胃气通利则脏腑不受郁。该方配伍精当，集中体现了朱丹溪诊治六郁的辨证思路和用药法则，诸郁并治，重在调气，对临床上各种原因导致的六郁之证可奏奇效，我在临床也常用。

此外，对其分治六郁的方药也有具体论述，对后世启发很大，临床沿用其用药思路至今，朱丹溪根据气郁、湿郁、痰郁、热郁、血郁、食郁之六郁的不同，创立六首方剂，称之为"六郁汤"。如治疗气郁用香附、川芎、苍术；治湿郁用白芷、苍术、川芎、茯苓；治痰郁用海石、姜制南星、瓜蒌等；治热郁，用炒栀子、青黛、香附；治血郁，用桃仁、红花、川芎、香附等；治食郁用苍术、香附、山楂、神曲等。同时根据不同季节对人体状态的影响，强调春天应加川芎以活血；夏天应加苦参以清热燥湿；秋天则加吴茱萸。对于朱丹溪的六郁用越鞠丸证治，清代费伯雄在《医论》中评述说："岂一时而六郁并集者乎？须知古人立方不过昭示大法，气郁者，香附为君，湿郁者，苍术为君；血郁者，川芎为君；食郁者，神曲为君；火郁者，栀子为君。"此说对后世学习和应用朱丹溪治疗郁证的临证经验有很大启发。

以上讲的这些都是朱丹溪的临床经验，希望你能记下来，日后有机会在临床上好好体会运用。

学生丁：谢谢老师，可以看得出丹溪在郁证的立论与选方用药方面都重视气机，尤其强调"六郁"之中气郁为本。

贾老师：你说得对，气逆而郁则血亦凝滞，气顺则血亦随之而和畅。这就是朱丹溪所说的"气血怫郁"。若情志失常，如忧思过度、喜怒无常，或外感六淫，或饮食不节均会引起气机郁滞，气滞则血行不畅，或郁久化火，或内生痰饮，或食滞不化。如《丹溪心法·亢则害承乃制》曰："极于六气相承之言，以为制则生化，外别盛衰，害则败乱，生化大病，诸以所胜之气来于下者，皆折其标盛也……土发而骤飘，木发而毁折，金发而清明，火发而曛昧？此皆郁极乃发，以承所亢之意也。"所以我们在治疗郁证的时候一定要考虑到气郁的因素，以气为主去治疗也会达到事半功倍的效果。

我的很多思路都源于朱丹溪的学术思想，尤其是重视调畅气机的思想，若要深入理解此含义，首先，要认识到气对于人体的重要性。朱丹溪强调气乃生命之本，《丹溪心法》云："人以气为主，一息不运则机缄穷，一毫不续则穷壤判，阴阳之所以升降者，气也；血脉之所以流行者，亦气也；荣卫之所以运转者，此气也。五脏六腑之所以相养相生者，亦气也。盛则盈，衰则虚，顺则平，逆则病。气也，非人身之根本乎？"由于气是人体的根本，所以疾病的产生往往是因为气机升降失调。《黄帝内经》又云："故非出入，则无以生长壮老已；非升降，则无以生长化收藏，是以升降出入，无器不有。"同样在强调气机的升降出

读 书 笔 记

知识链接

清代喻昌《医门法律·先哲格言》："气失其和，则为邪气；气得其和，则为正气。"

入，所以说疾病的千变万化，其根本在于气的变化。所谓"百病皆生于气"。

朱丹溪进一步阐发《黄帝内经》"气伤，脏乃病；脏病，形乃应"由于气伤而导致了形躯之病。《金匮钩玄·火岂君相五志俱有论》中论述："今七情伤气，郁结不舒，痞闷壅塞，发为诸病。"《局方发挥》云："苟内不伤于七情，外不感于六淫，其为气也，何病之有？若气伤则诸病丛生……气得炎上之化，有升无降，熏蒸清道，甚而至于上焦不纳，中焦不化，下焦不渗，辗转变为呕吐，为嗝为噎，为痰为饮，为翻胃为吞酸。"由此可见丹溪对气伤致病的深刻认识。

学生丁：那在治疗上应如何把握呢？

贾老师：在调理气机的具体运用上，朱丹溪采用辛通之法。丹溪力反香燥，但理气不避辛温。对于气郁之证，尤喜用香附、乌药辛温行气。

学生丁：贾老师，朱丹溪认为"气有余便是火"，那朱丹溪是如何治疗火郁的呢？

贾老师："气机阻逆"就是产生邪火的基本病机。老百姓俗称的上火很多就是气郁的表现。所以临床治疗"火郁"与治疗"气郁"有很多共通之处。临床中治火主要分两个角度。第一，"实火可泻"，用黄连、黄芩、黄柏等药清热泻火解毒。若是火郁，则"郁者可发"，此时多用东垣升阳汤或升阳散火汤。第二，"虚火可补"，中气不足者，味用甘寒；而阴虚火动者，通过滋阴以泻火。

朱丹溪滋阴泻火时，特别喜欢用知母、黄柏。大

知识链接

清代王泰林《西溪书屋夜话录》："肝气、肝风、肝火，三者同出异名。"

补元煎就是他创立的方剂。还有一点，在临床治火的遣方用药，要注意补阴精和补阴血之别。

学生丁：请老师您举例说明一下。

贾老师：如前所说，我再强调一下，凡阴精虚而相火旺者，用大补阴丸；阴血虚而相火旺者，用四物汤加黄柏、知母。朱丹溪的滋阴降火法，补充了河间纯用清热泻火的片面性，增加了东垣的气虚发热的内容。而且对后世张景岳的左归饮，叶天士的甘寒、咸寒滋阴产生了深远的影响。

学生丁：贾老师，我们刚刚谈到的郁证与现代社会的身心疾病有很大的联系，朱丹溪是怎么认识疾病和心理因素之间的关系呢？

贾老师：现代生物－心理－社会医学模式认为心理因素在疾病的发病中起着十分重要的作用。不良的心理因素可成为多种疾病的诱因，或造成对某些疾病的易感性。朱丹溪十分重视心理因素在疾病中的作用。在朱丹溪的著作《格致余论》《局方发挥》《金匮钩玄》中很多医案病因都涉及情志内伤。

我们都知道《黄帝内经》中提出情志致病"怒则气上，喜则气缓，悲则气消，恐则气下，思则气结，惊则气乱。"朱丹溪在继承《黄帝内经》思想的基础上提出了"怒为呕血飧泄，煎厥薄厥，胸满胁痛，食则气逆而不下，为喘渴烦心，为消瘅肥气，目暴盲，耳暴闭，筋缓，怒伤肝，为气逆，悲治怒。喜为笑，毛革焦伤，气不收，甚则狂，喜伤心，气为缓，恐治喜。悲为阴缩筋挛，肌痹脉痿。男为数溲，女为血崩，酸鼻辛，泣则臂麻，悲伤肺，为气消，喜治悲，思为不眠，好卧昏瞀，三焦痞塞，咽喉不利，呕苦筋痿，白淫，不嗜饮食，思伤脾，为气结，怒治思。恐伤肾，为气不行，思治恐。"详细阐释了情志病变导致脏腑病变的具体表现。此外他还提出情志相胜法："怒，以忧胜之，以恐解之；喜，以恐胜之，以怒解之；忧，以喜胜之，以思解之；思，以怒胜之，以喜解之；恐，以思胜之，以忧解之；惊，以忧胜之，以恐解之；悲，以恐胜之，以怒解之。"最重要的是朱丹溪告诫人们要做到"恬淡虚无、精神内守""人心听命乎道心"，做一个心理健康的人。

学生丁：贾老师，朱丹溪开创了从"气血痰郁"论治杂病的先河，又擅长应用祛痰法治疗痰证，您能具体谈一谈吗？

贾老师：确实是这样，朱丹溪治疗疾病善于从痰论治，对痰证的辨证论治见解独到，不过，我要先考考你，你是怎么认识痰的？

学生丁：在学习《中医基础理论》的时候，我们大概知道，痰是水液代谢失常所产生的一种病理产物，多由于肺、脾、肾等脏功能失调而产生，分为"有形之痰"和"无形之痰"。

贾老师：不错。朱丹溪在《丹溪心法》中曾引用严用和的论述来阐明痰的产生，原文是这样的："人之气道贵乎顺，顺则津液流通，绝无痰饮之患。调摄失宜，气道闭塞，水饮停于胸膈，结而成痰"，说明气郁为痰饮的病理基础。清代沈金鳌在《杂病源流犀烛》

中指出"痰之为物，流动不测，故其为害，上至巅顶，下至涌泉，随气升降，周身内外皆至，五脏六腑俱有"。故有"百病兼痰，怪病多痰""病人百药不效……痰也"等等说法。

学生丁：哦，这也是咱们经常说的"百病多因痰作祟""怪病多因痰作祟"吧？那朱丹溪是怎么治痰的呢？

贾老师：朱丹溪强调气郁是痰郁的病理基础，且将痰证分为风痰、湿痰、热痰、寒痰、郁痰、气痰、食痰、酒痰、惊痰、虚痰等。朱丹溪指出"善治痰者，不治痰而治气"，他治痰主张"顺气为先，分导次之"，认为治痰首当分标本，在治其本的基础上治其标，所谓"治痰法，实脾土，燥脾湿，是治其本"。

朱丹溪强调气郁是痰郁的病理基础，在治疗时痰又是内伤杂病的重要病因，朱丹溪对内伤杂病从痰论治的颇多。他强调"百病中多有兼痰者，世所不知也"，且"痰之为物，随气升降，无处不到，或贮于肺，或停于胃，或凝滞于胸膈，或聚于肠胃，或客于经络四肢等。其为病则为喘咳，为呕吐，为泄利，为嗳气，为嘈杂，为眩晕，为惊悸怔忡，为寒热痛肿，为痞满，为壅塞，为带下，为疝，为结核，为癥瘕积聚，为心腹块痛等。"

论眩晕，他提倡痰火致眩学说，主张"无痰不作眩"；论中风，他认为"东南之人多是湿土生痰，痰生热，热生风也"；论积聚，他责之于痰浊、食积、瘀血，即所谓"痰与食积死血而成"；论头痛，他指出"头痛多主于痰";论癫狂，他首先提出"痰迷心窍"之说；论痫病，他提出"痰涎壅塞，迷蒙孔窍"之说；论心悸，他指出"肥人属痰，寻常者多是痰"；论哮喘，他阐明其病机专主于痰；论癃闭，他说"若痰气闭塞，二陈汤加木通、香附探吐之"。

学生丁：朱丹溪治疗痰证的主要特色体现在哪些方面呢？

贾老师：朱丹溪治痰主张以温散之法，倡导以二陈汤为治痰基本方，指出苍术、香附为散郁要药。《丹溪治法心要·痰》谈到"实脾土、燥脾湿，是治痰之本法也。"并且朱丹溪认为在临证时，要学会根据不同体质，根据不同性质的痰而灵活选择不同的药物进行随症加减。若有湿痰，可选用苍术、白术；若有热痰，可选用黄连、黄芩；若以食痰为主，可配伍神曲、麦芽、山楂；若有风痰，可选用南星、白附子、僵蚕、天麻；若有老痰，也可选用滑石、半夏、瓜蒌、五倍子、香附。如果痰至胁下，非白芥子不能达；如果痰至皮里膜外，非姜汁、竹茹不可达；若果痰至四肢，非竹沥不开，海粉热痰能降、湿痰能燥、结痰能软、顽痰能消。朱丹溪亦强调"治痰当以顺气为先，气顺则一身津液自顺"，其所制祛痰诸方中，多配理气、行气之品，如陈皮、香附、枳壳、木香、枳实等。这些都是根据临床总结得出的经验，希望能给你们一些提示。

另外，在诸多治疗痰证的方法中，其实朱丹溪的涌吐法是颇具特色的。

学生丁："吐法攻邪"不是攻邪派张子和的专长吗？

贾老师：是的，朱丹溪是集金元医学之大成者，他在治疗痰证方面汲取了张子和之长，用吐法治痰。比如说有自吐之法、鹅翎探吐法、虾汁吐法、苦参赤小豆探吐法等。朱丹溪认为中风、癫狂、痫证、惊风等疾病，虽然疾病各异，但病因病机却很相似，都与"风、火、痰"相关。朱丹溪认为，此类病证为"痰在经络中，非吐不出，吐中就有发汗之意"，善用吐法治疗此类疾病。但在其同时，又强调"攻击宜详审，正气须保护"，进一步发展了张子和攻邪理论。

朱丹溪治疗杂病的经验与理论对我的影响颇深，下面我简单介绍几个朱丹溪治疗杂病的观点。

首先是中风。朱丹溪认为"湿土生痰，痰生热，热生风"，中风的发生主要归结为痰热生风，治疗中风时分为血虚、气虚、挟火、挟湿进行分证论治。若有痰，则治痰为先，次养血行血。另外，需要注意的是，后世论丹溪治中风，多以痰湿为主。实际上丹溪十分重视气虚致病，治疗常用人参，也强调气机不和与痰、风之间的密切关系，提出"治风以理气，气顺则痰消除，徐理其风"的医学观点（《金匮钩玄》）。

第二谈谈痛风。痛风往往由于内有血热，外受风、寒、湿邪而致气滞血凝，经络不通，所以不通则痛。在治疗时需强调辨痰饮、风热、风湿、血虚的不同而分证论治。朱丹溪常常用上、中、下通用痛风方以及二妙散来治疗湿热痰瘀阻滞。

読　书　笔　记

知识链接

元代朱震亨《丹溪心法·中风》："中风大率主血虚有痰，治痰为先，次养血行血。"

第三点是噎膈。对于噎膈的成因，朱丹溪认为主要是气火郁结、煎熬津液、阴血枯燥、痰瘀凝结所致。主张禁用燥热，采取养血润燥、化瘀和胃之法。其著名方剂如韭汁牛乳饮。

第四是疝气。疝气一证，前人多以寒论，丹溪则认为是湿热内郁，寒气外束所致。因之，着重于散寒邪、疏气滞，兼以泻火通瘀，其疝气方为著名方剂。

第五是吞酸，吞酸、吐酸证，朱丹溪认为是湿热郁积于肝，伏于肺胃之间，必以炒黄连为君，用吴茱萸反佐，更以二陈汤和胃化痰湿。

第六点谈谈痿证。对于痿证，朱丹溪认为断不可作风治，大抵只宜补养，虎潜丸为其名方。

学生丁：确实，朱丹溪的学术理论体系如此之丰厚，如果仅仅把他的学术思想归结为"滋阴降火"，那真是太狭隘了。

贾老师：是的，后人往往认为丹溪用药偏于滋阴降火，苦寒太过，伐伤生生之气，其实丹溪非常重视脾胃。他将脾的重要作用概括为"脾具坤静之德，而有乾健之运，故能使心肺之阳降、肾肝之阴升，而成天地交之泰，是为无病之人。"他认为一身阴阳、脏腑之斡旋升降全赖脾之滋养运化，所以他重视脾胃的养阴抑阳。

学生丁：这与"补土派"的观点有什么区别与联系呢？

贾老师：朱丹溪的脾胃观与李东垣有所不同。李东垣认为脾胃病的病机是气火失调，升降失常，因而提出"内伤脾胃，百病由生"之说，治疗上主张益气泻火，升清降浊，多用甘温益气药、升阳散火药和苦寒泻火药，其详于理脾而略于治胃，注重调理内伤阳气而略于补脾胃之阴血，详于温补而略于清滋。朱丹溪主张滋阴降火，在甘温益气之外，这一观点也体现在他的食养思想中，他认为要通过脾胃（食养）来养阴气，因为人的衰老为精血不足，所以要通过精血保护来延年益寿。

朱丹溪长于滋阴降火，因此很多人误解其用药之法过于苦寒，而有克伐脾胃生气之弊。而事实上，他在治疗脾胃疾病时继承李东垣《脾胃论》的思想，非常重视顾护中焦脾胃之气，并且注意到胃阴的重要性，力倡养阴，反对辛热厚味耗伤胃阴，补充完善了李东垣的脾胃学说。同时，他又将《脾胃论》的治疗思想运用到其他疾病的治疗上去。朱丹溪在治疗疾病的过程中处处贯穿着重视脾胃的思想。

朱丹溪认为："夫胃气者，清纯冲和之气，人之所赖以为生者也。""大凡攻击之药，有病则病受之。病邪轻而药力重，则胃气受伤。夫胃气者，清纯冲和之气也。唯与谷、肉、菜、果相宜。盖药石皆是偏胜之气，虽参、芪辈为性亦偏，况攻击之药乎？"此论病邪虽实，但胃气伤者，不可妄攻。

朱丹溪临证治病，处处重视胃气，细析其所列医案，可知其奥义。永康吕亲，形瘦色黑，平生喜酒，多饮不困。年近半百，且有别馆。忽一日，大恶寒发战，且自言渴，却不饮。予诊其脉大而弱，唯右关稍实略数，重取则涩。遂作酒热内郁，不得外泄，由里热而表虚也。黄芪一物，以干葛汤煎与之。尽黄芪二两、干葛一两，大得汗，次早安矣。

朱丹溪于"四物汤中倍加白术，佐以陈皮，健脾行气，清养脾胃"指出脾胃清和则中脏健运，"自无以生噎膈、反胃之患"。真可谓平淡之中见奇功也！

学生丁：李东垣与朱丹溪关于阴阳升降的论述有何不同？

贾老师：在阴阳升降的问题上，李东垣曾有"阳升阴降"的论述，尤其重视阳气之升发。而朱丹溪强调了"阴升阳降"，认为这是人身"阴阳平和"的基本条件。事实上，人体阴阳的升降是如环无端的，既有"阳升阴降"的一面，又有"阴升阳降"的一面，而且阴中有阳，阳中有阴，阴以为体，阳以为用；精能化气，气能生精；血以载气，气能生血。总之阴阳不能截然分割的，他们之间有着密切的关系，即使是李东垣的阳升，其中实际也包含着水谷之精微以及精血的上升；朱丹溪的阴升，也离不开阳气的生发。当然，李东垣立足于脾胃阳气的升发，朱丹溪着眼于肝肾精血之滋荣，二家各有其侧重，因此朱丹溪的"阴升阳降"说是对李东垣学术的一个重要补充，它也使祖国医学理论中的阴阳升降学说更为完善。

学生丁：看来朱丹溪不仅重视补脾阳、补胃阴，而且还很重视养生呢？

贾老师：没错，其实朱丹溪不仅仅是治疗内伤杂病的大家，而且在养生方面也造诣很深。朱丹溪本人善于摄生，据史料记载，朱丹溪70多岁时，仍然形体矫健、精力充沛，面色红润光泽。

学生丁：朱丹溪在养生方面主要有哪些特点呢？

贾老师：朱丹溪养生以"养阴抑阳、去欲主静"为基本原则。朱丹溪强调，人体即使在正常情况下也存在阳易亢、阴易亏的趋势，主张"阳常有余、阴常不足"，警示人们要注意保护阴精。

朱丹溪在《丹溪心法》提出"不治已病治未病"的观点："尝谓备土以防水也，苟不以闭塞其涓涓之流，则滔天之势不能遏；备水以防火也，若不以扑灭其荧荧之火，则燎原之焰不能止。其水火既盛，尚不能止遏，况病之已成，岂能治欤？"这段话生动地说明了治未病的重要性。同时他还强调"法于阴阳""调于四气"，这与《素问·上古天真论》所论述的"上古之人，其知道者，法于阴阳，和于术数，食饮有节，起居有常，不妄作劳，故能形与神俱，而尽终其天年，度百岁乃去"的养生思想一致。

另外，因朱丹溪是学理学出身，理学"存天理、灭人欲"的思想对朱丹溪影响至深，所以他提出养生宜"主静"的原则。总的来说，朱丹溪的养生理论有以下特点：一是茹淡饮食，主张以清淡食物养阴护胃，反对肥甘厚腻之品；二是善用"倒仓法"清除体内郁积。丹溪认为"倒仓法"可以"推陈致新，扶虚补损，可吐可下"，可使"沉疴悉安""却疾养寿"，朱丹溪曾用此法治愈了老师许谦之顽疾，但后世对此争议不断；三是注重房中养生，控制自己的情欲，正

读　书　笔　记

知识链接

《礼记》："唯五十然后养阴者有以加。"

知识链接

《丹溪心法》："阴气难成而易亏。"

心收心，注意保护阴精。

学生丁：朱丹溪学术思想对后世影响深远，谢谢贾老师从朱丹溪的生平、治学、求医之路着手，为我们详细解释了朱丹溪"阳有余阴不足论""相火论""气血痰郁"学说和养生理论，我们感觉获益良多，再次感谢您！

贾老师：不客气，那我们就先谈到这里。

第二节 / 学海无涯从医记

业精于勤，行成于思

学生甲： 贾老师，在您的行医生涯中，您为什么如此看重"业精于勤，行成于思"这八个字呢？

贾老师： "业精于勤荒于嬉，行成于思毁于随"，这是唐代著名文学家、思想家韩愈的名句，大意是："学业由于勤奋而精通，如果贪于嬉笑玩乐，学业就会荒废；德行的养成需要反复思考，如果随波逐流就会毁掉。"这句话体现了韩愈对治学和修身的深刻理解和丰富的人生体验，这句话同时也是家父言传身教指导我一生治学修身的座右铭。

既然选择了医学，我们每天都做的是"人命关天"的事，所以一定要精研医术、善于学习、不断学习、精益求精，这样才能提高诊疗疾病的能力，为更多的病人解除痛苦，所以要"业精于勤"；另外，中医学归根结底是一门经验性非常强的医学，我们要重视传承，更要注重发展，怎么发展呢？就直接体现在"悟"这个字上了，只有善于思考，才能把别人的经验内化成自己的东西，这样才能学有所得，因此要"行成于思"。

学生甲：确实是，中国有句古话"隔行如隔山"，但"隔行不隔理"啊。贾老师，我们现在大部分人是通过高考这条途径才进入到中医药大学进行系统的中医学习，然后再通过考研、考博进行进一步的深造，也就是说我们所接受的中医教育主要是在中医院校完成的，那您能不能谈一谈您当时是怎么学习中医的？

贾老师：我是一个地地道道师承教育下的中医学徒，而父亲则是我的启蒙老师。由于我们家孩子较多（我排行老五），且与哥哥相差不到两岁，这或许就是我从小体弱多病的原因吧，给大家举个例子：从幼儿园到小学参加班级组织的各种跑步比赛，我的成绩向来稳居第一或第二名，不过遗憾的是倒数的第一、第二名，并且每次大大小小的流感我都逃脱不过。非常庆幸的是我的父母都是医生，因此我从小不仅受着家庭的特殊照顾而经常"良药苦口"，而且还耳濡目染父亲给我及左邻右舍"看病"的经过。

学生甲：也就是说，您是受父母的影响，才走上学中医这条路的？

贾老师：是的，父亲是我的启蒙老师，记忆中还有一件事情对我的触动挺大的。记得有一次，有一个邻居患头痛病，患者由家人搀扶来我家诊病，由于头痛剧烈难忍，病人情绪烦躁，头部多次用力撞墙，父亲看了病人的情况，果断拿出他的针灸针，手法娴熟地给病人进行针刺治疗，顷刻间，病人头痛消失，惊呆了在场的所有人。我跟父亲学看病，确实是很愉快的事情，而且似乎看病过程也很轻松。比如遇到一个产后乳汁少的病人，父亲会首先告诉我，产后乳少不外两种情况，一是气血不足，二是肝气郁滞，若乳房胀再加上产后生过气，就是肝气郁滞；若乳房柔软不胀加上不思饮食就是气血不足，然后予以不同的治疗，所以我起初认为学中医很容易。父亲经常会告诫我，产后用药要偏于热，而产前的用药要偏凉。并且在用药时还会说上中药的顺口溜，比如用香附时就顺口说"理气的总司，调经的要药"等等。这使我感到看病的过程就是一种享受，这样我就对中医产生了极大的兴趣。同时也在我幼小的心灵中埋藏下了立志从医的种子，由于父亲秉性淳良，为人忠厚，与人交往从不计较得失，又有一技之长，颇得周边父老乡亲的尊重和赏识，家父的言传身教，也让我立志日后要做一个医术精湛、医德高尚的中医师！

学生甲：您父亲实在是太厉害了！那您跟随父亲学医的那些年，重点学的是哪些方面呢？

贾老师：父亲从小告诉我，中医是用来给人治病、解决病人疾苦的一门技术，一定要掌握一些应急和简单实用易操作的医疗手段，比如针灸，操作简单、成本低廉，却往往有治病奇效。学习针灸，尤其要重视手法、指力的练习，要做到进针顺利、操作自如、病人不痛，于是父亲让母亲用纱布、草纸给我做了一个练针包，继而在自己身上进行点穴、针刺练习，父亲告诉我只有在自己身上练习，才能对针灸疗法有切身的体会和感悟。其次，他还要求我熟背针灸歌赋，比如"回阳九针穴"，九针穴就是治疗阳气脱绝的九个主要穴位，为临床急救常用的有效穴位，在患者晕厥、肢冷脉伏和阳虚欲脱时施术可回阳救逆挽救生命。另外还有"四总穴歌""马丹阳十二穴"等，还要掌握好经络循行、腧穴位置。正所谓"台上一分钟，台下十年功"，正是由于从小父亲对我的严苛加上我自己的勤学苦练，奠定了我日后针灸治疗的坚实基础，我针灸手法纯熟，现在我的捻转速度可以达到200次/分钟以上。父亲告诉我应急抢救除了针灸，一定不要忘了还有中药，比如说我学的第一个急救方剂就是父亲告诉我的三物备急丸（大黄、干姜、巴豆），三物备急丸对于治疗心腹暴痛、寒实结腹、二便不通的急危重症病，常有救命之功，尤其是巴豆霜，通便效果亦较显著，由此也启迪了我日后重视运用"通腑法"调畅气机的思路。

在以后的成长过程中，我是白天以学习文化课程为主，晚上还经常看父亲给病人诊治疾病，尤其是上高中阶段。由于"文化大革命"时期，我们学校已经不能上文化课，父亲就把我送到市人民医院、市商业职工医院，以及裕仁堂药店学习。

父亲常常与同行切磋临床心得体会，有时他有意让我听他们的交流，同时父亲还不时带我去拜见中医高手，如拜见侯文元、王脂岩等太原市名医，这让我越来越感受到了中医的博大精深。

我接触的很多老中医都很注重医养结合、未病先防，我父亲也总是在春天到来的时候，就让我们多吃点韭菜、豆芽；对于阳气升发太过，常用羚翘解毒丸，夏季常让我们喝绿豆汤；夏秋之季，湿气较重，人们易患泄泻、痢疾，有时我父亲还让我们服用藿香正气丸，以防湿泻等。由于有父亲的"保驾护航"，所以我们几个孩子年纪都过 60 岁尚无大病。

学生甲： 我们都知道贾老师记忆力过人，而且学习中医又必须要好好记，这方面您是不是颇得家父深传呢？

贾老师： 父亲对我特别强调"硬背、巧读"去学习中医，"硬背"不是死记硬背，而是强调在"巧读"基础上的记忆，是"书读百遍，其义自见"，记忆是学习的基础，父亲一再要求我熟读、熟背中医经典，"只有对《黄帝内经》《伤寒论》等经典的重要段落不假思索张口就来，到临床应用时才会熟能生巧、得心应手"。现在回想起来，幼时的"童子功"让我受益终生，为我日后扎实的中医基本功奠定了坚实的基础，所以你们还是得多多记忆才行。

学生甲： 好的，贾老师，您常说"读经典、勤临床、拜名师"是中医成才之路上很重要的几个环节，那么您这一路上是怎么一步步走过来的呢？

贾老师： 我父亲经常让我要把学到的理论用于临床实践中去，等我开始正式学习中医后，父亲会让我

读 书 笔 记

知识链接

熊继柏："中医经典既是中医理论体系的导源，也是指导中医临证实践的根本法则。"

161

自己先接诊，经过收集病人资料、写出病历、开出处方后，父亲再一一予以纠正，并且他经常提问我很多"为什么"？这使得我养成了勤于思考的好习惯，至今我对我开出的第一张方子仍记忆犹新。患者是我同学的父亲，患感冒病，表现为发热、全身疼痛、口干、口苦。我当时考虑的是风寒束表，内有化热之象，果断开出"九味羌活汤"，父亲看见我开出了这样一张方子，脸上满是欣慰和满意。果然，这个病人只吃了一剂药，症状就基本消失了。治愈这个病人给我带来欣慰感，更坚定了我继续坚持学习中医的信心，我同时也更深地体悟到，灵感来源于平时的日积月累！在中医成长道路上，李济春、吕景山、王世民老师都是我重要的领路人。

学生甲：您能谈一谈跟随李济春老师的学习经历吗？

贾老师：1978 年，由山西省卫生厅牵头，我与李济春教授签订了师徒合同，正式拜李济春教授为师。李师业医 40 余载，为第三批全国老中医药专家学术经验继承工作指导老师，享受国务院特殊津贴，是山西省内不可多得的既精通中医又善用针灸的医家，尤其在针药并用治疗中风病方面造诣极深，李老师认为中风病的发生以"气阴两虚"为主，尤其是"气虚为本"，不论是缺血性中风，还是出血性中风，都存在元气耗散、气虚血瘀、痰瘀互阻的病理变化，治疗上主张益气活血、痰瘀同治，临床上常用王清任"补阳还五汤"化裁，研制出"丹黄通脉合剂"（山西中医学院附属医院院内制剂，批准文号：晋药制字AZ20070019），方中重用黄芪益气活血通脉（用量在120～240克），地龙、水蛭虫类药物搜剔经络，豨莶草祛湿通络，胆南星、石菖蒲化痰开窍，怀牛膝补益肝肾、活血祛瘀，切中中风病的基本病机，拓展了补阳还五汤的临床应用范围；对于出血性中风，老师特别强调活血化瘀法的应用，认为患者生命征平稳后，应把握时机、及早使用活血化瘀药。关于李济春老师用中医药及针灸治病的经验我有很多的感悟，咱们以后专门论述。

在针灸方面，李老也有很深的造诣，他还是山西省针灸学会的副理事长。这里着重谈一下李老在针刺时如何得气以及乾坤针法，做一个简单的介绍。得气虽然是患者穴位中的"气机"变动，但却是针刺过程医者的客观感应。现在很多人把患者针后出现的酸麻胀痛等自觉的反应，解释为"得气"或"气至"，这是不太全面的。所以能否明白针后"气"的动静，是辨别医生水平高低的试金石。只有细心体会感觉到"得气"或"气至"的存在，下一步才能够"补虚泻实"，把握治疗的时机。对于"得气"后医生的针下感应，元代的窦汉卿的《标幽赋》有着形象化的描述，他说，"轻、滑、慢而未来，沉、涩、紧而已至。既至也，量寒热而留疾；据虚实而候气。气之至也，如鱼吞钩饵之沉浮；气未至也，如闲处幽堂之深邃"。

针刺手法如何才能达到"得气"的境界？李济春老师要求从以下三个方面着手，即从内外功的锻炼、

知识链接

《灵枢·九针十二原》："刺之要，气至而有效。"

押手的合理应用以及对气感调节控制的能力着手。针刺基本功——外功的训练，强调医者指、腕、肘的训练，以利气的通畅使肢体灵活，如此则在针刺时医者左手推按有力、刚柔协调，揣穴准确，力量持久；右手进针，快速无痛，动作灵巧，得心应手，应用自如。针刺基本功的训练，强调宁心守神，脚踏实地，双腿微曲，气沉丹田，这是一种锻炼医者精、气、神的方法。通过内功的锻炼，针刺时才能更好地施行补泻，意念集中于针下，更好地体会针下气的冲动，达到意气相随，提插捻转，气随意走，意到气到的境界。行针时一方面要观察病人的精神活动和表情，另一方面要仔细地体会针进入体内病人的医者指下的感觉，若术者指下有沉紧、被吸着的感觉即已"得气"的表现。如进针后，指下有种松软的感觉，那就没有"得气"，这时就需要"催气"。那催气的方法有弹指法、刮针法、飞针法或者捣针法，这个以后我们再介绍。如此即是为了达到"得气"，医者首先应该施用一定的行针手法对气加以诱导。而要感应到穴位中气的变动，则必须聚精会神、仔细体会，正如《素问·宝命全形论》所说，"手动若务，针耀而匀。静意视义，观适之变"。

此外，关于"得气"，李老师在针刺时尤其重视双手的配合和押手的应用，他认为针刺手法中得气的关键还在于左手揣穴、右手辅助，左手拇指或食指压在穴位上向前后左右推拿按压，摸到指感为止，揣到穴位，右手进针，左手候气，从而体会针下气至的冲动，左手一旦触到针下冲动，则按住针刺的穴位的下方，右手施针向下推进，使气至病所，然后根据病人的病情和体质的强弱，再应用或补或泻的手法，或留针守气。

关于李济春老师用中药或针灸治疗疾病的经验我以后再细谈。此次主要是想说两点：第一点是针刺如何才能得气，第二点简单谈一下李济春老师"乾坤针法"。《灵枢·九针十二原》说："刺之要，气至而有效。效之信，如风之吹云，明乎如见苍天"。意思是针刺的关键必须是进针以后要"得气"即"气至"，治疗方能达到应有的疗效。

更值得一提的是，李济春教授治疗中风针药并用，独创"乾坤针法"治疗中风瘫痪。乾坤针法贯穿于辨证取穴、进针、行针的整个治疗过程，突出了阴阳平衡的辨证思想，即"乾属阳、坤属阴，乾坤相对，阴阳相调，相辅相成"，比如说"百会＋三阴交""曲池＋尺泽""环跳＋阳陵泉"……，推动病体经气运行，达到疏通经络、平衡机体阴阳气血的效果，进一步促进中风瘫痪肢体的功能恢复。李济春老师特别注重学生能力的培养，提倡"不尚空谈，临证求效"，我白天跟随老师学习，晚上经常是跟老师促膝长谈至深夜，将临床中遇到的不解与困惑一一向老师求教，通过"名师手把手"的教授，我的临证水平得以快速提高。

学生甲：贾老师，据说吕景山老师是京城四大名医施今墨的得意门生，您能跟随吕老学习，真是太幸

知识链接

北宋李觏："善之本在教，教之本在师。"

165

运了!

贾老师： 是的，吕老师早年毕业于北京中医学院中医本科，师从北京"四大名医"之一施今墨先生。吕老为第三批全国老中医药专家学术经验继承工作指导老师、山西省中医管理局高级顾问，2017年被评为"国医大师"，老师从事中医临床、教学、科研工作60余年，精研"药对"、创用"对穴"和"同步行针法"，也是目前为数不多的针药结合的中医学家，对糖尿病、冠心病、痛风、过敏性病症颇有研究。吕老师认为对药具有协同增效、相互制约、各展其长、合和配伍、衍生新用等作用，如"丹参＋檀香"调血行气，"黄芪＋葛根"益气升阳、舒缓筋肉拘挛、改善血液循环、协同降糖；同时倡立对穴，无痛进针、同步行针治疗疾病，主要著作有《施今墨对药》《施今墨对药临床经验集》《施今墨医案解读》《吕景山对穴》……在国内外中医学术界影响极大。

学生甲： 老师，我曾经拜读过您主编出版的《膏方妙用》一书，我看到是吕老亲自给您作序。

贾老师： 是的，吕老为中医事业呕心沥血，为培养中医人才不遗余力。跟随吕老学习使我受益匪浅。于2008年由吕老主编出版的《冠心病中医诊治与调理》，我是副主编，参与了主要的整理编写工作，在吕老的亲自指导下，我对吕老应用对药的经验有了更深入的理解。因而，在2015年山西中医学院召开的吕景山国医大师先进事迹暨学术思想报告会上，我的大会发言《跟名师学医，做岐黄传人》受到了与会人员的一致好评。

　　吕老敏锐地观察到"膏方"一定是中医发展的一个趋势，但膏方的使用，尤其在北方地区还很不普及。于是吕老指导我深入地学习膏方后，要求我主编一本既要按照膏方规范（中华中医药学会 2011-01-11 实施），又要结合实际，并且要把不同的体质、不同的季节以及亚健康与慢性病用膏方结合起来，写的一本雅俗共赏的膏方书籍，我们取名为《膏方妙用》，吕老审阅后亲自为此书作序，并推荐给人民军医出版社出版。这本书出版后深受广大读者喜爱，很快销售一空，因此于 2017 年修改增订后第二次出版。

　　于 2013 年在李廷荃院长的领导下，山西中医学院附属医院荣获国家中医药管理局批准成为全国 16 家膏方培训基地之一。医院先后派我到上海龙华医院、曙光医院、南京中医医院、广东省中医医院等单位参观学习膏方。之后，我们多次举办了"全省膏方培训班"，为推动膏方广泛应用做出了贡献。

　　学生甲：贾老师，您还能谈谈跟随王世民老师的学习经历吗？

　　贾老师：王世民教授也是我在中医道路上重要的领路人，王世民教授是国医大师，享受国务院特殊津贴专家，先后受到北京四大名医孔伯华之嫡传孔嗣伯及山西省四大名医白清佐的亲炙，长期从事中医教学、科研、临床工作。

　　学生甲：王世民老师主要是搞"实验方剂学"研究的，是吗？

读 书 笔 记

知识链接

　　清代章学诚《校雠通义·汉志方技》："方技之书，大要有四，经、脉、方、药而已。经阐其道，脉运其术，方致其功，药辨其性。"

贾老师：是的，20世纪80年代，在当时的山西省中医药研究院，王世民教授开全国之先河，建立了方剂学研究室与实验室，运用实验方法和化学分析法研究中药方剂的功效和药理。王老师曾经说过："中药方剂的治病机理过去是个谜，严重影响了中医药学的发展。因为学过西医，我就想，能不能用现代科学技术，来系统研究一下传统中药的方剂，为中药的方剂找到科学依据。"通过实验方剂学研究，王世民教授相继用靶向原理解释了中药归经理论，指导了临床用药；用固有作用、次生作用、配伍作用解释了中药治病原理；提出了药食同源理论，并在中药食疗治疗慢性疾病方面取得成效。最终，实验方剂学被国家中医药管理局列为重点学科。几十年来，他所指导的团队，对龟龄集、四逆汤、来复汤等十几剂古方进行了研究，并做出了有科学依据的探索。

学生甲：王世民老师的学术思想对您产生了哪些影响呢？

贾老师：我在2006年正式拜师国医大师王世民门下，王世民教授的"方剂辨证"思想对我产生了很大的影响。老师认为中医辨证方法，经前贤数千年来不断地研究总结，形成了病因辨证、脏腑辨证、六经辨证、卫气营血辨证、三焦辨证和经络辨证等体系。近年来，医学界同道又提出"微观辨证""影像辨证"等。上述诸类辨证，不管怎样不同，最终必须九九归一，落实在一证用一方（包括按摩、针灸等）的治疗上。方与证之间愈丝丝入扣，疗效愈佳。由于方剂是根据证而立法遣药，配伍组合而成，与证候之间有着牢固的内在对应关系，因此，进一步开展"方剂辨证"（或谓"汤方辨证"，简称"方证"）研究，不只是比较切于实用，而且对中医学的发展也有重要意义。王世民老师对我的影响，尤其其"方证对应"的思想以后也会谈到。

学生甲：贾老师，看来您一再强调中医的师承教育，是跟您自身的成长经历分不开的，那您又是如何看待现在中医的师承教育呢？

贾老师：中医学是一门经验医学，有很强的实践性，中医的师承教育遵循中医教育规律、教学规律和人才成长规律，与现代的学院集中化教育模式相比有其独特优势。全国政协委员、山西省政协副主席、原山西中医药大学校长李青山 2018 年 3 月在两会期间，接受人民网记者专访中亦提出："中医必须要坚持师承教育，照搬西医的教学模式，并不利于中医人才的培养。"我就是地地道道的中医师承学徒，饱尝过师承教育的酸甜苦辣，中医需要传承和发展，有传承才有发展，而中医学院教育是共性教育，中医有很多个性的东西，需要一代一代传承，只有将中医学院教育和师承教育优势互补，才更有利于中医人才的成长。其次，让非医学专业的、想学中医的爱好者、"民间很多身怀绝技"的人有机会规范地学到中医，对中医的传承与推广也极为重要。特别感谢医院于 2014 年向国家中医药管理局推荐我创建贾跃进全国名老中医药专家传承工作室，也很荣幸能被批准。因此，我们团

知识链接

魏源："及之而后知，履之而后艰。"

读书笔记

队以此为依托，总结我近40年的学习体会与临证感悟，对中医药师承教育做了大量的工作。

这40年来，我继承前人经验，也注重创新；重视理论学习，更重视临床实践；注重勤学苦练，更强调思考感悟。

学生甲： 归结起来，这不正是您说的"读经典、勤临床、拜名师、重感悟"这十二个字吗？

贾老师： 是的，前面的九个字我已经说过了，接下来我想谈谈我的一些有关中医学习和临床方面的感悟。

我在临床上首先十分注重"以纲带目，条分缕析"的诊治思路。"以纲带目"则纲举目张；"条分缕析"则层次分明。我将此称作"方证相应，随症加减"。在临床应用中则是重视抓主证，有主证则用主方，有兼证则随证化裁。

学生甲： 贾老师，什么叫"方证相应"呢？

贾老师： "方证相应"与"辨证论治"都是中医学中的重要方法，王世民老师强调了这一点，这一点有着深刻的理论内涵与学术价值。"方证相应"中的方子是从古到今的中医药文献中总结出的丰富的防病治病的方剂，这些方剂治疗某病某证具有确切的疗效，大多是经过临床反复验证，更有大量的医案佐证而形成。

如果把"方证相应"作为一种方法来认识，那么我们就会把高深的"辨证论治"以及各种丰富的辨证方法，以简明、清晰的形式展现出来，不仅能为我们临床提供一条非常好的诊疗捷径，而且还能为"中西融合""病症结合"的模式提供理论依据，更能为"病—证"本质的研究提供一种新的途径。

方证研究同样也是中医现代研究的一个重要内容，在 2006 年国家自然基金招标项目指南《中医药学几个关键科学问题的现代研究》中，已经将"方证 / 病相关""方证相应"列入重大研究计划，并给予重点资助。然而，中医证候的模糊性及方剂的复杂性极大地限制了方剂的效应评价及中药药效物质基础的确认。建立病证结合，方证相应的系统—系统的"方证相应"动态研究模式和思路是阐明"证"的科学内涵和"方"的药效物质基础的重要方法。

学生甲： 在具体的临床实践中，"方证相应"如何运用呢？

贾老师： "方证相应"只要分清主证、次证、兼证，并且抓住主证，排除禁忌证，即可应用相应方剂进行治疗。但是当某方与当前病证的病机不完全契合时，则应当对所选方剂进行适当加减，使化裁后的方剂更加符合病证。清代医家陈修园指出："方不在多，贵加减得法，"可见运用前人的方剂，绝不可生搬硬套，还应注意加减化裁，亦如《成方切用》所说："设起仲景于今日，将必有审机察变，损益无已者。"

比如以仲景麻黄汤、小青龙汤及小青龙加石膏汤为例："太阳之为病，脉浮，头项强痛而恶寒"，这是太阳病的总纲，在此基础上，才有太阳表实证、太阳表虚证的分类，只有将太阳病分解到这个层次上，才可以看病。表实证对应麻黄汤，具备麻黄汤八症——头痛发热、身疼腰痛、骨节疼痛、恶风、无汗而喘，有主证就可以用麻黄汤，在这个基础上往往还有兼证，有兼证就要加减，比如伤寒心下有水气，咳而微喘，发热不渴，此寒气欲解也，小青龙汤主之。若在小青龙汤证基础上，饮邪郁久化热，又出现烦躁，则饮邪为主证，即用小青龙汤化饮为主；有化热烦躁之兼证，则加少量辛凉之石膏兼清郁热，此即有主证即用主方，有兼证即予以加减化裁之意。在《中医内科》的学习过程中，也要用纲举目张法，以纲带目，提纲挈领，掌握疾病的辨证论治。

学生甲：您上述的"方证相应"跟我们理解的一般意义上的"方证相应"有什么区别吗？

贾老师：我在临证治疗方面，非常讲究"方证相应"。我所说的"方证相应"是一个简约、快捷、客观的辨证论治模式，这种"方证对应"是指现行中医教材中的方与证，中医教材的编写历经数十年，由几代中医大家集体探究而定，可揭示临证很多的共性，所以，方多为《方剂学》中之方，证多为《中医内科》之证。临证时，先找证之象，即用方的指征，然后确定与此相关的中医之藏，从而抓住病机，定出相应的证，最终方证对应，选方用药。

所以我又把中医学的教材称为"第五大经典"。教材的编写从内容上往往是继承传统精髓的基础上择优吸收现在的研究成果，有利于学生系统掌握基本理论、基本知识、基本技能。中医学生，特别是本科阶段的中医学生必须重视中医学教材的学习，重视以课本为本，先熟练地掌握书本上的基础知识，夯实基础，在读书过程中逐渐建立中医思维。只有打好基础，做好继承，才能为进一步实践能力、创新能力的提高创造条件。其次，辨证要谨守病机，临证要圆机活法。这也是我的体会。

学生甲： 我们都知道，中医强调的是整体观念指导下的辨证论治。您为什么如此重视病机呢？

贾老师： 因为病机既是疾病发生发展的关键，也是决定临床证候和出现一系列临床症状的内在根据，早在《素问·至真要大论》就明确强调，诊治疾病的关键在于"审察病机，无失其宜"，而对于临床上存在某一病机而缺乏相应症状，或者临床表现与病机相反的情况，《黄帝内经》强调"谨守病机，各司其属，有者求之，无者求之。"即不管有无典型的临床表现，都要重视抓住病机，只有抓住病机这个关键，才能找出了病之源头所在。

古代医家历来重视通过审察临床症状表现来推求病机，只有找到了病机，并基于此"盛者责之，虚者责之。必先五胜，疏其血气，令其调达，而致和平"，才能取得良好疗效。

学生甲： 贾老师，您能否结合具体案例介绍一下在临床中该如何准确把握疾病的病机吗？

贾老师： 关于如何准确把握疾病的病机，我认为在把握病机的时候一定要注意定位、定性、定势三者相结合，比如对于一个眩晕的患者，通过其症状加重

知识链接

周仲瑛："中医临床的最高境界是实现圆机活法，活化辨证则是其必经之路。病机分析是辨证论治过程中的核心环节，审证求机的过程就是辨证的过程，通过审察证候以求得病机，抓住了病机也就抓住了病变本质，组合形成病机证素，得出证名诊断，治疗也就有了更强的针对性，最终实现治病求本的最高目标。"

或缓解时间，可以判断可能的致病因素，若患者表现为饭后加重，可以推测与痰浊中阻相关，接着望其舌苔是否厚腻，是否伴有头蒙、纳呆，进一步辅助诊断。若成立，则考虑疾病定位在中焦，病性是痰浊之邪，通过问其是否口干、口苦以判定病势是否化热。其次，在诸多的证候表现中，要重视症状的贡献度，结合其他的兼证来共同确定病机。比如血虚舌麻，同时兼有的舌淡、心悸、脉细无力、面白萎黄等症状；肝风舌麻兼有语言不利、脉弦细数等；痰阻舌麻兼有苔厚腻、脉滑等症状。所以，病机的把握在掌握主证的基础上，一定要注意症对证的贡献度，通过一个症候群来确定病机，而孤立的一个症状对病机的特异性往往较小。

学生甲：您能再举个例子解释一下"圆机活法"的具体应用吗？

贾老师：在病机确定的基础上，临证中要善于圆机活法。徐灵胎在《伤寒论类方》中说道："方之治病有定，而病之变迁无定，知其一定之治，随其病之千变万化，而应用不爽。"因为任何一种病证，都处在一个不断变化的过程中。我们的每次辨证都只能见到疾病整个过程中某一阶段中的一个或几个侧面，甚至通过必要的试探性治疗才能获得完整的认识。所以，临床上诊治疾病不仅需要将所收集的病情资料按照理法方药圆满地用病机概括，而且还要根据千变万化的病机变化，随时采用灵活的应变治法"观其脉证，知犯何逆，随证治之"。并且还要通过病人用药后的情况来判断自己"圆机"是否正确，进而不断调整或改进治疗方案从而使疗效更好。

　　例如，失眠的发生多与情志不遂、饮食不当、劳倦内伤相关，病变关键脏腑是心，与肝、胆、肾、脾、胃等脏腑都有密切的关系。临床辨证中应谨守病机，首辨虚实。在失眠的治疗方法上应灵活运用多种方法：①注重调整脏腑气血阴阳的平衡：补益心脾当醒脾，交通心肾加肉桂，益气镇惊需健脾，疏肝泻火宜柔肝。②在辨证论治的基础上，活法安神（包括养血安神、清心、安神、育阴安神、益气安神、镇惊安神、安神定志等），另外，若为虚证，可随证选用夜交藤、柏子仁、炒枣仁、龙眼肉、远志、合欢皮、茯神等；若为实证可加生龙牡、紫石英、龙齿、朱砂、琥珀、珍珠母等。③注意精神治疗作用，消除顾虑及紧张情绪，保持精神舒畅。此时给你们讲"谨守病机""圆机活法"，主要是让你在方证相应时，更要注意病机，相关内容我之后还要讲述。

　　学生甲：明白了，谢谢贾老师！您在临床中向来重视调节气的升降出入，您能结合您的临床案例具体谈一谈吗？

　　贾老师：因为气机的升降失常是病机学说中的主要内容，所以，我特别注重气的升降出入。临证中我常通过疏肝理气、调和脾胃、通腑行气这三个方面来调节气机的升降出入。在这里，我尤其重视通腑气，我认为，"通腑"主要的目的是调畅气机，不是通大便，所以通腑治疗是否有效关键看是否有"矢气"，通过通腑祛除邪气，祛除热气，降下浊气，以复清阳之气。

知识链接

　　清代周学海《读医随笔·升降出入论》："升降出入者，天地之体用，万物之橐籥，百病之纲领，生死之枢机也。"

通腑可以祛除邪气、荡涤湿邪、泻热。邪可分为有形的积滞和无形的邪热，对于无形的邪热是可以通过"急下存阴""上病下取"的方法解决。通腑便是调气，通腑是解决气、血、痰、火郁非常好的一种方式。

例如对于一时难以止住的流鼻血，或者胃火上攻时，可以在方中加入大黄，大黄有清热之功也有攻下之功，通过"通腑"的方法可以解决这个问题。其次，通腑还可以说是降浊气以复清阳之气，调理升降。还有些眩晕患者"通腑"之后可以缓解症状。张从正《儒门事亲》中也提到，通腑后，气血则可以得以敷布，而王永炎将该理论透彻地理解为：通腑后全身的气血可以得以敷布。

再比如，我在临床上遇到呃逆时，不主张马上用丁香、柿蒂等降逆止呃的药物，在临床通过"通腑"疗法也可以取得非常好的疗效；再如肠痈，也就是西医的阑尾炎，我运用"通腑法"治疗了很多例阑尾炎患者。曾有一女性患者得阑尾炎疼痛不已，我给她针灸之后，该患者就开始"排气"，之后她疼痛马上就缓解很多，就没有再去开刀做手术，在此之后她稍有不舒服，我给他用中药"通腑"，其疼痛也就会缓解，当然，在这之间，不仅仅是要通腑，一定也要将古代好的东西继承下来，在使用大黄牡丹汤、薏苡附子败酱散的基础上，也要配合"通腑"的方法，效果也是非常好的。

还有就是使用大承气汤治疗急性肠梗阻患者，如果患者不排气，没有肠鸣音应用时就要慎重，因为"不转矢气"，病因较为复杂，或为燥屎未成，或为气虚津亏，或为腑实已成而气机严重闭塞，可攻与否，如何去攻，当审因论治。否则可能会导致肠穿孔等其他诸多问题。在《伤寒杂病论》中，一般是用小承气汤作为试探，在现代可以使用听诊器听诊患者肠鸣音的有无，若有肠鸣音的存在，即可以使用大承气汤。当然，在这种情况下，如果急性肠梗阻患者没有肠鸣音时，可以针刺足三里等穴位，以促进其排气，矢气之后其疼痛可以缓解许多。

总的来说，六腑是以通为用，我认为，就像是气、血、痰、火、湿、食这六郁，以调气为先，通腑便是调气，通腑是解决气、血、痰、火郁非常好的一种方式。

学生甲： 非常感谢贾老师不吝赐教，在跟您的交流当中，我学了很多知识，同时也得知您真是很辛苦，为中医的师承教育做了如此多的工作，解决了那么多人的病痛，为中医药事业的发展一直在默默奉献，我还想知道您对未来有什么期许吗？

贾老师： 孟子曾说过："士不可以不弘毅，任重而道远"，尽管我现在已经退休了，但是我对中医的热爱和我对中医事业的追求不会因此而画句号，我想为中医多做一点事情，咱们一起为中医做点事情，这或许就是我的中医情怀。我同时也是一个老党员，忠诚于党、国家和人民，习近平总书记告诉我们"不忘初心、牢记使命"，古人云"老骥伏枥，志在千里，烈士暮年，壮心不已"，我将牢记初心、牢记使命，执着于我的中医药事业、国家的卫生事业，带领着你们年轻的一代中医人为护卫人民的健康继续努力工作！

知识链接

《黄帝内经·素问》："中满者，泻之于内。"

中编

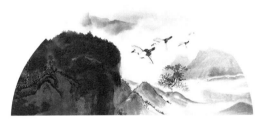

纸得尚浅　医道须躬行

第一节
医炉炼就纯青技，德艺双修精诚至

大医德为先

《医贯》有云："夫有医术，有医道，术可暂行一世，德则流芳千古！"医学是一门道德学科，显示着深切的人文关怀，对于医德的注重自古即有，医德的流传伴随着医学的发展，药王孙思邈就曾作《大医精诚》一文，将医术与医德深刻地融为一体。贾老师与学生交流时也提到，不论将来从事什么行业，都要树立正确的人生观和价值观，不仅要练就精湛的技术，更要有良好的品德。

学生丁：对于医生而言，很多人会认为精湛的医术是最重要的，为什么您首先要强调良好的品德呢？

贾老师：在我小时候，看到我父亲在给左邻右舍的人看病，从来没有收过他们一分钱，备受人们尊重，我却常听父亲说：应该感谢那些让你治病的人，因为他们提高了你的治病水平，让你感受到"学以致用"的快乐。逐渐长大以后，老师们也常常强调来学校的

知识链接

张杲："为医者，须绝驰骛利名之心，专博施救援之志。"

首要任务不是学习，而是要先学会如何做人，做一个正直的有担当的人，将来才能成为对社会有用的人，成为德艺双馨的好医生。

而且自古以来，中医也最为强调医德的重要性。一千多年前孙思邈就很有建树地提出了"大医精诚"这一理念，强调了为医之德最重要的就是"诚"，这是儒家为人之道、立身处世的中心思想，"诚"是一种真实不欺的道德境界，说真话，做实事，真实可信。

学生丁：我们知道"大医精诚"中"诚"就是对医生的道德要求，您可以详细解释一下"诚"的内涵吗？

贾老师：这个"诚"字有着丰富的内涵，将医术和医德完美地进行了结合与诠释。"诚"字首先就是不欺学问，这不仅是医术上的要求，也是医德上的要求，是衡量医生道德水平重要尺度。首先，做学问不自欺，要虚心学习，实事求是，在《大医精诚》中有一句话："世有愚者，读方三年，便谓天下无病可治；及治病三年，乃知天下无方可用。"为医者一定要有自知之明，要自知每个人的学问都是有限的，这是对自己负责，也是对患者的负责。其次，以诚待人，孙思邈关于"诚"的主张既是指医者内心的态度，也指其外在的言行。医者行医对患者"不得多语调笑，谈谑喧哗，道说是非，议论人物"，要有发自内心的真诚的感情，要体谅患者的疾苦，这是医德的内在性要求。医者行医要尊重同道，要以真诚的态度对待同道同行，不得"炫耀声名，訾毁诸医，自矜己德"，同行之间要建立互敬互学、团结协作的关系。医者行医还要有虔诚的自我修养，要历练自身谦虚谨慎的品格，不能有骄傲自满的情绪，不得"偶然治瘥一病，则昂头戴面，而有自许之貌，谓天下无双"。这里蕴含着传统医德文化的医患观、同道观、诚信观。

学生丁：您怎么看待"大医精诚"中"精"和"诚"的关系？

贾老师：医心至诚，方能精益求精。非精不能明其理，非博不能明其得，医不至诚无以察病痛之根源。

"精"就是医术精湛，通过细心、深入思考，做到审谛覃思、纤毫勿失，"精"源自寻思妙理、留心钻研、锲而不舍的努力，贵在善悟。"诚"即真心实意，心怀慈悲地怜悯同情患者，做到专心致志，心无旁骛，至意深心地详细检查、分析病因，有针对性地施治，不得起一念芥蒂之心。以真诚的慈爱心，普救众生。

"诚"是医生的灵魂，"精"是医生的本事。精诚关系相辅相成，相互促进，心愈诚，术愈精，术愈精，心更诚。苍生大医的医术在实践中不断地探索、总结、创新、提高。患者越是信任崇敬，越会促进医者不断地改进医术，做到精益求精，至精至微，只有这样中医才能不断地在践行中改进和发展。

学生丁：您的解释让我对"大医精诚"四个字的理解更深刻，我们知道"大医精诚"出自孙思邈的《备急千金要方序》，虽然只有1000多字，却给后世留下了宝贵的思想财富，是我们为医者的重要医德准绳。你可以谈谈读《大医精诚》给您的一些体会吗？

贾老师：《大医精诚》医德文化是我国传统文

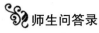

化的重要组成部分，强调为医者的自律和自我规范，在医学活动中"德重于术"，达到"精"和"诚"的道德境界和医疗技术境界。这篇文章的很多段落我都能背诵下来，一直以来指导我建立自己的医疗行为规范。我从以下几个方面谈谈我对《大医精诚》的几点感受和体会。

　　《大医精诚》是我们医生的道德规范，在学医之初就要求你们熟读背诵，这对于一个医生建立正确的医德观十分重要。

　　第一点也是最重要的一点就是普同一等，皆若至亲。如果有患者病苦，请求医生救治的，当行医无类，即不管他贵贱、贫富、老幼、美丑，一律同样对待，视若至亲，这是对生命心存敬畏，也是我们做医生应该保留的初心。

　　其次是心怀慈悲，誓愿普救。如有患者求治，要急人所急，不能瞻前顾后，考虑自身得失利弊，视人痛苦犹己痛苦，不避艰险、昼夜、寒暑、疲劳，全心全意去救治病人，这就是医生的社会价值。

　　此外，不矜己德，贬损他人。医生的医德不仅表现在对待患者上面，也体现在对待自己的同仁方面。谨言慎行，不可以多教训人，取笑病人，或者道听途说，搬弄是非，背后议论别人的短处，炫耀自己的名声，诽谤攻击其他医生，借以夸耀自己的功德，偶然治好一个病人，就昂首仰面，自我赞许，自以为天下无双。

　　还应该临事不惑，审谛覃思。一个德医双馨的医生应思想纯净，知我内省，严肃庄重，心无旁骛，气度宽宏，深思慎行。诊查疾病专心致志，至意深心，详细了解脉候，处方针药不能有差错。特别是镇静自若，临场不乱，应当沉着冷静，周详仔细，深入思考，慎重施术用药，因为人命关天，岂敢轻率。

最后，不恃己长，经略财物。医生不能恃己所长，一门心思谋取财物。不可因患者富贵就开出名贵药材以求得更多钱财。

《大医精诚》每一点都值得我们去推敲和研究，今天我谈到的也只是一部分，希望你们经常温习这篇文章，常思考，常感悟，时时以孙思邈的要求规范自己。

学生丁：您刚从古代医家对医德的要求方面分享了您的一些认识，在现代医疗环境中作为一名医学生，我们应当如何正确理解医德？

贾老师：美国撒拉纳克湖畔墓志铭上的格言："有时去治愈，常常去帮助，总是去安慰。"揭示的正是医学大道与真谛！注重人文与人性关爱，擅做帮助与安慰，不仅仅是人的医学之必需，而且是低成本、高效益，只要有一颗爱心即可做到。医学生与其他专业大学生没有本质的区别，都是当代大学生群体中的一员，而由于专业特点又具有特殊性。医务人员作为一个特殊的群体存在于社会中，他们所要服务的人群主要是有病痛在身的患者，这就要求医者要有一颗美好的心灵，真心为患者考虑，对患者有温和的态度，有严谨的诊疗思路与良好的医疗作风等，这些医疗行业应当遵守的职业道德统称为医德，是每位医务工作

185

者都应当内化于心的职业道德修养。

学生丁：在与患者进行沟通，增加彼此信任方面，您有什么好的经验可以传授？

贾老师：作为医者，我们首先要向病人普及各种医疗知识，经常与患者及其家属进行病情沟通，沟通时要注意技巧，让患者及家人感到温暖，并产生对医生的信任，从而避免不必要的麻烦。其次，要严格要求自己，掌握扎实的专业知识，在治疗方面做到严密周全，遵守相关规定，更好地保护自己，更好地帮助患者摆脱病痛。希波克拉底曾尖锐地指出："了解病人是怎样的人，要比了解他患的是什么病更重要"。在现阶段的医疗事件中，很多都是由于医患沟通不够或不当所造成的。对于临床实习生而言，学会友好地与患者沟通尤为重要，这也是一种自我保护的技能。我举个例子来说明吧。

学生丁：嗯，好的。

贾老师：在临床上，我治疗的失眠和抑郁患者较多，这类病人的情绪相对不稳定，他们总想找人倾诉。在这个时候，病人的心理是脆弱的，我们一定不要露出不耐烦的表情，此时适当的安慰和耐心的倾听对病人是十分重要的。但是病人在说自己的症状时总是抓不住重点，并且滔滔不绝，我们也可以学会委婉地适时打断病人，以获得自己需要的症状信息等。

学生丁：您觉得医生该如何提高医德，可以从哪些方面做起？

贾老师：作为医生，一定要对生命有敬畏之心，在任何时候都尊重病人，对每一个生命负责，要全心全意地为患者服务，以热情的态度去面对他们，在医疗过程中也要注意合理检查、合理治疗、合理用药、合理收费等，积极与患者及其家属进行沟通交流，共同促进患者康复。

学生丁：的确，我们看到您在临床中也很注重医德的传承，您是如何践行的？

贾老师：我始终秉承"医道天德""医乃仁术"的理念，我的愿望就是当一个名副其实的大夫，我对医学有很强烈的热爱，所以减轻患者的病痛就是我的人生目标，看到他们得以痊愈我会很欣慰。在治病救人过程中，我会坚持"不开大处方、少开贵重药"的原则，一切从病人的角度出发，一切为了病人。

学生丁：您不但教导我们提升医术水平，还大力弘扬高尚医德，您是我们学习的榜样，也是我们学习的标杆，你在临床中的点点滴滴都不断激励着我们前进，我们一定会更加努力，争取早日成为德艺双馨的临床医师。

贾老师：在今后的学习工作过程中，一定要时刻注重医德，还是要回归到我们开头所讲的《大医精诚》，谨记药王孙思邈所言大医精诚，"凡大医治病，必当安神定志，无欲无求，先发大慈恻隐之心，誓愿普救含灵之苦。若有疾厄来求救者，不得问其贵贱贫富，长幼妍媸，怨亲善友，华夷愚智，普同一等，皆如至亲之想。"

读 书 笔 记

知识链接

周恩来："医生要好学、最谦虚、最客观、最冷静，才是好医生。"

良医证可辨

善识主证，以纲带目

问诊是指医生向病人及其知情者询问疾病的发生、发展和治疗经过，以诊断疾病的方法。掌握合理的问诊方式，可以帮助医生正确分析病情，推断疾病部位、性质和正邪盛衰，为合理治疗提供可靠的依据。问诊也是中医"望闻问切"四诊中很重要的一部分。贾跃进老师在临床实践过程中总结了丰富的问诊经验，通过主诉、伴随症状等分析主症、次症、兼症、过渡症等，认为问诊的过程即是收集资料并进行迅速精确辨证的过程。在收集临床资料，进行病名、证型诊断的过程中，贾老师特别强调应重点关注"主诉"，理清"主诉"和"主症"的关系。

学生丙：贾老师，中医学博大精深，有着其独特魅力吸引着我们去学习探究，那对于我们中医初学者来说，应该如何建立正确的临床思维呢？

贾老师：中医的生命力在于确切的临床疗效，而疗效的取得首先需要有一个明确的诊断，准确的中医诊断不仅需要丰富的中医理论知识作为基础铺垫，也需要经过专门系统的训练，尤其对初学者来说，临证急需解决的是如何收集临床资料，然后才是如何应用中医思维分析所收集到的资料。只有通过反复系统的训练，才能在较短的时间内熟悉临床资料的搜集方法以及临证时的辨证分析思路，提高诊疗思维的能力，巩固和强化所学的理论知识，真正做到融会贯通。

学生丙：贾老师，收集临床资料是整个诊疗过程的第一步，怎样才能有效地收集临床资料呢？

贾老师：对，不管是书写病历、还是进行临床诊疗，我们首先要做的就是收集临床资料。传统上，中医收集临床资料主要是通过望、闻、问、切四诊合参而来，所以我们就必须注重四诊合参，这样才能保证收集临床资料的全面性，而且完备的临床资料对于诊断疾病也至关重要。在收集临床资料与诊病的过程中首先要重视的是"问诊"，病史采集主要是通过"问诊"实现的，问诊是四诊中与患者沟通最重要的手段，往往反映的是医生诊治疾病的思路。

在收集临床资料的过程中，通过与病人的交流能得到更多的有效信息，比如通过问诊，我们可以了解患者的不适症状与感觉、体质情况、生活习惯、心情、饮食、睡眠、二便情况以及其既往史和用药等情况。通过问诊我们能够明确主诉，主诉是导出第一诊断的依据，所以我们必须注重问诊，做到全面而有重点，这样才能更好地做出诊断。善于问诊可以帮助我们抓主证，明确兼证、伴随证等，分清标本，这样才能开出更加适合病人的处方！

学生丙：贾老师，在进行问诊以及疾病诊断的过程中我们关注的重点应该在哪些方面？

贾老师：首先应该关注的是患者的"主诉"。中国工程院院士、中医内科专家王永炎曾这么说过："医

知识链接

　　明代张介宾《景岳全书·论难易》："望、闻、问、切，欲于四者去其三，吾恐神医不神矣。"

生以其主诉的症状为线索，四诊合参应用中医理论，进行必要的分析判断，就可以确立诊断和治疗方案，并可判断病势的善恶顺逆，探索疾病的演变规律，预测疾病的预后转归。"这就是《黄帝内经》"司外揣内"的诊断模式，即现代控制论不打开黑箱的研究方法，也是中医个体化诊疗方案的前提和基础，是中医学固有的优势和特色所在。

学生丙：贾老师，这段话特别突出"主诉"在疾病诊断中的重要性，那该如何把握主诉与主症的关系呢？

贾老师：要理解主诉与主症的关系，首先要明确什么是主症，主症是病人就诊时最主要的症状。中医的"症"包括症状和体征，是患者主观的各种异常感觉，或是医生诊查到的病证的外部表现。《灵枢》指出："视其外应，以知其内脏，则知所病生"，即"症"是机体内部病理变化的"外应"，通过诊察此"外应"可以了解内脏的病变，也就是说中医是通过"症"来认识病证的，"症"是中医辨证的主要依据。

《千金方》也有相应的论述，如"病有内同而外异，亦有内异而外同"，意思是说，在临床上尽管出现同一症状，但也往往反映着不同的病证，即使相同的病证，也可以表现为很多不同的症状，即常常是"一果多因"，每个症状都有着不同的角色，或主从或协同，或并列或相对，或反映病位，或反映病性，了解这些基本规律，对认识证的本质有重要意义。所以在临床上，我们特别注意病证的特异性症状。此特异性症状，即是"主症"，也就是说，主症是疾病的主要症状与体征，是疾病本质的外在表现。每一病证都有特定的主症，主症反映了病证的主要矛盾，与疾病的本质有着十分密切和直接的联系，从而能表达病变的主要方面，而且在一定程度上对其他症状、体征起着决定和影响作用。

而我们在临证时书写病历，首先需要写出主诉。"主诉"是患者来就诊的主要叙述，即患者为什么来就诊，患者就诊时最痛苦、最明显或最严重的症状、体征及其持续时间，因此主诉还包含病程的概念。确切的主诉，常可作为病证确诊的向导，有助于医生初步估计病证的类别、范围及病情的轻重缓急。

学生丙：贾老师，主症是患者就诊时最主要的症状吗？那主诉就是由主症导出来的啊，主诉和主症有什么区别和联系呢？

贾老师：好多人对这个问题都有误解，认为主症就等于主诉，主症和主诉是一回事。实际上，主症可以是一个症状的组成，也可以是若干个症状组成。主症，一般是病案中的主诉，但也不完全如此，例如《伤寒论》中太阳病的提纲："太阳之为病，脉浮，头项强痛而恶寒。"对于一个感冒的病人来说，脉浮显然不全是其主诉，恶寒也可能不是病人就诊的主要痛苦，病人的主诉很可能是头项强痛，然而恶寒对于诊断太阳病则是必要症状。其次，每一主诉不仅要有 1 ~ 3 个症状，而且主诉含有病程的含义，必须有明确的时间，例如："反复咳喘 2 年，加重伴心悸，下肢浮肿 7 天"，在此要特别强调患者主诉的最痛苦的症状，并不一定是主症，例如十多年前，我曾经主管的一个住院病人，其家属诉患者整夜睡不着觉，而患者却说持续头痛如裂，夜间更甚，影响睡眠，那么其主诉是什么呢？是失眠？还是头痛？再问病史，脑出血术后7天，查左半身不遂、口舌歪斜才是其主症，而失眠、头痛为其兼症，因为半身不遂，口舌喎僻可导出中风的第一诊断，若诊为失眠或头痛，均不能找出此病人"肝阳暴亢，络破血瘀"之病机，可见主症不单纯是对患者感觉最痛苦的主要症状的简单记录。

学生丙：贾老师，在临床上面对纷繁复杂的症状，怎样才能从中正确地把握和识别主症呢？

贾老师：准确识别主症并不是一件容易的事情，因为患者不可能清楚疾病的本质，多数情况下患者会将自己认为最痛苦的症状当作主症，会大篇幅描述这些症状，如果我们缺乏对疾病整体情况的把握，就容易被这些次要或不相干症状迷惑、误导，最终造成诊断的失误，而影响到进一步的处方用药和治疗效果。因此，当我们接诊患者时，必须耐心细致地询问患者病史，并结合望、闻、切诊及所学知识进行综合判断，最终找出能揭示病证本质的症状体征作为主症。最后要说明一下，无论是主诉还是主症，经过分析后一定要导出第一诊断，做到主症与主诉与第一诊断相一致，这样才能抓住疾病的根本矛盾或主要矛盾。临床大家刘渡舟先生提出的抓主症的一些思路的确入木三分，很值得我们参考借鉴，如果你们有兴趣，可以进行深入学习。

学生丙：您能否简单地谈一下抓住主症后，下一步该怎么办？

贾老师：下一步就是透过"象"，分析出主要病机。抓住主症后一方面注重审证求机，另一方面注重方证相应。第一步，审证求机，《神农本草经》曰："欲查病，先察其源，先候病机。"病机是证产生的原因，是证和方之间的桥梁，着重分析病机才能明白疾病的寒热、阴阳、正邪趋势，处方时才可以做到有的放矢。第二步就是方证相应，方证相应是学好中医的一把钥匙、一条捷径。在中医理论指导下，开处方注意"方从法出""法随证立""方以药成"。另外就是我常说的"以纲带目"的临床和教学方法，即有主症用主方，有兼症予加减。这些都是贯穿整个临证过程始末的重要节点，所以说，只有解决了这些问题，才能找到学习中医临床诊断的这把"金钥匙"。

五诊合参，无者求之

清代著名医家章虚谷云"四诊者，望闻问切也。望以辨色，闻以辨声，问以辨证，切以辨脉。……故圣人立法，必以四端互相参合，方无错误。"中医诊病，自古以来以"望闻问切"四诊合参为准绳，贾跃进老师在临证中却更强调"五诊"合参，即是在中医望闻问切四诊的基础上结合现代西医先进的诊查设备的检查结果，进行中医诊断的方法。"五诊"发展了《黄帝内经》的"无者求之"，丰富了现代中医诊断学的

知识链接

清代王燕昌《王氏医存·久病治因》："杂病久治不效者，宜问明受病之因，设法重治其因自愈，勿治见有之证。"

知识链接

周次清："现代先进的诊断手段仪器设备不断更新，西医诊断出了疾病，但患者没有任何不适。对于这种情况，据《黄帝内经》所说'谨守病机，各司其属，有者求之，无者求之'的原则，这正好属于'无者求之'。"

内容，有效地指导了临床实践。

学生丙：贾老师，中医诊病主要是通过望、闻、问、切，您认为这四诊当中，哪一诊对于疾病更具有诊断意义？

贾老师：望、闻、问、切四诊合参是中医诊病的特色，片面强调任何一诊的意义，都不符合中医的临床实际，不能说哪一诊最有意义。四诊在疾病诊疗中的地位不分伯仲，不同诊法对某些疾病诊断的特异性是不同的，比如脉诊对于心律失常类疾病的早期发现就很有优势，对中焦湿热的诊断就不及望诊，望诊可以查看病人的舌质、舌苔，所以在疾病诊疗的过程中，必须要做到望、闻、问、切四诊合参，不能有所偏颇。

学生丙：贾老师，如果病人的症状不明显，舌苔、脉象不典型，也就是说运用传统的望、闻、问、切"无症可识"，该怎么解决这个问题呢？

贾老师：你说的这个问题，其实就是单纯依靠传统望、闻、问、切诊病的局限性，比如说很多癌症的早期都没有明显的症状，一经发现便到了中、晚期，疾病的治疗变得棘手，医生也往往陷入被动，伤寒大家李克绍老先生是我最敬佩的名老中医之一，他不仅将医生所学毫无保留地奉献给了大家，而且还记录了一例失败的医案：有一个四十多岁的病人，自述发热已数月，周身骨节疼痛，多方治疗，未见痊愈。三次都是辨证施治，三次都是运用经方，三次都是效如桴鼓，但是一年后患者死去。最后医院检查是"恶性肿瘤"。所以李老告诫大家：证的消失还不能肯定就是病的痊愈，对待病人当结合现代医学做深入的检查，并强调"永志吾过，作为教训"。故我们强调疾病的"早期发现、早期诊断、早期治疗"。当传统的望、闻、问、切"无症可识""无证可辨"的情况下，我们要借助现代化的诊查设备，这就是接下来我要说的第五个诊查方法。

学生丙：它和望、闻、问、切一样重要吗？

贾老师：现如今，西医学发展如此之迅速也是得益于西医的各种先进的诊查工具，例如 X 线检查、核磁、CT、彩超等等，这些诊查手段的发明和更新，延伸了我们的视觉范围，因此也有人认为 X 线、核磁、CT、彩超等检查实际上也是中医望诊的延伸，从微观方面进行疾病诊查，更易于明确病位和判断病性。比如说，纤维胃镜的检查就可以为中医的明确定位定性提供参考依据，若胃黏膜表现为充血水肿、色红，可考虑为脾胃蕴热；色紫为瘀血阻滞；水肿而颜色淡者，为水湿内停；若胃黏膜红白相间，以白为主，或灰白，或灰黄，甚至苍黄，多提示气血不荣……现代医学的发展迅猛，临床中若能结合现代医学的实验检查结果和先进仪器，就能起到他山之石可以攻玉的效果，这就是我说的"五诊合参"，临床中，"五诊"合参，才能更好地服务于临床，提高我们临床诊断的准确性。

学生丙：老师您提出的"五诊合参"属于中西医融合的诊查手段，那它会对中医学生在建立中医思维的过程中产生负面的影响吗？

贾老师：这种想法是不正确的，应用现代先进的

读 书 笔 记

各种诊查设备，作为中医"四诊"的延伸和补充，完全符合《黄帝内经》中"无者求之"的经旨。"五诊"合参，提示我们更能全面认识病人病情。当辨证明确后的"论治"，我们完全可以采用中医的思维和方法。

学生丙：贾老师，既然"五诊"是对"四诊"的补充，那么第五诊（现代检查手段）在一般情况下对于疾病的诊断，是不是可有可无呢？

贾老师：中医在治疗疾病时强调整体观念、辨证论治，是在中医传统"四诊"的基础上诊断疾病，但是对于某些疾病，进行必要的现代医学检查，我们才能明确疾病的病性、病位、病因，提高临床诊断的准确性，不至于因为漏诊、误诊而延误患者的病情！就比如头痛这个疾病，如果从中医的角度来看，可以分为内伤头痛与外感头痛，内伤头痛可分为肝阳头痛、血虚头痛、气虚头痛、痰浊头痛、肾虚头痛、瘀血头痛六型，而外感头痛可分为风寒头痛、风热头痛、风湿头痛三型，如果只是单纯的头痛，那么我们只要辨证明确，方证相应，一般情况下临床都会收效。但是，如果患者是因脑瘤而发生的头痛呢？如果我们没有让病人去做相关的西医检查，只是一味地辨证开方，那很有可能会延误患者的病情，所以，我们一定要重视第五诊，在明确诊断的基础上处方用药，做到对病人负责！对生命负责！才是我们临床工作者应牢记于心的准则！

学生丙：贾老师，这也是您常说的"有者求之，无者求之"的体现吧？

知识链接

明代赵献可《医贯》："有医术，有医道。术可暂行一时，道则流芳千古。"

196

贾老师：现今，随着时代的发展、科技的进步，我们借助西医学的诊疗设备，更早、更快、更清楚地掌握患者的病情，也是无可厚非的。例如：《中风病中医诊疗指南》中中风病的诊断标准有 5 个主症和 6 个次症，如果具备 2 个以上主症或 1 个主症、2 个次症，结合起病、诱因、先兆症状、年龄等即可确诊；若不具备以上条件，结合影像学检查亦可确诊。这里就充分体现了"有者求之，无者求之"。

学生丙：贾老师，还有一个问题——同样是检查病情和收集临床资料，中医学的"望、闻、问、切"与现代医学的"视、触、叩、听"有哪些差异呢？

贾老师：中医学的"望、闻、问、切"与现代医学的"视、触、叩、听"以及各种生化与影像学检查，都是从不同角度检查病情、收集临床资料的过程。只不过，西医采用的是"还原论"的研究方法，重视细节和实体的分析，诊断着重于形体局部的器质性改变及生化指标的异常，而中医是从宏观、整体、功能层次把握人体生命信息，认为"有诸内者，必形诸外"，所以从某个层面来说，中医的"望、闻、问、切"四诊合参其实对于疾病和健康具有更高的辨识能力。

学生丙：贾老师，现代医学运用现代化的检查方法，所以诊断会更客观、更精准，而中医的好多东西都不能具体、不能量化，为什么说反倒是中医的'望、闻、问、切'四诊合参对于疾病和健康的辨识能力更高一筹呢？

贾老师：关于这个问题我就给你们举一个例子吧，

读书笔记

知识链接

　　清代陈清淳《蜀中医纂·论脉门》："问病以知其外，察脉以知其内。"

197

比如说，我们在临床上经常可以见到这样的一部分患者，当他们身体出现不适的时候，先找的是西医大夫，尽管做了全面系统的体检，然而化验结果往往提示"未见明显异常"，西医大夫针对这类疾病的诊断会偏向于"功能性"疾病，对病人的用药就会比较慎重。然而病人出现的不适却是客观存在的，中医大夫通过望、闻、问、切收集资料，做出诊断，然后辨证论治，用中医的方法进行治疗，病人的症状会有明显的好转。这就说明中医在整体观念的指导下，通过望、闻、问、切四诊合参、辨证论治，对于一部分西医认为是神经性或功能性，尤其是对发病机制还没有明确、病人的主观症状突出的疾病的治疗，具有明显的优势。所以，我们认为中医的"望、闻、问、切"四诊合参对于疾病和健康的辨识能力更高一筹。

方证相应，随症加减

方证相应又称方证相对、方剂辨证，是中医学经典中蕴藏的一种较为独特的疾病辨治模式，是指方剂与病证病机和疾病外在表现相契合对应，换句话说就是：有是证，用是方，证以方名，方随证转，方与证浑然一体。清代医家徐灵胎在《医学源流论·方证加减论》中曾说："故古人即有加减之法，其病大端相同，而所现之症或不同，则不如更立一方，即与是方之内，其因现症之异而为之加减"，这就是对"方对证，药对症"的诠释。

学生丁：贾老师，方证对应如今在临床上应用很广泛，您能跟我们说说"方对证，药对症"的发展过程么？

贾老师：《神农本草经》中记载："神农尝百草，一日遇七十毒，得茶而解之。"虽有神话传奇色彩，但也正确反映了我们祖先寻找食物或药物的情景，那时只是一药对一症。随着不断的实践总结，经验积累，人们发现不同症状的组合具有一定的规律性，所以他们治疗疾病开始由单味药治疗单一症状向多味药治疗一组症状过渡，这在《五十二病方》等文献中均有具体体现。

追到张仲景在《伤寒论》第 317 条指出："病皆与方相应者，乃服之。"其特征是：病下系证、证下系方、方随证出、辨证论治、理法方药于一体。从《伤寒论》我们不难看出，中医学早已经孕育着"方与证"、"药与症"的孪生关系。之后，唐代医家孙思邈主张："方证同条，比类相附。"他在证之下载其方，使方证对应，互不分离。后有清代柯琴及徐大椿等对方证关系进一步发挥。柯琴列《伤寒论》中桂枝、麻黄、柴胡等方证 30 种，统辖仲景百余方治，此举使"方证相应"之法确立于世。现代著名医家胡希恕也入木三分地说道："众所周知，农村常有人以家藏秘方，专治某病者，虽于辨证论治无所知，但于其秘方的应用，却心中有数。掌握适应证，因而往往有验。"之后的医家冯世纶、黄煌均以"方证相应"立论。

学生丁：可以看出，"方对证，药对症"的历史源远流长。

贾老师：是的。从古至今，历代很多医家都十分重视方剂及其适应证的研究，通过临床反复的实践，反复的验证，将有效"方"与"证"记录下来，经过认真总结，其科学性已通过了历史的考验，不仅有方证相应的实际经验，而且还有完整的理论体系。实际上，几乎每个老中医在诊疗过程中，都有几个或几十个基本固定的方剂，对于特定的"证"效果显著。

学生丁：那我们该怎么理解方证对应呢？

贾老师：方是方剂，证是证候，所谓"方对证"则是"有是证，则用是方"的意思。药对症，是在有主证用主方的基础上针对兼证进行用药。清代医家柯韵伯在《伤寒来苏集》中说："仲景之方，因证而设，而非因经而设，见此证便与此方，是仲景活法。"故其书的编辑以方类证、以方名证、方不拘经，充分体现了仲景方证相应的思想。方证相应学说强调方和证的对应性，证以方名，方随证转；临床上极重视抓主证，有纠证则用纠药，无是证则去是药，不受病名的约束。

学生丁：方证相应的核心是什么呢？

贾老师："方证相应"的概念已表明，临床上每一病证必有一最佳方剂匹配以获得最优的效果，其核心是方与证的最佳对接过程。

学生丁：其内涵有哪些呢？

贾老师："方证相应"的内涵是：1. 每证有与之紧密关联的症状或症候群；2. 每证有其内在的基本病机；3. 每证有其具体的方与药。

学生丁：为什么要强调"方对证，药对症"呢？

贾老师： 我们知道世界上的任何事物包括"病证"都是处在一个动态的变化之中，一切事物均有主要矛盾和次要矛盾，如果针对主症（主要矛盾）进行处方，即是"方对证"，如果在主症的基础上出现兼症（次要矛盾），则要在主方的基础上进行加减，即"药对症"。如此既有原则性，又有灵活性，才能在临床上取得好的疗效。

学生丁： 我们为什么要提倡方剂辨证，有何意义？

贾老师： 王世民老师认为："中医辨证方法，经前贤数千年来不断地研究总结，形成了病因辨证、脏腑辨证、六经辨证、卫气营血辨证、三焦辨证和经络辨证等。近年来，医学界同道又提出'微观辨证''影像学辨证'等。上述诸类辨证，不管怎样不同，最终必须九九归一，落实在一证一方的治疗上。"后世对此方证关系也很重视，至今中医高等医学院校教材《伤寒论讲义》也是以方名证，可见方剂辨证的影响之深。

学生丁： 不难看出，方与证之间存在牢固的对应关系。我们可以用"方证对应"来理解同病异治、异病同治么？

贾老师： 可以的。"方"与"证"的对应关系紧密而稳定，它反映的是机体的应答反应，因此不论是什么病，只要有此证，即可用此方治疗。明乎此理，中医的"同病异治""异病同治"的法则也就不难理解了。并由此可知，方与证的关系可超越病种、病位、时间、地域等的限制，从而形成了中医在论治上的优势，不论什么病，只要有证可辨，就有方可施，有药可选。

学生丙：原来如此，老师您能从《伤寒论》中给我们举几个例子么？

贾老师：行。《伤寒论》35条：太阳病，头痛发热，身疼腰痛，骨节疼痛，恶风，无汗而喘者，麻黄汤主之。第51条：脉浮者，病在表，可发汗，宜麻黄汤。第36条：太阳与阳明合病，喘而胸满者，不可下，宜麻黄汤。第37条：太阳病，十日已去，脉浮细而嗜卧者，外已解也；设胸满胁痛者，与小柴胡汤。脉但浮者，与麻黄汤。从以上条文看，前面是证，后面是方，证方相连，方证同条，此即"方证相应"。

学生丁："方对证，药对症"可以理解为"对号入座"么？

贾老师："方证相应"绝对不是"对号入座"。如果认为用"方对证"，只需记住一些方剂和其适应证即可，甚至认为，学习《伤寒论》，只要套《伤寒论》的原文，什么方对应什么"证"，对号入座即可取得很好的疗效，这是十分错误的。

学生丁：那该如何正确理解呢？

贾老师：方证相应，不同于"对号入座"，也不是"对症治疗"，这是因为"方证对应"是在长期的临床实践中，通过反复的经验积累逐步认识到了反映基本病机的主要脉证，如麻黄汤证、柴胡汤证，这些症状或症候群都反映了该病证的主要矛盾或矛盾的主要方面，针对这些主症进行治疗，其本质仍是针对基本

知识链接

清代程国彭《医学心悟·医中百误歌》："读仲景书，按仲景法，不必拘泥仲景方；而通变用药，尤为得当。"

病机的治本方法，可见"方证相应"的内涵是方剂的药物配伍组成与其所治"证"的基本病机之间高度的关联性。

学生丁：您能举个例子吗？

贾老师：那我们以五苓散为例。五苓散方可治疗尿少、尿多、遗尿以及尿崩四种不同的病症，但其针对的却是共同病机——膀胱气化不利。"方证相应"绝对不是"对号入座"，并且"方证相应"，不仅包含了方药与证间对应关系，还涵盖药量与病情的对应、煎服法与病情的对应等。

学生丁：如何避免产生"对号入座"的思维模式？

贾老师：那就要有辨证论治的思维。"辨证论治"中的辨证，其实质是以"病机"为核心的临床思维过程，不论病情如何复杂，其结果都要归于某种"病机"，然后立法及处方均围绕"病机"展开，可以说"病机"是"病证"与"方药"之间的枢纽。其优势在于能够把握疾病的本质规律，从纷乱的临床表现中探寻疾病根本，避免盲目地"对号入座"，从而充分发挥中医的原则性与灵活性并存的个性化诊疗特色。

学生丁：也就是说"方证相应"和"辨证论治"存在着特定的关系？

贾老师：是的。"方证相应"一方面反映了中医辨证论治体系中，"方"与"证"之间存在的某种对应规律，另一方面也规定于中医"方"与"证"之间具有的不可分离的特性。其内涵是探讨"方"与"证"中高度的契合关系，虽然用方指征的具体表现形式是

读 书 笔 记

知识链接

　　清代王士雄《温热经纬·方论》："辨证为医家第一要务。"

知识链接

　　明代杨维桢《东维子文集·苗人备急活人方序》："医莫切于对证，证莫切于对药。"

203

"症状"，但症状并不直接等于"用方指征"，必须经过比较、鉴别、取舍等一系列分析，才能判定为使用"方"的"证据"，从而做到有的放矢，在此理论的指导下，更容易辨别功效相近方剂之间的差别，进而完成优选的过程。大多数学者认为："方证相应"是理法方药的高度概括，是简化了的"辨证论治"，但二者从方法论的角度理解尚有不同。

学生丁：什么时候"方证相应"需要结合"辨证论治"？

贾老师：证情比较单一的，可以找到其相应的成方，则为"方对证"，辨证所得病机比较复杂，但尚能找到与其接近的方剂，则为"有是证，用是方"，并且进行加减化裁而"药对症"，使化裁后的方剂更符合病情。当辨证所得病机十分复杂，难以找到与之相对应的方剂时，则需辨证而论治。

学生丁：您能具体说说吗？

贾老师："方证相应"追求的是疗效，靠的是经验，涉及经验的积累和传承，而辨证论治，既追求疗效，更注重方法，靠的是中医基础，涉及理法方药理论的各个层面。从中医的发展史来看，先有前人"方证相应"的经验，后才有今天的辨证论治理论。理论源于实践而又反过来指导实践。

学生丁：也就是说这两者是相互影响、相互促进发展的？

贾老师：对的。在当今，辨证论治的理论还没有达到至善至美的地步，仍然需要在"方证对应"的实践中不断地继承与升华中医的临床与理论。忽视了"方证对应"的研究，辨证论治就会成为无本之木、无源之水。所以我们在临床上既要注重辨证论治，也不能忽视"方证相应"的方法。

学生丁：您觉得"方证相应"对初入临床的医者有什么指导作用吗？

贾老师：作为临床医生，尤其遇到内伤疾病，大多采用脏腑辨证，围绕主诉，通过四诊搜集临床资料，推断病因、归纳病机、辨明病位、病性以及邪正双方力量的对比，从而辨出疾病的证型，从而确定相应的治法与方药等（加减、调养、服法），其间任何一个环节稍有偏差，则最终都可能导致治疗疾病"缪之千里"。而在临床上，当几个中医医生对同一个患者的"证"辨别时，常常会出现辨证的不确定性，这就会直接影响医生们的选方用药。

而"方对证"的方法，能够最直接地找到与方直接对应的特异性的症状（群）和最核心的病机，直接找到经医家们千锤百炼总结出的有效方剂，从而将纷乱复杂的临床辨证化繁为简，大大缩短了临证的复杂程度，而直中要害，能起到效如桴鼓的作用，此"方对证"法，尤其为年青中医走上临床提供了一条捷径。

学生丁：是否掌握了"方证相应"在临床上就可以准确地诊治疾病？

贾老师：不是。"方证相应"也存在以下的一些问题：其一，由于过分强调"方证"之间的关系，使初学者易于陷入"对号入座"的思维模式；其二，无证可辨，则无从下手；其三，因过于注重当前证候表现，反而容易忽略整体疾病发展变化的过程。

学生丁：感谢贾老师的指导，让我们对"方对证，药对症"有了进一步的理解。

审证求机，注意其隐

下面我们谈谈：审证求机，"机"即指病机，为什么要研究病机呢？病机在中医学有什么重要意义呢？王永炎院士认为，"病机是中医基础理论的重要组成部分，是中医继承、发展、创新的突破口之一"。在《黄帝内经》之前，或者同时期的医学、史学、文学等史料中，都有相关病机的论述。但明确提出"病机"并确立其在中医学中核心地位的，还是《素问·至真要大论》篇中相关的内容。由于《黄帝内经》文辞古奥，后世医家学者为理解《黄帝内经》原旨，孜孜不倦，但仍仁者见仁，智者见智，到了晚清受中西医汇通思潮的影响，"病机"被逐渐认同为西医学的"病理"，对其定义也富有浓郁的西医病理学的概念色彩。在历版中医教材中，"病机"是指疾病发生、发展、变化的机理，或者类似的概念定义，虽经版本更新，也没有太大的变化。"病机"有失中医本色，因此如何用中医语言定义"病机"，让其发挥中医特色，是有待我们探索的又一领域。

能不能正确回答疾病是如何发生的这一最基本的问题，或者疾病发生以后又是如何变化的？如果不明白这个问题，是很难准确解答中医学各种理论观点确切的内涵的，所以先让我们复习一下中医的病因病机学。中医的病因病机学，有别于西医的病因病理学，中医不关注致病的实体因子，而是以病证的临床表现为依据进行综合分析，来推求病因，即中医学是在病因与机体的相互作用中所呈现出来的证的层面上去认识病因的，也就是说中医认识病因，除了了解可能作为致病因素的客观条件以外，主要是以病证的临床表现为依据的。通过分析疾病的症状、体征来推求病因，为治疗用药提供依据，这种方法就是我们中医所说的"辨证求因"或者说是"审证求因"。但仔细地思考一下就会发现，病人的临床表现，实际上是致病因素作用于机体的反应。具体而言，当多种内外病因作用于人体以后，在疾病发展演变过程中，随个体的差异，不同的季节和地区以及病程的先后，可以出现不同的外在表现，反映藏于体内的病机。所以，此处的"审证求因"实际就应当已经是"审证求机"了！

例如，同一原始的病因，在侵袭人体发生疾病以后，实际上也经常出现"从化"情况，即常常随着个人体质的不同而改变"病性"，比如外感风寒，因病人身体强壮时也会从阳化热，而由太阳病转为阳明病。又如刘河间倡导的"六气皆从火化"的学说也是在提示病机的动态变化才是疾病形成和发展过程中的关键因素，至于"内生五气"的转化兼杂，如因病生痰，因痰致病，以及因病致瘀，因瘀致病的理念更可理解以上病理因素作为病机辨证之纲的用意。

"病机"一词首先见于《素问·至真要大论》：

"审查病机，无失气宜""谨守病机，各司其属"，告诉我们，治病要审查病机，不要违背六气主时的规律，分析和掌握病机与病证之间的内在联系以及归属。所列病机十九条，经过历代医家的发挥补充，为病机辨证奠定了基础，从《素问·病机十九条》的内容来看，构成病机的要素有外感六淫、脏腑病机、上下病机等，涵盖了多个病理因素，这就启示我们，"求因"的本义，应是求其病理因素，"求因"实际上仍是"求机"。

概言之，病机的含义是指疾病的病因、病性、病位以及病程中变化的要理，正如张景岳所说："机者，要也，变也，病变所由出也"，而病机的内涵在宏观整体层面上大致可概括为邪正盛衰、阴阳失调、气血津液输化代谢失常。具体而言，又是由脏腑病变导致某个系统、某种疾病、某一证候及某个特异性症状、体征的病理表现，因而，其类别有脏腑病机、疾病病机等多个方面，相互之间有其关联性、层次性，而最终必须落实在证候病机上，去"因机施治"。

以上的内容都是国医大师周仲瑛关于病机的论述。周仲瑛教授还说："我在六十余年的医、教、研生涯中，逐步理解认识到最具中医特色的辨证论治——理法方药的诊疗体系，原本是圆机活法的一种思辨的技能。"回顾自身临证实践，反复质疑，逐步感悟到若能应用病机理论指导辨证。似可达到圆机活法的境界，跳出机械僵化的框架。通过临床的演示，使教材的规范知识活化为实用技能，证实了"审证求机"是

知识链接

明代李中梓《医宗必读·用药须知〈内经〉之法论》："病无常形，医无常方，药无常品。"

灵活应用辨证论治的重要思辨方法。

从以上我们可以看到，抓住了病机就抓住了病变的实质，治疗也就有了更强的针对性。"求机"的过程就是辨证的过程，因此"审证求机"是辨证的基本要求。病机是病变的本质反映，对临床立法组方有着直接的指导作用，中医证候相对应的治法，通过认识与调整病机而起到治疗作用，因此提高临床辨证论治的水平实质上是提高审察病机的能力，所以把握病机是提高中医临床疗效的关键。

《素问·至真要大论》中有："谨守病机，各司其属，有者求之，无者求之"，提示医者要谨慎地审查病机，分析和掌握病机与病证之间的内在联系，并且在治疗时根据所辨之证，紧紧抓住病机，这样不仅能够做到"已病治疗"，更能做到"未病先防"和"既病防变"。此外，在分析病机的过程中，不仅要能做到根据已有症状推求病机，更要能分析清楚未出现的或"不该"出现的症状产生的机理，如此才能在立法施药时头脑清晰而不致浑浑噩噩，怀疑自己。

学生乙：老师，如何才能做到您所说的"审证求机"呢？

贾老师：关于"审证求机"，在《素问·至真要大论》中提道："谨守病机，各司其属，有者求之，无者求之"，接下来我就根据这句话，从以下两个方面来讲。首先，我们来谈谈"有者求之"，大凡疾病表现出来的症状都和内部的病变有密切的联系，即"有诸内必形诸外"，例如，脾气虚的患者会表现出神疲

读 书 笔 记

乏力、少气懒言、不欲饮食的表现；脾阳虚的患者会表现出脘腹冷痛，喜温喜按，大便溏薄，不能饮冷等症状。当我们在临床时看到这类病人，就能根据其表现出来的症状来帮助我们进行辨证。亦如《素问·至真要大论》中对于病机也有具体的阐述："帝曰：愿闻病机何如？岐伯曰：诸风掉眩，皆属于肝；诸寒收引，皆属于肾；诸气膹郁，皆属于肺……"等等。概括性地论述了五脏病机、上下病机，风、寒、湿以及火、热的病机。但在你仔细研读的过程中就会发现一些特殊的情况，比如症状相同但是病机不同的情况。诸暴强直，皆属于风；诸转反戾，水液浑浊，皆属于热；诸痉项强，皆属于湿。都有颈项强急、角弓反张的症状，但是致病原因和致病的机理则完全不同。还有病机相同但症状不同的情况，比如：诸热瞀瘛，诸禁鼓栗，诸逆冲上，诸躁狂越，诸病胕肿，疼酸惊骇，皆属于火。同样是由于火邪内犯人体，但出现的症状却不尽相同。这就要求我们在临床诊病时要能够综合患者的症状进行分析，仔细地审查疾病发生的机理，做到"有者求之"，方能心中条理清晰。

学生乙：老师，我明白了，就是说要明白出现这些症状的原因，这也就是辨证的过程吧？

贾老师：可以这样说。

学生乙：老师，那您提到的"无者求之"是什么意思呢？希望您能给我们讲讲。

贾老师：好的。"有者求之"相较"无者求之"容易理解。那什么是"无者"呢？"无者"实际上就

知识链接

明代张介宾《质疑录·论圣人止有三法无第四法》："治病如权衡，高下轻重，随时变通；若偏矫一说，祸人不浅。"

是我前面提到的"注意其隐"。我们在临床过程中常会发现，有些症状不支持辨证的结果，甚至与辨证结果完全相反，或是没有出现典型症状来支持我们的辨证，这就叫"无者"，朱丹溪认为："怪病多由痰生""百病中多并有痰"；国医大师颜德馨曾提出："久病怪病多有瘀"，在这些情况下，患者未有"痰"或"瘀"的外在信息表征，但其机体内部存在痰或瘀病机转化之实，因而从"痰"或"瘀"论治，很多时候确有奇效。例如：干祖望老中医的一例病例谈到了"独处藏奸""注意其隐"，病人为年轻职员，冬天重裘难温，坐在火炉边不能出门一步，夏天亦需在无风无冷处度过。干老于初诊时翻阅其七年来的病历，所用药物都是细辛、肉桂、炮姜、附子、鹿角胶、鹿茸之类，却总难生温，但如其一周不服此类药，即寒冷难以度日。望诊则面白无华，较为消瘦，脉细，舌苔俱白。唯一的特征，两掌心烧灼如焚，十分难受，测试体温为 36.7℃。干老经思索再三，治以葶苈大枣泻肺汤，两剂入腹，重盖的大棉被即揭去了两条。干老在病人一派阳虚之症和服温阳剂有效的现象中，抓住了两掌心烧灼如焚这一关键信息，此即病机之"隐"，亦即"独处藏奸"。治从肺经，泄其久困之热于玄府之外取效。这个病例提示我们在临床实际中，有些关键性的信息，或时隐时现，或被其他更痛苦的症状所掩盖，此即"独处藏奸"，但其所揭示的临床意义却更为关键。

学生乙：老师，遇到这种复杂的情况我们应该如

读书笔记

何做呢？

贾老师：我们要做的就是"注意其隐"，仔细地审查病机，思考为什么会出现这种情况，从舌象、脉象以及症状综合分析。当临床症状未完全显现，其病情较难准确把握，此时病机也具有隐匿性。但疾病总会露出蛛丝马迹而会有外在的表现，因而病机也是可以预知的，医生当四诊合参，不仅需要全面，更需要深入细致地收集病人的临床现象，才能在主次矛盾转变中掌握主动，找出其疾病的本质。这就是"症发机先"从而才能做到"机不可失"。由于患者没有表现出来，所以容易被临床医生忽略，有时会导致非常严重的后果，比如一个阴盛格阳，真寒假热的患者，如果医生只看到了患者表现出来的热就使用大量的寒凉药物，结果不言而喻。

我再举一个我的病例：晨泄，或者叫五更泄，在临床上经常会遇到。大多数用中药四神丸改汤剂可治愈，但是必须属脾肾阳虚。我在临床上遇到过一个这样的病人，40岁左右的男性患者，晨泄已经半年了，主诉每天凌晨先肚子痛，接着上厕所，大便不成形。大便以后，疼痛就减轻了，不一会儿肚子又痛，痛的时候又要上厕所，平素不想吃饭。手脚偏冷，不暖和。舌体淡胖，舌苔还有点儿腻。脉沉略弦，我用了四神丸改汤剂并加温肾的药以后，半个月这个病人大便就成形了，但其他症状改善不明显。再详细审查病情，他每次肚子痛的时候肚子里头辘辘有声，大便的时候还常有泡沫，此时病机就属于脾虚木乘了。首先这个病人属脾虚，兼有湿气，因为他有不思饮食，舌苔白腻并有全身乏力；而肝气犯脾则脉呈弦象，气机阻滞，不通则痛，就会出现肚子痛，肝脾不调，脾失升清就会出现泻泄。这就是《医方考》所说的："泻责之脾，痛责之肝；肝责之实；脾责之虚；脾虚肝实，故令痛泻"。另外这个病人来看病的时候，总是强调每天天不亮就到了上厕所，上厕所的时间就肚子痛，上完厕所肚子就不痛了。反反复复的肚子先痛，继而上厕所。再问他的其他状况，他最多说他最近精神不好，近半年不想吃饭，这样的病人的病情有所隐，其主要病机也就隐藏起来了，所以治疗效果就会大打折扣。尔后用疏肝健脾、祛湿温肾之法方才病愈。所以，做医生一定要做到心思缜密，如此才能治病救人，但做到这一点是十分不容易的，需要你仔细体会。

学生乙：老师，我明白了。"有者求之"和"无者求之"都十分重要，我们要学会透过现象去探求本质，用医理将症状串联起来，这样我们就能正确地辨证而不会有所遗漏。

贾老师：是的，正确的辨证结果对于中医医生来说十分重要。

学生乙：老师，正确辨证之后我们要怎么做呢？

贾老师：明白疾病发生的机理后，理法方药就自然顺当。比如已经明确诊断患者为脾阳不足，那我们治疗的大法就是温补脾阳，选方就用理中汤、小建中之类，用药就用干姜、白术等。但是在这个过程中我们仍然要"审证求机"，牢牢地抓住病机，保持头脑

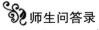
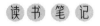

清晰，切不可与病机背道而驰。由此可见，临床辨证施治的关键在于把握病机。

学生乙：老师，把病机作为贯穿诊断和治疗疾病的一条主线，这一点十分重要，对吗？

贾老师：你说得很对。我在这里再强调一次，隐性的病机需要我们尤其地注意，"无者求之"需要成为你们的一种思维方法，在"有者求之，无者求之"的基础上"审证求机"，这样才能在临床时得心应手，收获较好的临床疗效。最后强调一次，牢牢地抓住病机，这十分重要！

学生乙：谢谢老师的教诲。

圆机活法，注意其变

贾老师崇尚"圆机活法"的临床思维风格，源于经典理论，更源于自己长期临床实践。他主张有其证用其方，有其症用其药，随证治之，随机应变，法无常法，达到脏腑、气血、阴阳协调平和状态。倡导中医临床思维的核心：在于辨病机，并"圆机活法"。同时，方不"嫌"杂，但"杂"中有法，"乱"中有序，诸法并施，体现"和而不同"的用药特点。

学生丙：贾老师，您常教导我们要学会"圆机活法"，您能给我们讲讲"圆机活法"的渊源么？

贾老师：当然可以。《素问·至真要大论》："谨守病机，各司其职，有者求之，无者求之，盛者责之，虚者责之，必先五脏，疏其血气，令其调达，而致和平，此之谓也。"这正是中医临床思维的核心体现。

临床疾病症状错综复杂、千变万化，但要认真谨慎地分析其病机，圆机活法，以致血气畅通、五脏平和。

东汉著名医家张仲景所著的《伤寒论》，反映中医早期治病用方的理论和思维方式，第一次将医学理论和方药熔于一炉，创立了临床辨证论治的完整体系，被誉为"方书之祖"。清代医家喻嘉言称其为"众法之宗，群方之祖"。张仲景辨证思维的精髓在于：《伤寒论》第16条"观其脉证，知犯何逆，随证治之"。其揭示了中医临床思维准则：把握疾病病机发展变化，随证灵活治疗，即"圆机活法"的临床思维。

学生丙：您能具体谈谈"圆机活法"的含义吗？

贾老师：国医大师周仲瑛说："我们并不反对进行中医证候规范化方面的研究，但应充分考虑到中医理论实践性强的特点，应在临床实际中不断总结、充实，灵活掌握应用。但在具体应用时，需要的是"圆机活法"，或者说"法无定法"，这样才能真正掌握中医辨证学的思想实质和灵魂。"

每一种疾病都有其自身发展的规律，每一种证候都有其自身的临床特点。但正邪消长的特性，又决定了临床主证不是一成不变的，病证主次的矛盾关系亦在不断发生变化，这就要求我们医者要动态地把握病人的信息和病变规律来正确地进行判断。

圆机就是要完善自己的阴阳五行理论及临证思维。诊疗时不管是用八纲辨证、六经辨证、脏腑辨证、病因辨证，还是卫气营血辨证、三焦辨证、经络辨证，都要形成自己圆满的思维和清晰的思路；活法，就是

知识链接

　　清代杨旦升《杨氏提纲医方纂要·望闻问切论》："医之难，不难于治病，而难于知病。"

根据临床辨证的结果，针对因人、因时、因地、因证等的不同，应用灵活和合适的方法治疗疾病。更值得注意的是，疾病的发生发展演变是一个动态的过程，在处方时应将"既病防变"考虑在内。

经方特点是方随证立，配伍严谨，组药精炼，加减有度。古方今用，圆机活法，变通应用于外感、内伤多种疾病，可取得显著的疗效。周仲瑛教授有一个"圆机活法"应用经方治疗腰椎间盘突出症的案例：《伤寒论》的抵当汤，功能攻逐瘀血，主治下焦蓄血证，及癥瘕积聚，少腹硬满，躁狂，或沉默若痴，或善忘，小便自利或涩痛，脉沉结，苔白、舌绛或紫等症。药取水蛭、虻虫咸苦之品，灵动走窜入络，以破瘀血；桃仁、大黄苦滑之品，滑利以泄血热。今用治腰椎间盘突出，竟获奇效，治脑梗又显上病下取之妙，表明瘀血阻滞为其应用依据，辨证加减，则是具体的变通。

学生丙：您能给我们举个例子吗？

贾老师：好，那从《伤寒论》中说吧。太阳伤寒，伴见烦躁者，大青龙汤主之。太阳中风，兼项背强者，桂枝加葛根汤主之；兼喘者，加厚朴、杏子；兼阳虚小便难，四肢微急，难以屈伸者，桂枝加附子汤主之。小柴胡汤证，伴见里热未解，大柴胡汤主之；伴见胸满、烦惊、小便不利、谵语、一身尽重，不可转侧者，柴胡加龙骨牡蛎汤主之。阳明病，伴渴欲饮水，口干舌燥者，白虎加人参汤主之等等。

《伤寒论》用药特点是在主方的基础上根据兼夹症状、病机的不同，灵活地进行药物加减变化，无不体现"圆机活法"的临床思维。

学生丙：对于本科阶段的学生要怎么做才能学会"圆机活法"呢？

贾老师：要做到圆机活法的前提是有扎实的知识基础与敏捷的思维，更重要的是丰富的临床经验。牢牢掌握基础知识的第一步是学好教材。中医现行教材是几代中医人，数十年反复琢磨与改良的结晶，可以很好地反映临证中的很多共性，有利于学生系统掌握基本理论、基本知识、基本技能。中医学生，特别是本科阶段的中医学生必须先熟练地掌握书本上的基础知识，夯实基础，在读书过程中逐渐建立起中医思维，然后在临证中结合方证相应，可起到事半功倍的效果。

学生丙：那对于临床医生要做到"圆机活法"有什么要求呢？

贾老师：唐代医家孙思邈的《千金要方》云："医者意也，善于用意，即为良医"，指出行医治病，贵在思维。明末清初医家喻嘉言："医者，意也。如对敌之将，操舟之工，贵于临机应变。"

当面对临床表现多样、复杂的时候，临证就需要"圆机活法"。圆机活法是中医临证思维的最高境界，取决于对病证本质病机的深邃洞察力及对方药特性的透彻的理解力。圆机活法是医生需要不断探索、不断完善、不断追求的目标，它体现在医生的整个临证思维过程中，体现在每个病人的处方中。通过病人的服药效果，来判断自己的"圆机"是否正确，进而改进、完善和提高。

知识链接

《后汉书·郭玉传》："医之为言意也。"

读书笔记

读 书 笔 记

学生丙： 老师，疾病是一个不断发生发展演变的动态过程，在诊疗时我们怎样才能防止疾病的传变？

贾老师： 我们都知道临床上，未病先防是最理想的措施，但是如果疾病已经发生，那我们要早发现、早诊断、早治疗，防止疾病的进一步传变、发展和蔓延，控制病情，即"既病防变"。所以，"既病防变"的第一个要点就是早期发现、早期诊断、早期治疗；第二个要点是"先安未受邪之地"，了解疾病的传变规律，考虑疾病的传变趋势，采取一些预防性的治疗措施，防止疾病的恶化和发展。《难经·七十七难》曰："经言上工治未病，中工治已病者，何谓也？然所谓治未病者，见肝之病，则知肝当传之于脾，故先实其脾气，无令得受肝之邪也，故曰治未病焉。中工治已病者，见肝之病，不晓相传，但一心治肝，故曰治已病也。"在治疗肝病时，配伍上健脾益胃的药物，以至于肝旺乘土时，脾胃不受其害。

学生丙： 能具体谈一下《金匮要略》中"夫治未病者，见肝之病，知肝传脾，当先实脾"吗？

贾老师： 对于阳痿或伴遗精、小便频数等症状，一般认为属于"肾阳亏虚"，所以从古到今治疗多采用"温补肾阳"的方法；但现代出现上述症状有时却可能是"郁证"的表现，而采取"疏肝解郁"的方法，就会有较好的疗效；但对于患病较久的病人却效果不理想，近来对此有人采取"行气活血、虫类搜剔"的治法却很有效果，这即是"圆机活法，注意其变"的很好说明。

知识链接

《素问·八正神明论》："上工救其萌芽，必先见三部九候之气，尽调不败而救之，故曰上工。下工救其已成，救其已败。"

学生丙： 感谢您的指导！

复合病机，巧用类方

贾跃进老师在临床诊治过程中十分注重对疾病的全面认识，发现病人所患疾病病机并不"单纯"，多为复合病机，病机是疾病的核心，又反映机体的状态，中医强调"以人为本"，所以贾老师常常结合辨体－辨病－辨证的基础上又十分重视符合病机，在明晰病机的基础上巧用类方，取得了很好的临床疗效。接下来让我们跟随贾老师一起来了解相关内容。

学生甲： 为什么要注重复合病机？为什么还要注重辨体－辨病－辨证？

贾老师： 明代医家张景岳曾说："医不贵于能愈病，而贵于能愈难病。"我们在临床上不仅仅会有常见病和多发病，有时也常常会碰到疑难病。疑难病证往往旷日年久，病因病机复杂，证候怪异难辨，如在很多情况下，同一病人会出现上热下寒、上实下虚、寒热错杂、虚实并见、阴阳两虚的情况。这在临床上该如何辨治呢？上热下寒、上实下虚、寒热错杂等情况就是复合病机。如何在临床上，从复杂的症状中理出头绪，我们要高度重视"辨体""辨病""辨证"的多元诊疗思路，如此才能更好地认识复合病机，而采取类方等方法，就会取得好的疗效。

学生甲： 辨体－辨病－辨证三者有什么关系呢？

贾老师： 辨体所指向的目标主要是"人"，将人作为研究的主体；而辨证指向的目标是疾病某一阶

知识链接

清代徐大椿《伤寒论类方·序》："方之治病有定，而病之变迁无定。"

段的病理特点与规律作为研究的主体，辨病研究指向的目标则是疾病全过程的病理特点与规律。正是由于"体质""证型""疾病"对个体所患疾病本质反映的侧重面有所不同，所以中医学强调辨体、辨病、辨证相结合，从而有利于对疾病本质的全面认识，就更容易认识复合病机。在这里，我要特别强调一下人的体质。因为不管从疾病的预防和治疗，从健康的维护和促进等方面来看，中医不仅强调"人的病"，更强调"病的人"。人作为主体，其体质特征决定或影响"病"与"证"的方方面面，只有明确所面对的"人"，然后再根据这些特征去分析这个特定主体所患的病，才能进行所需的干预措施。

学生甲：贾老师您能介绍一下王琦教授的关于体质的相关理论吗？

贾老师：2009年4月10日，中国中医药报颁布了我国第一部《中医体质分类与判定》标准，王琦教授在继承前人的基础上，发现并证实中国人的9种体质类型，形成了健康状态的评价方法，如今已经广泛用于指导预防保健和医疗实践。

体质是一种客观存在的生命现象，是个体生命过程中，在先天遗传和后天获得的基础上表现出的形态结构、生理机能以及心理状态等方面综合的、相对定型的特质，这种特质决定着人体对某种致病因子的易感性及其病变类型的倾向性。

学生甲：您可否简单讲一讲各种体质的具体表现？

贾老师：北京中医药大学王琦教授把体质分为平和质、气虚质、阳虚质、阴虚质、痰湿质、湿热质、瘀血质、气郁质、特禀质九种，这种体质分类方法是目前在学术界影响最大的。简单来说，平和质指的是强健壮实的体质状态；气虚质则以气息低弱，机体、脏腑功能状态低下为主要特征；阳虚质表现为形体白胖、肌肉不壮、平素畏冷等；阴虚质则是以阴虚内热为主要特征的体质状态；痰湿质表现为体形肥胖、腹部肥满松软、胸闷痰多等；湿热质以湿热内蕴为主要特征；瘀血质瘦人居多，平素面色晦暗、皮肤偏暗或色素沉着；气郁质以性格内向不稳定、忧郁脆弱、敏感多疑为主要表现；特禀质则是在禀赋遗传的基础上形成的一种特异体质，生理机能和自我调适力低下，反应性增强。

学生甲：体质学说的核心究竟在于什么呢？

贾老师：王琦教授体质学说的核心主要有四方面，其一，构建理论体系；其二，提出了生命过程论、环境制约论、形神相关论、禀赋遗传论这四个原理；其三，凝练着体病相关论、体质可分论、体质可调论这三个科学问题；其四便是提倡使用三辨诊疗模式。对于我们临床大夫来说，我们主要关注的是第四点。

学生甲：那如何理解第四点所提到的"三辨诊疗模式"呢？

贾老师：所谓"三辨诊疗模式"就是辨体、辨病、辨证之"三位一体"，这个诊疗模式是王琦教授基于中医体质理论构建的，它是对临床实践科学的总结和

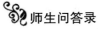
升华，是以体质、疾病、证候之间的内在联系为前提，将辨体、辨病、辨证三者相结合，通过对中医体质学说的运用，进行综合临床诊疗的模式。

学生甲：贾老师，"辨体、辨病、辨证"的临床诊疗模式对于治疗疾病有什么特殊的意义吗？

贾老师：在临床诊治病人的过程中，你就会发现病机单纯的病人并不多，大多都是复合病机，比如病人既有脾虚又有食积，这个时候就不能单纯地去健脾益气，还要考虑到要消食化积。前面所说的"辨体"，其实就是对病机关于人体平常素质方面的认识，根据"病人平素纳谷不馨，面色萎黄"的病史推测出患者脾虚的病机，这一点是十分重要的，如果仅仅注意刻下症状，那临床疗效往往不会令人满意。通过把"辨体、辨病、辨证"相结合，就能全方位地认识疾病，明确病性、病位、病机、标本缓急，给予患者正确的治疗。

学生甲：贾老师，如果是体质相同的患者，在治疗时有没有相同的地方呢？

贾老师：当然是有的。在辨清体质之后，抓住疾病的主要病机，随证进行加减。

学生甲：接下来您能否和我们谈一下复合病机？

贾老师：国医大师周仲瑛教授在长期的临床实践中发现："复合病机"是内科急难病症的共性病机。他指出，复合病机是两种以上的病理因素互为因果，胶结和合，形成新的致病特质，促使病势的演变发展。中医对复合病机的认识始见于《黄帝内经》，《素问·

痹论》就有"风、寒、湿三气杂至合而为痹也"的论述，即是对风寒、风湿、寒湿等复合病机的初步认识。

复合病机具体的表现有多病因复合、多病位复合，以及多病势复合等。多病因复合是指多种病理因素互为因果，比如"风火相煽证"的病机特点表现为"风助火势，火动风生"；"湿遏热伏证"的病机特点为"热处湿中，湿遏热外，如油入面"。多病位复合，即多脏同病，显示了脏腑整体观的特色、病理生理的相关性。如多个病种表现的肝脾、肺肾、肺脾或肝肾等同病。特别是在急难病症方面的多脏同病，对临床更有重要的使用价值。多病势复合，病势是指病机转化的趋势，同一病邪可向其他多个方向转化，进而形成复合病机的转化网络。如朱丹溪提出的"湿土生痰，痰生热，热生风。""病得之稍久则成于郁，久郁则蒸热，热久必生火。"

周仲瑛教授还告诉我们，病机转化是复合病机的主要原因。疾病的发生与发展虽然是一个复杂的过程，但总括起来，不外乎病邪作用于人体引发损害和正气抗损害这两个方面的矛盾斗争过程。正邪相争是疾病发生、发展与变化过程中最基本的病机转化。而人体体质作为个体在生命过程中相对稳定的特殊状态，必然也贯穿于疾病的整个过程，成为制约和影响病机转化的基本要素。临床上患者是否出现病机转化，是否出现复合病机，在很大程度上取决于人体的体质。正如章楠《医门棒喝》所说："邪之阴阳，随人身之阴阳而变也。"如素体阴虚阳盛的人体内各种邪气易从阳化火化热，而素体阳虚阴盛的人体内各种邪气则易于从阴化寒。也就是说体质因素不仅决定病邪的易感性，而且也决定着病机转化的倾向性。此外，病邪在体内停留日久，则每多出现复合病机。又如我们教材上所谈到的"大实有羸状，至虚有盛候"，是指素体壮实之人，有时出现一些貌似虚弱的症状；素体虚弱的人，有时会出现一些貌似盛实的症状。这些都属于复合病机，如果掌握了患者的体质属性，则可及时准确地抓住疾病的本质，而不会被其表面的假象所迷惑。

学生甲：贾老师，治疗复合病机应该怎么治疗呢？

贾老师：这就涉及一个概念——类方。类方是指同一类方剂，这类方剂具有相同的核心治法与相同的关键药物。民国时期有个著名医家叫左季云，他曾经编写过《伤寒论类方汇参》一书，就是运用这种方法，把相似的"方证"放在一起。通过相互比较、触类旁通，不仅拓展了医者的思路，而且更能适合临床复杂多变的病情。

我们可以以补气剂为例来初步了解一下类方。你们还记得气的主要功能和分类吗？

学生甲：气有温煦、推动、固摄、防御等功能，可以分为宗气、卫气、营气、脾气、心气、肺气、肾气等。

贾老师：中医关于气的名称特别多，你刚才也提到了脾气、心气、肝气、肺气、肾气，这个叫做五脏之气，补气补什么气呢？是补五脏之气，还是补卫气、营气、宗气？大凡以补气药为主组成，具有补养人体之气的作用，主治气虚证的方剂，就叫做补气剂。那么我要问的第二个问题是，该如何补气呢？

学生甲：可以运用补气的基础方四君子汤。

贾老师：很好。脾胃为后天之本，气血生化之源，我们可以通过调补脾胃之气、后天之本来巩固一身之气，这可以说是中医人的"共识"，为什么补气要从补脾胃作为起手第一步呢？这还得从气的生成谈起，接下来，我要问第三个问题：气的来源有哪些？

学生甲：人体之气首先有来自先天的精气，其次有来自后天的水谷之气，此外还有通过呼吸运动吸入之清气。

贾老师：对！《灵枢》就提到"人受于谷，谷入于胃，以传于肺，五脏六腑皆以受气""故谷不入，半日则气衰，一日则气少矣"。但即使水谷可入，若脾胃运化失调，也可导致气的生成异常，气少为虚，失调为实。由此可见，作为后天之本、气血生化之源的脾胃，是补气的脏腑基础和中心环节，补气当从脾胃入手。

有了以上这些预备知识，接下来我们一起来探讨补气类方。

刚才你已经说到了最基本的补气方是四君子汤，大家亦熟知其组成为人参、茯苓、白术、甘草，四君子汤出自《圣济总录》，原名白术汤，因本方作用犹如宽厚平和之君子，后《太平惠民和剂局方》更名为此。方中人参在《神农本草经》中"主补五脏"，主入脾，为君。《本草求真》称白术为"脾脏补气第一要药"，其甘温补气，苦燥健脾化湿，与脾喜燥恶湿、

读书笔记

知识链接

　　明代张介宾《景岳全书·论东垣脾胃论》："人之一身，脾胃为主。胃阳主气，……，化生精气；津液上升，糟粕下降，斯无病矣。"

225

健运为本之性相合。茯苓于《本草正》中"去湿则逐水燥脾，补中健胃"，为佐药。白术补中健脾，守而不走，茯苓渗湿助运，走而不守，二者相辅相成，健脾助运之功益彰。甘草甘温益气，调和诸药。

学生甲： 四君子汤药少效宏，临床如何辨证使用此方呢？

贾老师： 该方主治脾胃气虚证，临床应四诊合参，正如《医方考》云"夫面色萎白，则望之而知其气虚矣；言语轻微，则闻之而知其气虚矣；四肢无力，则问之而知其气虚矣；脉来虚弱，则切之而知其气虚矣。"可见，"面色萎白""言语轻微""四肢无力""脉来虚弱"皆可以作为诊断脾胃气虚的重要指征。

学生甲： 四君子汤既然是补气基础方，那么其在临床中是如何被扩大应用的呢？

贾老师： 清代陈念祖曾在《时方歌括》中提到："胃气为生人之本，参、术、苓、草从容和缓，补中宫土气，达于上下四旁，而五脏六腑皆以受气，故一切虚证皆以此方为主。大凡补气之法，多师从四君子汤意。补脾诸方，亦宗四君子汤化裁。"提示我们，临床凡需补气，多遵从四君子汤之意，即补脾以益气，而补脾类方剂，多以四君子汤为基础方加减化裁。

但临证中应当注意到，有些人尽管属于气虚，但使用四君子汤后会有明显的胸闷症状，实际上，补气剂使用后特别容易导致"气机壅滞"，这时候若加入一味陈皮来理气，就会补气而不滞气。

学生甲： 四君子汤加陈皮，不就是异功散吗？

贾老师：没错。异功散出自宋代钱乙《小儿药证直诀》，药物组成为四君子汤加陈皮。补气不忘调气，加入陈皮解决"虚气留滞""虚不受补"之症。对于脾虚气滞并见，补之不效，胸脘痞闷者效果甚佳，因其补气而不滞气，健脾和胃之功益佳。因异功散以补脾益气为主，由四君子汤加味而成，所以我们把异功散叫做四君子汤类方。

学生甲：补气类方，除了异功散，还有哪些呢？

贾老师：还有一张方子叫保元汤，我说的这个保元汤出自于《博爱心鉴》，在临床中经常用到，药物组成为四君子汤去茯苓、白术加黄芪、肉桂组成，具有益气温阳的作用，主要治疗虚损劳怯、元气不足之证。

学生甲：保元汤在临床中是怎样运用的呢？

贾老师："补气不应，当温暖肾"，此时保元汤就是一张很好的方子。实际上，从"保元汤"之名就可以看出，"元"是元气的意思，该方妙在可补元气。该方纯补无泻，肉桂在这里用得极妙，因肾为元气之根，配少量肉桂可以温暖下元，少火生气，阳生阴长，鼓舞气血生长，所以此方多用于虚损劳疾、元气不足等症。

我曾医治过一个患霍奇金病的病人，该患者曾就诊于太原、北京等多家大医院，效果不佳，最后才来我院门诊就诊。患者就诊时面色萎黄、语声低微、气短乏力、食少便溏，舌质淡，苔白，脉象弱，这属于典型的气血不足症状，我当时开出的方子是八珍汤加

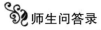
柯韵伯曰："……四君子，气分之总方也，人参致冲和之气，白术培中宫，茯苓清治节，甘草调五脏，诸气既治，病安从来？然拨乱反正，又不能无为而治，必举夫行气之品以辅之，则补品不至泥而不行。故加陈皮以利肺金之逆气，半夏以疏脾土之湿气，而痰饮可除也；加木香以行三焦之滞气，缩砂以通脾肾之元气，膹郁可开也。四君得四辅，而补力倍宣；四辅有四君，而元气大振。相须而益彰者乎！"

肉桂，方中其实也寓保元汤之意，患者服药后效果甚佳，可见仅肉桂一味药，少量用之即可"少火生气"，通过温肾而可鼓舞气血生长。

学生甲：原来保元汤有如此之妙用！我对类方的思想有初步的感悟了，这么说的话，六君子汤也属于补气类方之一吗？

贾老师：是的，六君子汤由四君子汤加半夏、陈皮组成，出自《医学正传》，具有益气健脾、燥湿化痰之功，用于脾虚夹有痰湿，症见食少便溏、胸脘痞闷、呕逆，可选六君子汤。

因脾主运化，为气血生化之源，肺为储痰之器，水湿停滞，凝聚为痰，阻滞气机，可见咳嗽痰多、胸脘痞闷；脾虚胃逆见呕吐、苔白腻。李中梓《医宗必读》中有"脾为生痰之源，治痰不理脾胃，非其治也。"故有"脾虚则痰阻"的说法。

六君子汤健脾助运以复脾虚之本，杜绝生痰之源，且重用白术，则燥湿化痰、健运脾胃之功益胜。半夏为化痰之要药，并善降逆、和胃止呕。陈皮既可理气，"气顺则痰消"，又能和胃降逆，还能"消湿聚之痰"。再加生姜三片、大枣两枚可助四君益脾，协陈、夏和胃。吴昆《医方考》云："名之曰六君子者，表半夏之无毒，陈皮之弗悍，可以与参、苓、术、草比德云尔。"

学生甲：香砂六君子汤，它与六君子汤又有何不同呢？

贾老师：香砂六君子汤也是补气类方，但是应注意与六君子汤相鉴别。香砂六君子汤出自于《古今名医方论》，是清代名医柯琴在六君子汤基础上加木香、砂仁而创制。其主要功效是益气化痰、行气温中，用于治疗脾胃气虚，痰阻气滞证，症见呕吐痞闷、不思饮食、脘腹胀痛、消瘦倦怠或气虚中满。香砂六君子汤与六君子汤均在临床享有盛誉，被历代医家广泛应用。六君子汤重用半夏、白术，故侧重于燥湿化痰，脾肺通治，而香砂六君子汤重用白术、茯苓而侧重于健脾化湿，且加木香、砂仁，而有行气温中之功，亦有香附易木香，而可调理肝脾。

学生甲：补气类方还有哪些呢？

贾老师：脾虚易生湿，亦可用参苓白术散，该方出自《太平惠民和剂局方》，药物组成是在四君子汤基础上加山药、莲子、白扁豆、薏苡仁、砂仁、桔梗而成。主要功效是益气健脾、渗湿止泻，兼有保肺之效，其证治要点为脾虚夹湿，以泄泻，或咳嗽、痰白，苔白腻，脉虚为主要表现，适用于脾胃气虚夹湿之证，亦可用治肺损虚劳诸证，方中以人参、白术、茯苓益气健脾渗湿、顺脾之性，祛湿同时注意升降，是方以参、术、苓，也就是四君子汤中三药为君，脾气强则化湿之力足，湿泻去，自有健脾之功，如清代医家汪昂所言，该方能"补其虚，除其湿，行其滞，调其气"。

学生甲：参苓白术散在临床中很常用，那它的配伍有何特点？

贾老师：参苓白术散益气健脾，渗湿止泻，虚实并治。莲子肉有厚肠胃之功。此外，该方补而不滞，

知识链接

《太平惠民和剂局方》："参苓白术散，治脾胃虚弱，饮食不进，多困少力，中满痞噎，心忪气喘，呕吐泄泻及伤寒咳噫。此药中和不热，久服养气育神，醒脾悦色，顺正辟邪。"

读 书 笔 记

利而不峻，甘淡平和，可以久用。方中伍以桔梗，一来降中寓升，以复气机之升降，二来宣通肺气，则水道通利，而湿有去路。《医方集解》中记载："桔梗苦甘入肺，能载药上浮，又能通天气于地道，使气得升降而益和。"诸药配伍，共奏益气健脾、祛湿理气之功。

学生甲：四君子汤、参苓白术散、六君子汤都是我们学习过程中非常熟悉的方剂，三者均有补气健脾作用，那我们又当如何鉴别呢？

贾老师：四君子汤以补气为主，为治疗脾胃气虚证基础方；参苓白术散兼有和胃渗湿及保肺之功，适用于夹湿之泄泻证，夹湿之咳嗽亦可，为"培土生金"常用方。六君子汤化痰之力较盛，参苓白术散渗湿止泻力更强。

学生甲：除四君子汤、参苓白术散、六君子汤等健脾益气方外，补气方还有哪些？

贾老师：还应当注意治疗肺卫气虚的玉屏风散，玉屏风散出自《医方类聚》，药物组成为炙黄芪、生白术、防风。主要功效是益气固表止汗，主治表虚自汗证，症见汗出恶风，面色㿠白，舌淡苔薄白，脉浮虚，亦治虚人腠理不固，易感风邪。

学生甲：该方仅有三味药，如何发挥其益气固表的功效？

贾老师：玉屏风散配伍精当，方中黄芪于《本草求真》中记载"入肺补气，入表实卫，为补气诸药之最"；白术于《备急千金要方》中记载可"止汗"；

知识链接

《罗氏汇约医境》："玉屏风散：治气虚自汗及伤寒误治，多汗表疏，易感风寒者。"

防风为风药之润剂。张秉成云："黄芪固表益卫，得防风之善走者，相畏相使，其功益彰，则黄芪自不虑其固邪，防风亦不虑其散表"。

学生甲：贾老师，桂枝汤也可以用于治疗表虚自汗，这跟玉屏风散有什么不同呢？

贾老师：玉屏风散与桂枝汤均可治疗表虚自汗证，玉屏风散主治肺卫气虚、腠理不固之证，桂枝汤则主治外感风寒、营卫不和之证。

学生甲：玉屏风散除治表虚自汗外，在临床还有哪些应用呢？

贾老师：玉屏风散在临床上应用广泛，现代临床常用于治疗过敏性鼻炎、上呼吸道感染属表虚不固而外感风邪者，以及肾小球肾炎易于伤风感冒而致病情反复者。本方亦可治疗多发性"疖"，若夹风，可加荆芥、白芷、桔梗；若热重，加金银花、连翘、黄芩、栀子；若湿重，加苍术、萆薢、黄柏；其反复发作，是为虚证，此为营气不充盈腠理；此方用于治疗过敏性鼻炎，可加乌梅。

接下来，我还要讲一个非常重要的补气方——补中益气汤，补中益气汤出自李东垣的《内外伤辨惑论》，主要由生黄芪、生白术、炙甘草等药组成，全方奏补中益气、升阳举陷之功。补中益气汤主治三证：一为中气下陷之证，表现多为气虚与内脏下垂；二为脾不升清之证，三为气虚发热证。

这里要重点讲一下"脾不升清"证，大家都知道脾有很重要的作用叫脾主升清，脾主升清是指脾可以将其运化所得的水谷精微等营养物质上输于心、肺、头目，并通过心、肺的作用，化生气血，以营养全身。另外，脾主升清与胃主降浊是相对而言的，脾升胃降、升降相因，人体的消化、吸收功能才能正常。此外，脾气上升，才能维持人体内脏处于相对恒定的位置，防止其下垂。但脾不升清证在生活中常常被忽视，比如说有的患者表现为间断头晕，平躺症状减轻或消失，起则晕甚，从主症表现来看属于眩晕的范畴，证属气血亏虚，此时可用补中益气汤，当然亦可用归脾汤。

学生甲：那气虚发热有何临床表现呢？

贾老师：有关于气虚发热的理论建议大家重点看一下李东垣的《脾胃论》，气虚发热病因非实火而属虚火，指征为热势不甚，病程较久，时作时止，时轻时重，劳累后加重，手心热甚于手背热，脉大重按无力，患者常气高而喘，身热而烦，头痛，渴不止，皮肤不抵风寒。这与外感发热是不一样的，外感发热，往往表现为热甚不休，热势高，病程短，手背热甚于手心，脉数有力。

学生甲：气虚发热产生的机理是什么？

贾老师：李东垣用"阴火论"来解释气虚发热之机理，他认为饥饱劳役可以损伤脾胃，导致中气虚浮，升降失常，清阳下陷，而致阴火上乘土位，泛溢肌腠。即"脾胃气虚，则下流于肾，阴火得以乘其土位，其皮肤不在风寒，而生寒热外，盗阴火上冲，则气高喘而烦热，为头痛，为渴，而脉洪"。气虚卫气浮于外和清阳陷于下焦，故郁而化热。

学生甲：您认为补中益气汤的组方思路有何特殊之处？

贾老师：这种组方方法充分体现了《黄帝内经》"孤阴不生，独阳不长"的理论精神，进一步阐明了"脾气虚不甚则不宜峻补"的道理，否则易致气行不畅，郁而化火，痼疾未愈，新病又起。阳气以升为常，升举清阳也要因势利导，缓缓而升。反之则是拔苗助长，气血不仅不能相随，而且有导致气血欲脱之虑，病情可能由轻转重，因此在临床中用量不宜过大，以免发生变证。

如李东垣《内外伤辨惑论》云："脾胃不足之证，须用升麻、柴胡苦平，味之薄者，阴中之阳，引脾胃中清气行于阳道及诸经，生发阴阳之气，以滋春气之和也，又引黄芪、人参、甘草甘温之气味上行，充实腠理，使阳气得卫外而为固也。凡治脾胃之药，多以升阳补气名之者，此也。"其组方结构对后世"补气升阳"法的运用产生了深远的影响，但凡治疗"气虚清阳不升"证候之方，多宗补中益气汤立意，或由该方化裁而成，补气升阳已为成法，不仅是方剂。

根据此法结合临床患者的具体症状就可以衍生出许许多多的方剂，这也就是我说的"类方"。

学生甲：贾老师，我明白了。您说的是在明确病机的基础上再使用类方进行治疗。

贾老师：你总结得不错。类方往往提示的是一个法，而把法应用于具体的证得出的便是方，而临床患者病机多为复合病机，那么类方的重要性就不言而喻了。

知识链接

清代徐大椿《医学源流论·用药如用兵论》："而合治之，则并力捣其中坚，使离散无所统，而众悉溃。"

学生甲：我明白了，谢谢贾老师的指导。

贾老师：以上就是我以"复合病机，巧用类方"为主题想跟大家交流的全部内容，意在强调中医需要积累，我们之前说的"以纲带目"法就是非常有效的学习方法，当我们学完方剂后，要学会归纳总结，将具有相同药物的方子放在一起对比，尤其是由同一基础方加减演变而来的，在一定程度上有着相同的核心病机，更应牢记。因此要掌握类方的思想，一方面可以提高学习效率，另一方面在临床中也不易混淆，能够更好地指导我们的临床。

学生甲：谢谢老师！

辨证论治，强调六性

辨证论治是中医学的基本特点之一，也是中医认识疾病和治疗疾病的基本原则，辨证的准确与否直接决定着治疗的成败。贾跃进老师认为问诊在收集病情的过程中是非常重要的，其独特的问诊经验对于辨证有很大帮助，贾老师强调通过分析主症以确定证候群，提倡"一条红线"的问诊模式，以快速准确地辨证。

学生乙：贾老师，我们都说中医学理论体系最基本的两大特点之一就是辨证论治，那么究竟什么是辨证论治呢？

贾老师：辨证论治是中医学认识疾病和治疗疾病的基本原则，也是中医学对疾病辨析判断和处理的特殊方法，是中医诊疗的核心。所谓辨证，就是中医临床诊断过程中，将四诊所收集的资料，包括症状和体征等进行分析与综合，辨清疾病的原因、性质、部位以及邪正关系，概括、判断为某一性质的证。所谓论治，则是根据辨证的结果，确立相应的治疗方法。

学生乙：辨证与论治之间是怎样的关系呢？

贾老师：辨证是以症状、舌象、脉象等一系列指标为依据，在一定程度上结合研究者的个人经验进行临床诊断，而施治是根据辨证的结果，在中医整体观念的指导下，结合经验给以方药治疗。因此辨证是决定治疗的前提和依据，论治是治疗疾病的手段和方法，也是对辨证是否正确的实际检验，辨证论治的过程就是认识疾病和解决疾病的过程。

学生乙：辨证论治对于中医学有何意义？

贾老师：辨证论治是中医学最大的特色，也是最主要的优势，更是中医学的灵魂。辨证论治这一融合了中国人文、社会、自然科学精髓的独特疾病诊疗体系是对生命科学正确的认识，是中医理论的核心和精髓，也是中医具有强大生命力的源泉。中医整体观、动变观的精华都通过辨证论治得以体现，理法方药亦通过辨证论治得以与之环环相扣、一线贯穿。

学生乙：既然辨证论治如此重要，那我们怎样才能更深入地学习？

贾老师：关于辨证论治的研究是关系中医药发展的核心问题，其现代化研究为应对现代化疾病谱的变化、解决人类健康领域面对的重大问题提供了新的科学线索与解决思路，将会带来生命科学的重大突破。如何发挥中医药自身方法论的优势，并结合现代科学技术方法对中医药学进行现代化研究，提升中医辨证论治的水平和疗效，一直是困扰中医药界的重大课题。

学生乙：您觉得如何才能找到这一重大课题的突破口？

贾老师："证"是辨证论治的核心，所以只有拨动"证"这一中医学界最为敏感的神经，才能触到中医学继承与发展的核心问题，正如著名学者梁茂新所说："显而易见，与证有关问题的提出和解决，势必引发中医学的一场深刻的变革。"

学生乙：老师刚刚提到"证"是辨证论治的核心，那么什么是"证"？

贾老师："证"即证候，是非常具有中医学特色的概念。"证"是指机体在疾病发展过程中的某一阶段的病理概括，由于它包括了病变的部位、原因、性质以及邪正关系，反映了疾病发展过程中某一阶段的病理变化本质，因而它能比症状更全面、更深刻、更正确地揭示疾病的本质。"证"是中医临床思维的核心，"证"不仅是一个证候群，更是对病机的概括。

学生乙：我们在学习过程中不但会提到"证"，还会提到"症"，二者究竟有何区别？

贾老师：其主要区别在于症状仅仅是疾病的个别表象，是外部表现，而证却能反映疾病某阶段的病理本质变化，能将症状与疾病联系起来，有益于对疾病过程的深入认识。所以临床实践中应处理好"证、症、病"之间的关系，一般是在分析症状的基础上认识疾病和辨别证候，在识病的同时进行辨证，以便更

知识链接

清代柯琴《伤寒来苏集·制方大法》："仲景制方，不拘病之命名，唯求症之切当，知其机，得其情。"

深入地把握疾病。

学生乙：既然"证"如此重要，我们是不是应该对其进行更加深入的研究？

贾老师：当然，"证"可以反映病理变化本质，因此辨证具有非常重要的意义，辨证的重要性正如《临证指南医案》所言："医道在乎识证、立法、用方，此为三大关键。……然三者之中，识证尤为紧要。"可见若想通过中医药治疗以达到理想疗效，必须要有科学的、合乎逻辑的辨证分析，必须确立正确的证候结论。这就需要我们深入研究"证"，既要用现代的方法，更应注重传统的方法。

学生乙：现代医学技术、科技信息等都迅速发展，那么用现代的方法与中医药学的研究相结合有哪些研究进展？

贾老师：随着科技的不断进步，每一次新的理论和技术的出现，都会迅速用来论证中医，如用现代医学的实验动物学构造中医证候模型，以此模型来研究中医学的作用机理和进行临床疗效测评。分子生物学、细胞学、基因工程学、脑功能磁共振成像等手段和方法都曾用来研究中医药作用机制，从微观的物质结构到客观的功能状态，现代技术对中医都进行了不断的探求和求证，例如对中医藏象本质的研究、对中医证候的研究、对单味药及复方制剂的研究、对经络实质的研究等。

学生乙：嗯，二者的结合的确有不少的进展，这也正是中西医结合的一个方面，那么您觉得怎样运用

读 书 笔 记

知识链接

元代朱震亨《格致余论·自序》："无论，无以识病；有论无方，无以模仿。"

现代方法来研究具有中医特色的证候呢?

贾老师：从 20 世纪 60 年代开始，大量的专家、学者就想用现代医学的手段和方法来证明中医"证"的实质，想借助实验室指标作为中医某"证"的特异性指征，使中医的"证"走向客观化、标准化。其目的是希望中医辨证像西医辨病一样，通过识别异常的理化指标来实现。这样的话，中医辨证就可以从经验医学中摆脱出来，克服个人经验的模糊性和不确定性，走上科学的道路。

学生乙：这些关于"证"的现代研究有何结果?

贾老师：几十年过去了，学者们做了很多实验室指标，理论也做到了很深的层次，如脾虚证、血瘀证等，可是这些指标并不能很好地用来对中医的"证"进行诊断，得不到我们想要的结果，无法像西医的实验室指标来诊断西医的病一样建立具有特异性的中医"证"的实验室指标，从中找不到"证"实质的确切依据是什么。

学生乙：的确如此，想把西医指标与中医证候完全对应并不容易，有学者认为："某一证不会只有一项指标的异常，运用单指标研究很难反映证的本质。"您怎么看待这样的说法?

贾老师：目前的研究确实还不能通过某一项指标来对应某一种证候，因此可以采用多学科、多途径、多指标的思路进行研究。我们对生命体的研究已深入到组织、细胞、细胞亚微结构或超亚微结构水平，有些已进入分子水平和量子水平，但是现代研究提出的多种假说中，没有一种能被中医学术理论体系所接受，依然难以找到"证"的相关特异性诊断指标，或者说还无法根据一种或几种客观指标来确定"证"的本质，可见"证"的现代化研究还是任重而道远的。

学生乙：嗯，那您觉得中医辨证论治有何特点？

贾老师：要做一个好中医，辨证论治是基础，中医临床不仅是以病为研究对象，更重要的是以患病的人作为对象，这就决定了个体化治疗成为中医学的重要医学模式，同时也决定了中医对人的健康与疾病的认识规律、临床治疗等丰富的内容。中医治病历来重视人体的禀赋、七情以及社会环境等对健康与疾病的影响，不同的病人，即使我们辨的证相同，但根据自身体质不同，我们用药也会有所区别，而且在治疗过程中应根据用药后机体的功能变化调整药物，做到方证相应。

学生乙：您认为中医辨证主要是在辨什么？

贾老师：临床医生一定要明确，在辨证时关键是要具体辨出病位、病性、病机变化、预后转归等。辨病位要分析在脏、在腑、在经、在络、在表、在里等；辨病性要分析寒热、虚实、虚实夹杂、寒热错杂、本虚标实等；辨病机转化要分析寒热转化、虚实转化等，最后要清楚该病证的预后转归。

学生乙：既然辨证的目标已经明确，那我们应该怎么来进行辨证呢？

贾老师：临床诊治疾病是有一定流程的，辨证的程序首先是收集四诊资料，确定主证并完善病史，为

知识链接

唐代孙思邈《千金要方·序》："人命至重，有贵千金。一方济之，德逾于此。"

明确诊断奠定基础，然后根据主症、兼症、舌脉等明确辨证要点，进行全面具体的分析判断，以寻求对初步印象的支持，并概括为某一性质的证。也就是说，如何辨证的问题就在于收集资料、分析病情并得出诊断，亦即对望、闻、问、切四诊获得的全部资料进行筛选，根据中医理论辨清病证的病位、病性以及邪正双方力量的对比。

学生乙：可否请您根据辨证的流程再进行具体的讲解？

贾老师：具体来说大致分为三个方面，一就是抓住主诉、主症，主诉是病人就诊的最痛苦、最主要的症状及持续时间，中医的诊断与主诉有着非常密切的关系，若主症与诊断相应，基本决定了要怎样诊断；二是要围绕主诉进行问诊，要全面系统、确切地了解疾病发生、发展、变化以及诊法的全过程，即掌握病人的主证持续、诱发及加重的因素，兼次症与主症的关系等，同时要问其他病史；三是结合望、闻、切诊，望诊包括望神色、形态、舌体、分泌物及全身、局部，闻诊包括与疾病有关的各种声音，如语声、咳嗽、呼吸、肠鸣音等，切诊即切脉、腹、肌肉等。

学生乙：辨证明确对于临床治疗有何价值？

贾老师：辨证的关键就是在于指导治疗，以辨病因为例，中医认为病证是病因与机体相互作用的结果，故了解病因对治疗有两个意义，这一点周仲瑛教授曾经提过，其直接意义在于为病因学治疗及预防指明了目标，可审证求因，如虫积内扰的要驱虫，痨虫蚀肺

知识链接

宋代陈言《三因极一病证方论·五科凡例》："因脉以识病，因病以辨证，随证以施治，则能事毕矣。"

的要抗痨；间接意义则是为发病学治疗提供方向，如郁怒伤肝可出现肝气郁滞、肝阳暴亢、气滞化火等，治疗时更多的便是要消除其病理后果，如选用疏肝理气、平肝潜阳、清肝泻火的方药，谨察阴阳之所在，以平为期。

学生乙：老师刚刚分享的关于辨证与"证"的理解让我们收获颇丰，此外，还常听您提到"证"的六性，这又是何意呢？

贾老师：关于"证"的六性，我查阅了一些资料，也有一些自己的思考，其中周仲瑛教授所论辨证五性对我有很深的启发，我也希望能够分享给你们，我们共同学习。如果能够灵活掌握"证"的六性，对于临床诊疗水平的提高也有一定意义。"证"的六性包括特异性、可变性、交叉性、夹杂性、非典型性、客观性，掌握六性不仅可提高辨证的准确性，而且对加强辨证的预见性十分有益。

学生乙：特异性应该就是每个证不同于其他证的性质，是这样理解吗？

贾老师：没错，特异性指证候的独特主症，每一个证的概念都有其特殊内涵，不同的证之间是互相区别的，正如《伤寒论》中所云："但见一证便是，不必悉具"，根据某一表现即可基本确定为某证，这就说明了"证"的特异性，对临床辨证有决定性意义。但是还有很多症状既可出现在本证，也可出现在其他证，没有特异性或者说特异性的程度比较低。

学生乙：看来证的特异性程度也是有区别的，能

读 书 笔 记

知识链接

清代余楙《万选良方·序》："制方之本旨，非泥方以治症，实审证以用方。"

否请您举个例子来说明？

贾老师：以少阳病为例，"少阳证"须具备口苦、咽干、目眩、往来寒热、胸胁苦满、默默不欲饮食、心烦喜呕等症，若分解看就会发现，"往来寒热"的特异性价值明显高于其他，临床中仅有口苦、咽干、目眩、脉弦等数症则不能轻易诊断为少阳证。又如痰热蕴肺证须见咳嗽、气粗、咯痰黄稠、苔黄腻、脉滑数等症，其中"痰黄稠"如果是主诉兼望诊所得，只此一端，即基本可构成该证，其他证若单一出现则每不能轻信即属该证。

学生乙：看来我们在望闻问切的过程中就应该更加关注那些特异性强的证候，以便于快速得到准确的辨证。

贾老师：对。国医大师周仲瑛曾治一例肝癌患者，肝功异常，肝肿大，腹水明显，舌光红无苔，口干少津，他当时抓住患者舌光红无苔、口干少津这一特异现象，重用养阴的生地、天冬、麦冬、玄参、鳖甲等甘寒、咸寒药，配以清热解毒、凉血化瘀之品，据证化裁。前后服药两年，水消胀缓，肝功正常，随访五年仍健在，这就是抓住证的特异性，从而因证选方的典型案例。

学生乙：我们对特异性有了一定的了解，那所谓可变性又是什么意思呢，证是可以不断变化的吗？

贾老师：可变性是指证具有时相性，疾病都是不断发展变化的，尤其"证"本就是某一阶段的病理概括，因此在疾病发展过程中，证不是一成不变的，随着时

知识链接

明代张介宾《质疑录·论圣人止有三法无第四法》："治病如权衡，高下轻重，随时变通；若偏矫一说，祸人不浅。"

间的推移，这一证可以转化或传变为另一证，在急性病中，甚者旦夕可变。如某些急性病、温热病，由于热势极重，大量耗伤机体元气，在持续高热的情况下，可突然出现体温下降、面色苍白、四肢厥冷、脉微欲绝等阳气暴脱的迹象，如不能及时辨认则危险立至。即使是慢性病，随着患者的体质、内环境、治疗等外在条件的不同，也可错综演化。

学生乙：面对如此复杂变化的病情，我们应当如何应对？

贾老师：正如周仲瑛教授所言，此时如果能够掌握证势、病势，对证的可变化性是可以预见的。

学生乙：那什么是"证势"和"病势"，您能否通过具体的证候变化为我们讲解一下？

贾老师：所谓"证势"即指一种证向另一种或若干种证转化的一般趋势，比如肝气郁结可以化火、生痰，故气郁证每多转化为气火证、痰气郁结证等。再如温病学中，外感疾病卫分证可以向气分证传变，进而变为营分证、血分证等。此外，痰湿蕴肺型的慢性老年咳嗽病人，久咳可致脾肺两虚，甚则病延及肾，阳气渐虚，津失输布，痰湿转从寒化，表现为"寒饮伏肺"的痰饮。

学生乙：结合您讲的具体实例，我们明白了"证势"的含义，"病势"对于临床治疗又有何意义呢？

贾老师：由于"证势"在很多情况下尚不足以把握疾病的转化，所以还必须兼顾"病势"，所谓"病势"是"证势"的特殊规律，即指某些疾病症的转化有自己的特殊趋势，如痹症日久可致气血不足、肝肾亏虚，或津凝为痰、络脉痹阻，以致痰瘀交阻于骨节之间，导致骨节畸形肿痛、屈伸不利，再如肺痨病肺阴不足证往往出现在初期，表现为潮热、盗汗、咽干口燥等，而风温病的肺阴不足证多见于恢复期，邪去而肺阴损伤，津液未复。

学生乙：所谓交叉性，是指病证之间常常有相同的地方吗？

贾老师：这样讲主要是因为内科疑难杂病证情复杂，一般均表现有证的交叉。交叉性即两类以上证候的互相联系、并见，其交叉组合形式多样。在八纲辨证方面，如气血两虚、痰热互结、表里同病；在脏腑病位方面，如肺肾阴虚、肺脾气虚；在病理因素方面，如气滞血瘀、湿热内蕴、痰瘀交阻等，其辨证要点是确定两者的轻重缓急，以明确治疗的主次先后。

学生乙：面对证候的交叉，治疗时应当注意什么？

贾老师：有的应抓病变重点，如肺肾阴虚重在治肾，肺脾气虚重在治脾；有的应当抓病机主次，如气滞血瘀之胁痛，气滞突出用柴胡疏肝散，血瘀明显用复元活血汤；再如湿热内蕴之黄疸，以湿为主，用茵陈四苓汤渗湿泄热，以热为主，选茵陈蒿汤清热利湿。

学生乙：刚刚说的是交叉性，那么我们该如何理解"证"的夹杂性？

贾老师：所谓夹杂证即指两种或两种以上的疾病并存，并由此产生两类或两类以上的复合证，如起病即二经、三经同时出现病变的合病以及某一经证候未了，另一经又出现病证的并病，其辨证要点是把握标本主次，或标本兼顾、突出重点，或遵循"间者并行，甚者独行"的治疗原则。

学生乙："间者并行，甚者独行"的治疗原则当如何理解呢？

贾老师：这是《素问·标本病传论》提出的治疗原则，《素问·标本病传论》云："谨察间甚，以意调之，间者并行，甚者独行。先小大不利而后生病者治其本。"后明代医家张介宾注："间者言病之浅，甚者言病之重也。病浅者可以兼治，故曰并行，病甚者难容杂证，故曰独行。"

学生乙：临床中具体如何应用"间者并行"的原则呢？

贾老师：病情较轻，病势较缓者谓之"间"，治疗可标本兼顾，对诸多症状同时治疗，即所谓"并行"，如《伤寒论》"喘家作，桂枝汤加厚朴杏子佳"，指出素有喘痰，又新感风寒，可用桂枝汤解表散寒，厚朴杏仁平喘降逆。正如清代名医高士宗所言："如邪之有余不足，叠胜而相间者，则并行其治。并行者，补泻兼施，寒热互用也。"

学生乙：那"甚者独行"又当做何解释？

贾老师：若病情较重，病势较急者，称之为"甚"，治疗应当机立断，集中治疗疾病最紧急的一面，如标急治标，本急治本，而不要分散力量去标本兼顾，要采取有力而有针对性的治疗措施，这就是"甚者独行"，即高士宗所谓"如但邪气有余，正气不足而偏

知识链接

《素问·标本病传论》："知标本者，万举万当；不知标本，是谓妄行。"

甚者,则独行其治,独行者,专补专泻,专寒专热也。"

学生乙:该原则对于夹杂证的治疗确实有指导意义,我们应如何进行灵活应用呢?

贾老师:如《伤寒论》少阴三急下证,"少阴病,得之二三日,口燥咽干者,急下之,宜大承气汤",因阴虚燥实进一步灼烁真阴,故此病机有土燥水竭之势,治当急下阳热之实邪,以救少阴经欲竭之阴,即所谓"甚者独行"。再如病人同时有胃脘痛、失眠二病,证属肝胃不和、湿热中阻、心肾不交,治疗当依据病人具体情况,或以疏肝和胃为主,或以清化湿热为主,或以交通心肾为主,或三者同时予以兼顾,治疗当把握标本,分清缓急。

学生乙:如此看来,交叉性和夹杂性都是病证的兼夹,那么二者有何区别呢?

贾老师:二者都是两种或两种以上证候的兼夹并见,但交叉性是互相联系的两种以上证候在病机上有因果关系,如肝郁化火;夹杂性则指各证之间并无内在联系,如少阴病、阳明病,但二者在治疗原则上是一致的,即确定证的轻重缓急,明确治疗的先后主次。

学生乙:您这样一说,学生顿时豁然开朗,那么就请您再说说"证"的非典型性吧。

贾老师:非典型性是指某一证应该出现的特异性表现在数量上和程度上表现不足,即不符合常见的典型症状。对于非典型性的辨证应注意证的发生、发展、转归的全过程,把握初期性证、隐伏性证、过渡性证与轻型性证,以避免辨证的局限。

学生乙：刚刚提到，把握"证"的非典型性又要注意四个方面，那什么是初期性证呢？

贾老师：初期性证是指疾病的初期阶段，特有的症状尚未显现，缺少特异性，如风湿、悬饮、肺痈初期均可有风热犯肺证的过程，这一阶段病的特异性表现不足，应结合辨病，从病的发展起势深入分析，如果都给予疏风清热宣肺之品，则针对性不强，难以阻止病情的发展。

学生乙：那么隐伏性证应该就是临床不易发现的证候，因此也属于非典型性的表现，对吗？

贾老师：是的。隐伏性证又叫潜在证，其特点是临床症状极少，甚至缺如。对此需从病史、体质、个性、嗜好、舌脉等细微处探索，并借助理化检查结果，根据疾病的基本病理特点进行辨证。

学生乙：既然其临床表现不典型，我们应如何进行相应的治疗？

贾老师：比如治疗癫痫等有发作性特点的疾病，在缓解期就应当根据其病史及一般情况来推测其发病时的证候，按照"平时治本"的治则，确立益气健脾或健脾化痰等治法，立法选方，通过治疗隐伏性证而起到防止或减轻发作的目的，哮喘亦有发作性特点，可冬病夏治，道理亦如此。

学生乙：非典型性的第三个表现是过渡性证，这是什么意思？

贾老师：过渡性证又叫临界性证，是病情由一证向另一证转化发展过程中出现的似此似彼的症候，如

知识链接

明代薛己《明医杂著注·续医论》："凡医生治病，治标不治本，是不明正理也。"

中风病仅见半身不遂、口角歪斜，尚无明显昏迷但神志时清时昧者，为介于中经络中脏腑之间的证候，此情况可以由昧转清为中经络证，亦可进一步发展为内闭神昏的中脏腑证。又如胃痛，若喜热敷、苔白腻，同时见口苦、口干、舌质偏红，这就是寒热并见的过渡证，既可以进一步热化，亦可以转从寒化。

学生乙：竟如此神奇！病机的变化就会导致不同的结局。

贾老师：因此临证时一定要注意对过渡证的把握，积极调整以应对疾病变化的趋势，我举个例子来说明其中的意义。国医大师周仲瑛曾治一顽固哮喘患者，临床表现为典型的小青龙汤证，服药后症状缓解，但背寒易汗、气短，转为肺气虚寒证，经治疗病情稳定。逾年复发，服温化剂不效，再审其烦躁，唇起火疮，舌质较红，可见有化热趋势，故在小青龙汤基础上加石膏，服方喘止。这说明寒饮伏肺证可转见虚寒，亦可寒郁化热，据此可知，对过渡性证必须及时抓住病机演变趋势，予以相应治疗，防止其传变。

学生乙：好的，我们记住了，一定要把握过渡性证，那轻型性证要怎么理解呢？

贾老师：轻型性证是由于症状严重程度不著，存在质的差异而缺少典型表现。如有些肺痨病人肺阴虚不重，仅有轻微咳嗽，或略觉乏力；又如高血压病之头痛眩晕不重；再如冠心病之胸痛血瘀证不显，仅偶发胸闷等。虽然症状不严重，但是临证对轻微证候亦不可忽视，因为一旦病情发展，可突然出现严重后果，

知识链接

《素问·热论》："人之伤于寒也，则为病热。"

如高血压病可突然发生脑出血、病毒性心肌炎在急性期可能因严重心律失常、急性心力衰竭和心源性休克而死亡，所以对轻型性证也应当高度警惕，认真辨识。

学生乙：辛苦您一直在耐心讲解，最后就该强调一下"证"的客观性了。

贾老师：客观性就是说"证"是客观存在的，但是临床中却常常受一些主观因素的影响。首先从患者一方看，主诉是受主观意识支配的，不同病人之间存在耐受性、文化程度、对病情的关心程度、对医生的信任程度、表达能力以及各种社会、心理因素的不同，从而会影响或者扭曲主诉。其次对医生来说，辨证的问题也存在敏感性、标准化、客观化等问题，如要判断舌是否红，是否紫，脉是否弦，是否滑，不同医生所得出的结果会存在客观性的差异。

学生乙：对于辨证时遇到的一些主观因素，我们应当如何应对？

贾老师：若要避免主观因素的影响，就应该明白，一个证候不仅出自主诉，还可同时得到望、闻、切三诊的支持，甚至得到实验检查的证实，如此客观性就强，如主诉与望闻切诊相符合，同时有实验室检验结果、临床检查等的辅助，就可以得到较客观的证型诊断，反之客观性就弱，可信度降低，因而提高辨证的客观性是提高论治准确性的前提。

学生乙：嗯，今天我们听您讲了很多关于辨证的研究与认识，又详细了解到了关于辨证六性的知识，我们一定会多加思考，仔细体会您讲的这些内容。

知识链接

明代无名氏《异授眼科·看眼法》："参其一定之规，用我活变之法，尽望、闻、问、切之心，必得神圣工巧之验。"

知识链接

清代王燕昌《王氏医存·临证须合四诊乃能分晓》："不须望、闻、问，但一诊脉，即能悉其病者，欺人语耳。"

第二节
医林独有一枝秀，医养结合大道归

千般疢难，调气为先

学生丙： 贾老师，您能给我们讲讲气的哲学含义吗？

贾老师： 概括地来说，哲学中的气包括抽象意义的气和物质范畴的气，气是中国古代哲学的最高范畴，作为一种说理工具，抽象意义的气，泛指世界上的一切现象，包括物质现象和精神现象。气既有物质性，又有精神性，是物质与精神的混沌和统一，如《论衡》"气者，身之充也"，是指物质现象之气，而《孟子》"浩然之气"则是指一种最高的仁义道德之气，属于精神现象之气。而物质之气是一种极其细微的物质，是客观存在的物质元素，或无形或有形，是天地未分的混浊状态，宇宙万物皆由气构成，以气为天地万物之本原，这也是元气论的根本观点，无形之物和有形之体就其本原而言就是气，只不过气处于弥漫或凝聚的不同状态而已。以气为根基，无形之物与有形之体之间还处于不断的相互转化之中，也就是说，气的不断运动变化推动着宇宙间万事万物的发生、发展与变化，正如《易经》所说："刚柔相济而生变化""天地感而万物化生"，换句话说，古代哲学家认识到气的运动不息，根源在于其自身内在的矛盾运动。同时，古代哲学家还认为，各种物质形态的一切相互作用都是感应，如乐器共鸣，同极相斥，异极相吸，日月引起海潮。自然界的变化影响到生理病理变化，而气正是万物感应的中介，无形之气弥漫于宇宙虚空之间，将有形之万物联系成一个整体，通过气的感应中介，自然万物之间相互贯通，相互影响，正如《易经》所说："同声相应，同气相求。"当代哲学家张岱年先生认为："要而言之，中国古典哲学中的气是指占空间，能运动的客观存在"，所以气的哲学基本内涵一般可归纳为以下几点：气是运动不息的极细微物质；气是宇宙的本原；气的运动变化推动着宇宙间万物的发生、发展与变化；气是宇宙万物之间的感应媒介。因此气的内涵涵盖了自然、社会、人生的范畴，是中国古代哲学中各家共同使用的范畴，其内涵相当复杂，不可作单一的、片面的理解。

学生丙：老师，那么气的医学含义是什么呢？

贾老师：《黄帝内经》继承和发展了先秦时期关于气的学说，同时将气引到中医学领域中，逐渐形成了中医学气的概念，成为中医学理论体系中的重要组成部分。气一元论作为一种思维方法，不仅对中医学

读 书 笔 记

知识链接

　　明代张介宾《类经·脏象类》："气聚则生，气散则死。然而，死生在气，而气本于精。"

有一定的指导作用，而且更重要的是它已经融入中医学的各个方面。研究人体中各种具体的气的概念、来源、结构、功能的理论，与古代哲学的气的学说所研究的范围、对象不同，应注意区别。

在中医学中，作为医学科学中具体的物质概念，气是构成人体和维持人体生命活动运行不息的极其细微的物质。作为方法论，中医学的气解释了天、地、人的构成和运动变化，特别是人体的结构、功能和代谢规律，以及疾病原因、病理机制、诊断和防治、药物性能、养生康复等，形成了以生理之气为核心的气一元论。

中医学从医学角度论气，将气分为自然之气、生理之气、病邪之气和药物之气。自然之气，如天地之气、五行之气、四时之气等；生理之气，如人气、阴阳之气、清浊之气、五脏六腑之气、营卫之气等；病邪之气，如六淫之气、恶气、毒气等；药物之气，如寒、热、温、凉四气等。从人体复杂的生命运动和疾病现象中，广泛而深入地分析了气的具体表现形态，并强调不仅人的精神产生于气，而且人的精神对气的运动变化有很大的反作用。

学生丙：中医学中"气"的概念有哪些特点？

贾老师：如上所述，中医学认为气是人体生命活动的物质基础，气的运动变化也是人体生命活动的规律，中国古代哲学强调气既是存在，又有运动，是物质功能的统一，中医学的气同样是生命物质与生理功能的辩证统一。

中国古代哲学中气的范畴，虽与西方传统哲学所谓物质相当，但二者又有所区别。西方哲学以"固体物"为模式而提出物质概念，物质的存在形态是原子、粒子，原子、粒子是间断性的物质颗粒，物质的运动属机械运动。中国古代哲学是以气为模式而提出物质概念，气是有形与无形的统一，是连续、无间断状态的物质实体，其运动形式为升降、聚散、震荡等。这两种不同的自然观对东西方科学发展方法的影响是巨大的，基于此，中医学继承并发展了中国古代哲学"气一元论"的自然观。在探讨生命的本源时，认为气是构成人体和维持人体生命活动的基本物质，在探讨生命运动规律时，认为生命过程就是气的升降出入的运动过程，是形与气的相互转化过程。

学生丙：人体之气为什么还分为各种不同名称的气？

贾老师：前面我说过"气"是中国古代的哲学思想，是一种说理工具，就如西方将人体分为消化、血液、神经等九大系统后，继而又分器官、组织、细胞一样，中医也将人体内气划分不同的层次和不同的名称。

最高层次的"气"为一身之气，即运行于人体内各处并推动和调控各脏腑形体官窍的功能活动，推动和调控精、血、津液的运行、输布和代谢极精微物质。其生成来源有三，即先天之精化生之气也是元气，脾胃化生的水谷精气和肺吸入的自然界清气。一身之气分布于人体内不同部位，则分为不同名称的气。不同部位、不同层次的气有其各自的运动形式和功能特点。

读　书　笔　记

知识链接

　　明代张介宾《景岳全书·诸气》："百病皆生于气，正以气之为用，无所不至，一有不调，则无所不病。"

第二层次的气为元气、宗气、营气、卫气。第三层次的气为脏腑之气，如肺气、心气、肝气等。第四层次的气为脏腑的阴阳之气，如肾阳气、肾阴气、心阳气、脾阳气等。需要注意，在历史的长河中，对气的认识历代医家也各不相同。

学生丙：老师，如何从《道德经》理解"气一元论"？

贾老师：《道德经》曰："道生一，一生二，二生三，三生万物，万物负阴而抱阳，冲气以为和。"此乃生成宇宙万物的模式。此处"道"是指物质的本源以及万物运动的总规律，"一"指万物的物质本源，气的根本属性是运动，运动有两种基本态势，即绝对的"动"和相对的"静"，"动"则生"阳"，"静"则生"阴"，这即是"一生二"。"二生三"是指阴阳相互作用，产生阴阳平衡，此阴阳平衡状态就是"三"。"三生万物"是指天地间万物都是在"阴阳平衡"下产生的。"万物负阴而抱阳"，是指万物内部存在阴、阳两个方面，万物都是由阴、阳两种因素所构成。"冲气"即"一元之气"。"和"乃协调平衡状态，即"一元之气"不仅构成了万物，而且还保持了万物间协调平衡的正常状况。

而其转化过程，强调以五脏系统为核心的生命体具体形态（模型），而又着重从"气"的升降出入运动状态来考察五脏系统的生理活动和病理变化，体现了生命物质与生理功能的统一，正确地理解"气"范畴的物质存在与功能意义的辩证关系，才能正确地认识五脏系统的结构与功能的辩证关系，才能正确地认识五脏、经络系统的形体与功能的辩证关系。

学生丙："气"是中医学中的一个重要概念，您能较详细地讲讲气机是什么吗？

贾老师：中医学气的内涵有两个特点。其一，气是构成和维持人体生命活动的基本物质；其二，气具有极强的活力且运行不息。气的运行不息激发和调控机体的新陈代谢，推动人体的生命过程，气的运动停止，则标志着人生命过程的终止。

气的运动称之为"气机"，气流行于全身，内至五脏六腑，外达筋骨皮毛，发挥其生理功能，推动和调控着人体的各种生理活动。人体之气的运动形式主要为升、降、出、入四种基本形式，例如：元气自肚脐下（下气海）向上运行，宗气自胸中（上气海）向下运行，属气的升降运动。白天营气随卫气由体内运行于体表，夜间卫气随营气由体表运行于内脏，称之为营卫出入运动。人体的浊气自下而升至肺呼出自然界，体现肺气的宣发运动，自然界的清气由肺气吸入并下纳于肾，体现肺气的肃降运动。人类生活在自然界与天地息息相通，天气下降，地气上承，天地交而化生万物，人在其中，人体的气机运动也以升降出入为基本表现形式，人体内部生生化化，以及人与自然界的气化出入，都是通过气的升降出入来完成的，在机体生理活动中，升降主要表现为脏腑气机升降而形成的气化过程，出入则侧重于人体与外部环境之间的物质交换，升降出入相互融合协调共同完成生命活动的基本过程，人体的各种生理活动，如呼吸运动、饮食物的消化与吸收、津液代谢、气血运行等均是气的升降出入运动的具体体现。脏腑经络是人体之气升降出入的场所。"升降出入，无器不有"，气的升降出入运动通过脏腑功能活动表现出来，必须协调平衡。

一方面气的运动必须畅通无阻，另一方面气的升降出入运动之间必须平衡协调。具备这两点，气的运动才是正常的，这种正常状态称之为"气机调畅"，气的升降出入运动是人体生命活动的根本，一旦停息就意味着生命活动的终止，故《素问·六微旨大论》曰："出入废则神机化灭，升降息则气立孤危。故非出入，则无以生长壮老已；非升降，则无以生长化收藏。是以升降出入，无器不有。"

气的升降出入运动失常称之为"气机失调"，由于气的运动形式是多种多样的，所以气机失调也有多种表现，例如：气的运行受阻而不畅，称为气机不畅。气的运行受阻严重，局部阻滞不通，称为气滞。气升发太过或下降不及，称为气逆。气上升不及或下降太过称为气陷。气外出有过而不内收，称为气脱。气不能外达而郁结闭塞于内，称为气闭。掌握气的运行失常状态和机理，将有利于确立各种治疗气机失调病变的治疗法则。

学生丙：贾老师，气化是什么意思？

贾老师：运动是物质的存在形式和固有属性，天地万物的变化根源在于气的运动，而气的运动源泉在于气自身之中，气自身不仅具有运动能力，而且气时时刻刻处于变化中。气的运动所产生的各种变化称之

知识链接

清代周学海《读医随笔·升降出入论》："升降出入者，天地之体用，万物之橐籥，百病之纲领，生死之枢机也。"

为气化。凡是在气的直接作用下或参与下，宇宙万物在形态、性能以及表现形式上所出现的各种变化都是气化的结果。在中医学中，气化实际上是指由人体之气的运动变化而引起的精、气、血、津液等物质与能量的新陈代谢过程，是生命最基本的特征之一，需要指出的是中医学中的气化与古代哲学中的气化是有区别的，古代哲学中的气化指宇宙万物的发生、发展与变化。

气化过程有"化""变"两个不同的类型，可发生在气化过程中的每个阶段，如《素问·天元纪大论》曰："物生谓之化，物极谓之变。""化"是指气的较缓和的运动所促成的某种改变，类似于当今之所谓"量变"。"变"是指气的剧烈的运动所促成的显著变化，类似于今天所谓的"质变"。"化"常出现于气化过程的初始阶段，而"变"常出现于终末期，但不管是"化"还是"变"，皆取决于气的升降聚散运动，取决于气的阴阳两个方面的相互作用，一旦气的运动停止，则各种变化也就终止。

人体的新陈代谢是由于人体内气的不断运动而推动和调控的气化过程，人体内气的升降出入运动，推动精、气、血、津液的新陈代谢及其能量的相互转化，推动调控着各脏腑的功能活动和人体生长壮老已的生命过程。人体内的这种气化过程是在人与自然界之大气的交换过程中进行的，也是在自然界气候变化的影响中进行的，故中医十分强调"天人相应""人以天地之气生，四时之法成"。

读　书　笔　记

知识链接

明代张介宾《类经·脏象类》："气聚则生，气散则死。然而，死生在气，而气本于精。"

气化的形式多种多样，《素问·阴阳应象大论》曰："味归形，形归气，气归精，精归化，精食气，形食味，化生精，气生形……精化为气。"就是对气化过程的简单概括。体内精、气、血、津液各自的代谢及其相互转化，是气化的基本形式。如精的生成包括先天之精的充盛和后天水谷之精的化生，精化为气包括先天之精化生元气，后天之精化生谷气以及谷气化生为营卫之气。精化为髓，髓充骨而脑化神，精与血同源互化，津液与血同源互化，血的化生与其化气养神，津液的化生与其化生为汗化生为尿。气的生成与代谢包括化为能量与热量以及生血、化精、化神，并分化成脏腑之气和经络之气，也包括气与形，形与形之间的互化，如此等等，皆是气化的具体体现，需要特别指出的是，气化过程的有序进行，是脏腑生理活动相互协调的结果。

综上所述，"气化"包括"气化为形，形化为气"的转化过程，人体通过五脏六腑呼吸清气，受纳水谷，将其转变为人体所需之气、血、精、津液等各种生命物质，沿着经络输布全身，而将新陈代谢后的废物和水液等排出体外。

学生丙：气与阴阳、五行之间关系是什么？

贾老师：中国古代哲学认为气是天地万物统一的物质基础，是世界的本源，气的范畴肯定了物质世界的统一体，世界本源于气，因动静而分阴阳，气为阴阳之体，阴阳为气之用，阳气与阴气相互作用而产生五行。宇宙的演化过程就是气－阴阳－五行－万物。

中国古代哲学以气为最高范畴，接着阴阳－五行－万物的逻辑系统，揭示了世界万物，包括生命的本质，阐明了世界上事物的运动变化。

精气学说、阴阳学说以及五行学说是中国古代把有关世界本原和发展变化的基本观点和方法引入中医学，帮助中医学构建了独特的医学理论体系，不仅成为中医学的重要思维方法，并且与中医学自身固有的理论和经验相融合，或者已经成为中医的特有含义，用以阐释人体的形态结构、生命过程、疾病的原因、机理、诊断、防治等，成为中医理论体系中的重要组成部分。

学生丙：气与阴阳的关系是什么？

贾老师：中医学基于气是宇宙万物之本原这一观点，认为世界是物质的，是构成天地万物的基本元素，但世界上气可以分为阳气和阴气两大类，气是阴阳二气的矛盾统一体，如《素问·阴阳应象大论》曰"清阳为天，浊阴为地，地气上为云，天气下为雨，雨出地气，云出天气"，天地阴阳之气上升下降，彼此交感而形成天地间万事万物，故又如《素问·至真要大论》曰："本乎天者，天之气也，本乎地者，地之气也，六节分而万物化生矣"，而天地万物的生成变化、消长的根源是物质世界的气内部所具有的阴阳二气对立统一运动的结果，亦即"气聚而成形，散而为气"。

阴阳学说认为，世界是物质性的整体，世界本身就是阴阳之气的既对立又统一的结果，由于阴阳之气的相互阖含和相互作用，促成了宇宙中万物的发生发

知识链接

《素问·五运行大论》："天地阴阳者，不以数推，以象之谓也。"

展，推动和调控着万物的发展和变化，阴阳学说含有丰富的辩证思想，认为宇宙中无论有形的实体或是无形的太虚，无论是天之星体还是地之万物，均以阴阳二气升降而不断运动变化着，相互之间存在着普遍的联系。宇宙中的一切事物和现象，都普遍存在着阴阳两种对立的势力，如天与地、日与月、水与火、明与暗、昼与夜、寒与热、动与精、升与降、上与下、表与里以及生与死等，无一不是既相互关联又相互对立的事物和现象，而每一种事物或现象本身也都存在着阴阳两种既相互对立又相互关联的运动趋势，因而宇宙中的一切事物和现象的发生发展与变化，都是其内部阴阳相互作用的结果，故《素问·阴阳应象大论》曰："阴阳者，天地之道也，万物之纲纪，变化之父母，生杀之本始，神明之府也。"

学生丙：气与五行的关系又是怎样的呢？

贾老师：五行学说是研究木、火、土、金、水五行的概念特性、生克制化和乘侮规律，并用以阐释万物发生发展变化及其相互关系的一种古代哲学思想。五行的本义是构成宇宙万物的五种资料及其运动所产生的自然界万事万物万象的变化。天之五行是对自然界中的"六气"即风、寒、暑、湿、燥、火的运动及其所引起的物质变化的抽象。地之五行即存在于地的构成万物的木、火、土、金、水五种基本元素，是对木、火、土、金、水五种基本物质进一步抽象而形成的概念，它们相互杂合而万物生。天之五行与地之五行皆是由宇宙本原之气所分化，有其共同的生成本原，故可"合而为一"，来阐释宇宙万物万象的生成和变化，此即《素问·天元纪大论》曰："在天为气，在地为形。"因此五行实为抽象的宇宙本原之气所分化，而并非是具体的风、寒、暑、湿、燥、火六种气候变化和可见的木、火、土、金、水五种自然物质，而是一个抽象的概念，五行的物质元素或资料意义渐趋削弱和淡化，而其方法论的作用日益加强与突出，五行模型中的某一事物的实体是什么构成的已不重要，重要的是事物之间及其内在要素之间的联系。五行学说以"五"为数把自然、社会、人事、生命健康、疾病等大千世界的各种事物和现象均纳入一个整齐的五行图式之中，形成了五行系统宇宙图式结构，它是中国古代朴素的系统论。

学生丙：气一元论、阴阳学说、五行学说作为中国古代的方法论，如何阐述人体生命运动的规律，三者各有什么特点？"气一元论"思想是奠定中医三大哲学思想的一块基石吗？

贾老师：气一元论、阴阳学说、五行学说是中国古代的唯物论和辩证法，是中国传统方法认识世界的根本观点和方法，体现了中华文明特有的智慧和才能，中医学在哲学与自然科学尚未彻底分开的古代，它们渗透到医学领域后，促进了中医学理论体系的形成和发展，并贯穿于中医学理论体系的各个方面，用哲学概念说明中医的问题。其中，气一元论作为一种自然观，奠定了中医学理论体系的基础，即便认为中医学理论体系的全部学说都建立在气一元论基础上也并不

读 书 笔 记

知识链接

明代张介宾《类经图翼·运气》："五行即阴阳之质，阴阳即五行之气。……行也者，所以行阴阳之气也。"

为过。因此说气一元论思想是奠定中医三大哲学思想的一块基石。阴阳学说和五行学说作为方法论，构建了中医学理论体系的基本框架，三者既相互联系又各有所指和各具特点。

气一元论与阴阳五行学说比较，更具有"本体论"性质，旨在说明天地万物的物质统一性，人之生死，全赖于气，阴阳五行学说更具方法论特征。阴阳学说旨在说明一切生命现象都包含着阴阳两个矛盾方面，就人体而言，《素问·宝命全形论》曰："人生有形，不离阴阳"，《素问·生气通天理念》曰："生之本，本于阴阳"，从而揭示了生命运动的动因、源泉和最一般最普通的联系形式。五行学说则具体地说明了人体脏腑经络的结构关系及其调节方式，即人体整体动态平衡的特殊规律。

所以中医学言脏腑必及阴阳而寓五行，论脏腑的生克制化又必赅阴阳。健康的本质是机体内部及机体与外界环境的动态平衡，而平衡的破坏则导致疾病的产生。调节阴阳，"以平为期"，以求得机体整体平衡是中医治疗疾病的根本原则，所谓"治病必求于本"，"本者，本于阴阳也"，而五行相生相胜的多路调节则是调节阴阳的具体化。

阴阳言气的矛盾对立，五行论气有生克，两者相互渗透，相互包涵。戴震《孟子字义疏证·天道》阐释曰："举阴阳则赅五行，阴阳各具五行也；举五行即赅阴阳，五行各具阴阳也"。《类经图翼·运气》曰："五行，即阴阳之质；阴阳，即五行之气。气非质不立，质非气不行。行也者，所以引阴阳之气也"。气化流行，生生不息，气化是一个自然过程。气运动变化的根本原因，在于其自身内部的阴阳五行的矛盾运动，阴阳有动静，五行有生克，于是形成了气的运动变化。

总之，中医学按着"气－阴阳－五行"的逻辑结构，从气－阴阳－五行的矛盾运动阐述了生命运动的基本规律，构筑了中医学的理论体系，建立了中医学的整体医学模式，确立了中医学系统的复杂性思维方式，体现了中医学属于复杂性科学的特点和优势。

学生丙：中医思维是否建立在气一元论之上？

贾老师：的确如此。中医的思维方式就是建立在气一元论基础之上的。气一元论是关于整体和谐有机联系、发展变化、相辅相成的思想，是中国古代科学思想的核心，也是中医理论的指导思想，这种思想决定了中医的方法是整体论而不是还原论，决定了中医学理论的思维方式，其特点是整体性、系统性、辩证性，认为万物一体、天人相应、主客一体，立足于整体与部分之间的关系，按着气－阴阳－五行的秩序规律，从整体上把握生命、健康和疾病的运动规律，其思维方式具有系统性、层次性、有序性、动态性、相关性和非线性等特点，气本为一，分阴分阳，阴交阳合，化生五行，体现出一和多、多和一的辩证关系，因此，中医学以气－阴阳－五行的逻辑为准则，把人与自然和社会视为一个复杂的有机系统，强调事物的结构和功能，不注重其实体与元素，从系统之间的因果关系的非线性，综合地认识和处理问题，追求复杂系统的和谐稳定，属于一种复杂性思维方式。中医思维的气一元论着眼于整体论而不是还原论，着眼于动态而不是静态，着眼于物质的功能、属性，而不是事物本身的具体结构细节，不仅仅注重物质的具体功能，更注重其整体功能。

学生丙：气机失调的病因是什么？

贾老师：病因一般是指导致疾病发生的原因和条件，外感六淫和内伤七情是最常见的发病因素，称为致病的"邪气"，与人体的"正气"相对，本来产生于古人对自然界风、天气和大气的观察、推理与抽象，因而"气"对致病邪气概念的形成，也有一定的启示意义。自然界的大气运动产生了"六气"即风、寒、暑、湿、燥、火，六气运动正常则能促使自然界动植物的生长发育，六气运动失常则变为"六淫"，"淫"即是太过之意，"六淫"侵害人体，就会导致疾病的发生。需要指出的是中医认识病因，除了了解可能作为致病因素的客观条件外，还要了解致病因素侵入人体后引起的各种病理反应，即以病证的临床表现为依据，来分析和辨识其致病原因。

情志，是人体通过感官感受到外界事物的刺激而做出的情感或情绪反应。在正常情况下，一般不会致病，只有突然强烈或长期持久的情志刺激超过了人体自身的正常生理活动范围，使人体气机紊乱，脏腑气血阴阳失调才会导致疾病的发生。情志刺激发生疾病主要就是通过影响脏腑气血的运行而产生疾病的。其

264

他诸如疫疠之气、饮食、劳逸等也会导致人体内气的升降出入运行失常，导致气机失调而为病，正如张景岳所言："气之在人，和则为正气，不和则为邪气，凡表里、虚实、逆顺、缓急无不因气而致。"

学生丙：气机失调会引起什么样的病机转变？

贾老师：《老子·四十二章》曰："道生一，一生二，二生三，三生万物。"《老子·四十章》曰："天下万物生于有，有生于无。"其中"道"即"无"，"一"即"有"，万物生成的过程，可以表示为："道（无）"—"有（一）"—"二（阴阳）"—"三（阴阳和合）"—"万物"，即"道－气－物"的宇宙生成模式，其"有形生于无形，有形化为无形"的思想渗透于中医学中，对病机学说中一些理论的形成有重要的启发作用。

人的疾病既有器质性的即有形的，又有功能性的，即无形的，中医学接受古代哲学的"有生于无"的思想，着眼于体内无形之气的运动失常而产生的功能性病理变化，并以此揭示疾病的本质，如《素问》："余知百病生于气"，气的运行失常即气机失调，是疾病最基本的病理机制，多数所谓的器质性疾病均是先由气虚或气机失调而导致，比如癥瘕积聚，常因长期情志抑郁或因其他原因先引起气机郁结，继而引起痰饮、瘀血相互结聚而形成，即"气滞则血瘀""气滞则痰凝"。现代医学也证明，人的生命功能，比解剖形态更基本，生命的本质在于生命运动而不在于解剖形态，人体除了解剖形态外，还有多种结构形态，任

读书笔记

知识链接

《素问·举痛论》："百病生于气也，怒则气上，……，炅则气泄，惊则气乱，劳则气耗，思则气结。"

何结构都有其发生过程，在本质上都是过程流，人体的结构是一个不断更新的、活的形态性结构与功能性结构的结合。也就是"知行合一"。

中医学强调，人身一气周流，无径而不贯。脏腑经络皆赖气为之用，运行不息，升降有常，故《灵枢·脉度篇》曰："气之不得无行也，如水之流，如日月之行不休，故阴脉荣其脏，阳脉荣其腑，如环之无端，莫如其纪，终而复始，其流溢之气，内灌脏腑，外濡腠理。"《类证治裁》曰："百病皆生于气者。由六淫戕于外，七情战于中，则气之冲和者致偏，清纯者化浊，流利者反滞，顺行者多逆。"要而言之，气失冲和，气机失调而诸病而生。气机失调的主要表现为：气机升降出入失调，气上则逆，气下则陷，气耗则虚，气滞则结，气闭则收以及气脱、气泄、气乱等等，正是以气为用，气无所不至，一有不调则无所不病，故其外有天气之候，在内则六气之乱。《景岳全书》曰："凡病之为实为虚，为寒为热，至其病变，莫可名状，欲求于本，则止一气足以尽之，盖气有不调之处，即病本所在之处也。"因此一切疾病的发生发展都与气的生产和运行失常有关。

学生丙：气机有常对维持人体动态平衡至关重要，那么如何调理人体气机呢？

贾老师：我们知道了"气"的概念成为中医学理论体系中的指导思想和重要组成部分，人体之气的运行不息理论构建了中医病机学说的基础，气的功能减退及气的运行失常是人体发病的内在依据和最根本的

266

原因。因而调理气机使气的运行通畅，补养正气使之充盛于机体，就是中医治疗疾病的最基本的思路。

从客观上讲，虽然疾病的基本病机有邪正盛衰、阴阳失调和气机失调三方面，但从广义上讲，邪正盛衰是人体正气与致病邪气相互作用而产生的疾病的虚实变化，属于气的运行及其所发挥的祛邪功能的失常。阴阳失调，实际上是邪气（可分为阴邪和阳邪）与正气（可阴气和阳气）在人体内相互作用而产生的寒热虚实病理变化，即所谓"气有余便是火，气不足即是寒""邪气盛则实，精气夺则虚"，也属于气的运行及其防御功能的失常，因此调理气机从广义上讲，即补虚泻实，调理气机或调整阴阳，表达了中医学"治病求本"的理念，是治疗疾病必须遵循的最基本的原则，正如《素问·至真要大论》曰："调和者乃调其气也，调其气者，调其气之阴阳也""调气之方，必别阴阳，定其中外，各守其乡。内者内治，外者外治，微者调之，其次平之，盛者夺之，汗之下之，寒热温凉，衰之以属，随其攸利，谨道如法，万举万全，气血正平，长有天命。"调气的目的正是使正气充足以祛邪、阴阳重建协调平衡、气机得以畅达有序，从而使机体恢复健康状态。

具体而言，气机失调包括不足与有余两个方面，不足表现为虚证，有余表现为实证，或者说气机失调又包括阳化和阴化的太过与不及，如阳化太过则热，治宜清之、泻之，故"热者寒之"，可投入以清热泻火、清热解毒、清热凉血及清解脏腑诸热的不同治法；阳

读书笔记

化不及则寒，治宜温之，即"寒者热之"，以温中祛寒、温补肾阳、回阳救逆等治法。阴化太过则血瘀湿食停滞，治宜消之，可根据精血津液虚损情况不同，给予补血、育阴、生津等治法。调气法还包括调理气之升降出入失常，若气亢于上者，抑而降之，即"高者抑之"。陷于下者，升而举之，即"下者举之"。散于外者，敛而困之，即"散而收之"。结于内者，疏而散之，即"结者散之"。但在具体治疗疾病时不仅要审其阳化、阴化的太过与不及，又要结合气机升降出入的逆乱，采取相应的治疗措施，才能达到良好的治疗效果。

总之，调理气机的原则应贯穿疾病的全过程，如气、血、痰、火、湿、食，标甚者，可用攻邪治标为主，如气血阴阳虚者，当补虚为主。不论虚与实均当结合调气之法，而真正调理脏腑之气升降出入的具体方法如健脾胃、疏肝气和通腑气等。如此，气机调畅便可"气血冲和，百病不生""五脏元真通畅人即安和"。

学生丙：调气法通过调理脏腑之气的升降出入来实现，具体体现是什么？

贾老师：调理脏腑之气机升降出入尤其要注意以下三方面：调肝气、护脾胃、通腑气。

肝主疏泄，主协调人体脏腑气机、藏泄男精女血、助脾运化水谷，并且气血的运行、情志的畅达等也皆依赖于肝的疏泄条达功能。《血证论》有言："肝属木，木气冲和条达，不致郁遏，则血脉得畅。"从经络循行来看，足厥阴肝经自足走头，与许多脏腑器官都联络密切。若肝失疏泄，气机不畅，则可导致肝经所过部位发生胀满疼痛之症；同时"气为血之帅"，气的推动功能正常是血液畅通运行的重要保障，而肝的疏泄功能在实现气机调畅的过程中则扮演了十分重要的角色。肝气疏泄正常，气机条畅，脉道中的血液就会运行通利，而肝气疏泄太过，则会导致肝气过亢，血随气涌，出现头胀、头痛，甚至气血逆乱而导致呕血、昏厥等证。肝气疏泄不及又可导致气机郁结甚或阻滞不通，气血不畅，不通则痛，进而出现胸胁胀满不适、疼痛等症。同样，气滞日久，精血津液的输布运行也会受到影响而发生异常，导致血瘀痰凝，进而出现积聚、乳房肿块、月经不调等病症。从整体观来看，五脏为一整体，肝与其余四脏的生理病理关系也是动态相关的。具体而言，在生理上，肝主疏泄，调畅气机，可助脾胃气机升降，肝气调达可促进脾胃腐熟运化吸收水谷；心肝之血相互濡养；肝肾同源、精血相互转化；肝肺气机协调、升降相因。从病理上来看，若肝失疏泄，肝气不舒，横逆乘脾，致脾失健运，胃失和降，患者可见腹痛腹胀、呕吐酸腐、泄泻等症；若肝郁化火，木火刑金，肺降不及，则患者可出现咳嗽、气喘；又或扰动精室，影响肾藏，而致遗精梦泄，进一步还可能影响病人的生殖机能；如若伤及心血，扰及心神，则可发为失眠。肝气郁滞，当以疏肝理气，可加柴胡、香附、川楝子、延胡索、玫瑰花、郁金等；肝体阴而用阳，肝阴亏虚不能制阳而致阳亢，如一贯煎证，此时应养阴柔肝，可予白芍、当归、麦冬等；肝胆湿热，则需泻热利湿，予以龙胆草、黄芩、夏枯草等；水不涵木，肝阳上亢，应息风潜阳，可予羚羊角、钩藤、白蒺藜、石决明、牡蛎、龙骨、地龙、僵蚕、蜈蚣等；"木郁则达之"，此为散肝之法，如《素问》所说"肝欲散，急食辛以散之"，即散肝之意也，方予逍遥散。

脾胃为后天之本，气血生化之源，中医认为脾胃是一身之气的升降枢纽，此枢纽关乎一身之气机。黄元御在《四圣心源·卷一·天人解·脏腑生成》中讲："脾胃主中气，五行属土，土分己戊，分属脾胃。中气向左旋升而成己土，向右旋降而为戊土。"《黄帝内经》曰："上者右行，下者左行，左右周天，余而复会。"可以看出，脾胃之所以为气机之枢，不仅是因为它是气血之源，还因为它是气机之根，脾气升，则肝气生，胃气降，则肺气生，故《四圣心源》讲："中土斡旋、土枢四象。"所以，临床中顾护胃气不单是滋补气血，更重要的是调气机之枢，轴动则轮转，从而达到五脏气机和合的目的。

六腑的气机运动是降中寓升。通腑气即通利二便以降胃、大小肠、膀胱之气，这里主要讲的是通大便、通便排毒。大肠为腑，以通为和，以降为顺，腑气得降则脏气得升。肺主一身之气，大肠与肺相表里，主肃降，因此通腑气即是通降肺气以调节气的降与入。《素问·五脏别论》云："魄门亦为五脏使，水谷不得久藏"，揭示了魄门的生理与五脏之间的密切关系。魄门的启闭、大便的排泄，不仅是胃肠功能的反映，也是全身状况的表现。魄门的启闭要依赖于心神的主宰、肝气的条达、脾胃的转输、肾的开阖，方能不失其度。魄门不仅主司通便，更是直接调控全身脏腑气机的要冲。《素问·五脏别论》云："五脏者，藏精气而不泄""满而不能实"；"六腑者，传化物而不藏""实而不能满"。五脏以升降为主，六腑以出入为用。阴阳表里之间，内外环境之间，必然有出有入，方能"阴平阳秘，精神乃治。"周学海云："升降者，里气与里气相回旋之道也；出入者，里气与外气相交接之道也。"临床中见很多头晕的患者，治疗时通泻大便即可缓解头晕症状，便是调畅气机使浊气得以降、清气得以升的结果。我在遣方组药时惯用枳实、炒莱菔子作为药对行气导滞，通腑气以降浊气，使气机得以通畅。

上述三法的运用，并非是三者各自独立，在临床中常相互为用。调肝气中佐以通腑气，通腑气中调护肝脾，护脾胃时注重疏肝通腑。三法合用，有升有降，有出有入，气机有根，生化有源，则气机调畅，脏腑安和，疾病向愈。

学生丙："气血冲和，万病不生，一有怫郁，诸病生焉，故人身诸病，多生于郁"，那么郁证的病机如何？怎样调理呢？

贾老师：《丹溪心法》曰："气血冲和，万病不生，一有怫郁，诸病生焉。"其因有六：就是气、湿、热、痰、血、食。"气郁则生湿，湿郁则成热，热郁则成痰，痰郁则血不行，血郁则食不化，六者相因为病也。"

知识链接

清代何梦瑶《医碥·郁》："百病皆生于郁。"

提出了六郁的概念。

食郁主要是由于暴饮暴食，或中气虚弱而强食，以致脾胃难于消化转输而致。轻者表现为饮食积滞不化，可见脘腹胀满疼痛、嗳腐吞酸、呕吐、泄泻、厌食、纳呆等，若"积食"停滞日久，可进一步损伤脾胃功能，导致中焦的气机运化功能失常，进而聚湿、化热、生痰而引起其他病变。即《黄帝内经》所云："胃不和则卧不安。"

热郁的产生主要是在疾病发展过程中，体内的病理性代谢产物（如痰、瘀血、结石等）和食积、虫积等郁滞而从阳化热化火，如气郁化火、食积化火、湿郁化火等。其实质上是由于这些因素导致人体之气的郁滞，气郁则生热化火。

痰郁是人体水液代谢障碍所形成的病理状态。痰饮的形成，多为外感六淫，或七情内伤或饮食不节等，导致脏腑功能失调，气化不利，水液代谢障碍，水液停聚而形成。痰可分为有形之痰和无形之痰。有形之痰，是指视之可见，闻之有声的痰液，如咳嗽吐痰、喉中痰鸣或指触之有形的痰核。无形之痰，是指只见其征象，不见其形质的痰病。由于肺、脾、肾及三焦等对水液代谢起着重要作用，故痰饮的形成，多与肺、脾、肾及三焦的功能失常密切相关。痰饮为有形之邪，可随气流行，或停滞于经脉，或留滞于脏腑，阻滞气机，妨碍血行。

湿郁是由于脾的运化和津液的输布功能障碍，从而引起湿浊蓄积停滞的病理状态。由于内生之湿多因脾虚，故又称之为脾虚生湿。内湿的产生，多因过食肥甘，嗜烟好酒，恣食生冷，内伤脾胃，致使脾失健运不能为胃行其津液，或喜静少动，素体肥胖，情志抑郁，致气机不利，津液输布障碍，聚而成湿所致。

血郁主要是由于气机不畅、痰饮等积滞体内，阻遏脉络，造成血液运行不畅，在体内某些部位瘀积。所谓："气行则血行，气滞则血瘀。"亦如《血证论·吐血》所说："气为血之帅，血随之而运行；血为气之守，气得之而静谧。气结则血凝，气虚则血脱，气迫则血走。"

人体的各种生理活动以气为动力，气能推动脏腑的气化，输布津液，宣畅血脉，消化水谷，故《灵兰要览》曰："治积之法，理气为先。"解六郁之邪，应当以调畅气机为治则，调理气机首当调畅肝气，因肝司疏泄，以气为用，而情志过极，忧思郁怒，首害肝气，肝气郁结，疏泄失常，气机郁滞，则形成气郁。木郁而致诸脏气机皆不得畅达。就治疗肝郁而言，若肝气郁滞，则以柴胡疏肝散加减治疗；若肝气郁滞兼有脾虚血虚的时候，则以逍遥散加减治之；若肝郁气滞日久化火，则以丹栀逍遥散加减治之；若肝火上炎，则以龙胆泻肝汤加减治之；若气滞血瘀，则以血府逐瘀汤加减治之；若湿邪较盛，用平胃散或是藿朴夏苓汤加减治之；若食积引发用保和丸加减；若痰浊阻滞，用二陈汤或温胆汤加减治之；若痰浊郁滞日久化热，用黄连温胆汤加减治之；若郁滞日久，气血不畅，枢机不利，既怕冷又怕热，则以柴胡加龙骨牡蛎汤加减

读 书 笔 记

知识链接

张锡纯《医学衷中参西录》："人之元气，根基于肾，萌芽于肝，培养与脾，积贮于胸中为大气，以斡旋全身。"

治之；若气血不足，亦会导致气机运化无力，用归脾汤加减治之。六郁祛除，则气机流畅。

学生丙：听说您调理气机很重视"一体两翼，兼顾其他"，能给我们讲解一下吗？

贾老师：关于"一体两翼，兼顾其他"是全国名老中医张震提出的，我正在探求和应用中。张老认为："疏调气机的基本治则以疏理肝气、调护脾肾为基础，同时兼顾其他有关证候统筹处理，并非单纯疏肝解郁，当以肝为体，以脾肾为侧翼，即'一体两翼'，兼用其他治疗法则。"至于一体两翼的治疗方案，系根据中医学肝脾肾等藏象生理病机理论和张老的长期实践领悟而提出。肝为刚脏，为将军之官，体柔用刚，体阴用阳，诸风掉眩皆属于肝；肝藏血，凡冲任及经络脏腑之血均受之于肝，其性主疏泄，喜条达而恶抑郁，可助人体各气机之运行、疏通和畅达；肝又为罢极之本，耐劳作，是藏魂之所而能随神往来；胆附于肝，则少阳生发之气亦源自厥阴之木。清代费伯雄曰："肝具有生发长养之机，一有怫郁，则其性怒张，不可复制，且火旺则克金，木旺则克土，波及他脏，理固宜然。此于调养之中，寓疏通条达之法，使之得遂其性而诸病自安。"沈金鳌曰："一阳生发之气，起于厥阴，而一身上下，其气无所不乘。肝和则生气，发育万物，为诸脏之生化；若衰与亢，则能为诸脏之残贼。"而脾为气血生化之源，肾为诸气之根，因此肝失其常，治宜疏利气机，乙癸同源，滋水可以涵木，必须补肾，木能侮土，理当实脾，故较全面的气机疏调宜采用一体两翼，兼顾其他的治疗法则。

调治失眠，尤有心得

人的一生即便活到一百岁，也只有 3 万多天，但其中三分之一时间却是在睡眠中度过的，可见睡眠对人体来讲，就如同阳光、空气和水一样不可或缺。睡眠是我们生活中必不可少的生理现象，若不能保证正常的睡眠，则会给人们的身心健康带来诸多危害。随着人们生活节奏的加快，日常作息的改变以及心理压力的影响，失眠患者越来越多，贾跃进老师十多年以来在治疗失眠方面既有理论的探讨又积累了非常丰富的临床经验，在对失眠的认识方面有其独到之处，提出"从肝论治""百病生于气""枢机不利型失眠"等各种关于诊治失眠的思考，著有《走出失眠》《贾跃进论治失眠经验》《漫画失眠》《失眠亚健康》等多部专著。失眠在中医学也称为"不寐"，下面让我们和贾老师一起讨论如何诊断与调治失眠。

学生乙：贾老师，今天您要给我们谈一谈中医对失眠的诊断和治疗吗？

贾老师：今天我们将从《中医内科学》教材的角度谈一谈失眠的临床思考，与其说是对失眠的临床思考，不如说是给你们一个启发，那就是如何将师承教育与现代院校教育进行有效的结合？所以我们先从现行的《中医内科学》教材谈起。

知识链接

魏稼认为："作为学科理论载体的高校系列教材，是本学科知识的升华与结晶，理应准确反映本学科较高水平。"

学生乙：贾老师，既然是关于失眠临床方面的思考，您为什么要从《中医内科学》教材谈起呢？

贾老师：虽然大家在教材中学过关于失眠的内容，但是很多人对于教材的把握仍不够全面。《中医内科学》教材中失眠部分的内容均由本专业领域的权威专家集体讨论编写，具有全面性、系统性、准确性的特征，而且思路也很清晰，通过对教材的学习，我们可以从了解失眠的基本概念开始，继而深入到中医理论以及各种证型的辨证论治，最后获得处理失眠的共性知识，为临床做好了理论方面的准备，因此我从教材谈起，不仅仅是谈失眠，其他病也是一样的，先认识共性，然后再认识个性。

学生乙：既然教材如此重要，那是不是我们掌握了教材的知识后，就可以直接对患者进行诊断和治疗了？

贾老师：仅仅学习教材还是不够的，中医教材是对中医药相关学科的现有知识和成果进行综合归纳和系统阐述，体现了疾病共性的方面，因此教材所输入的信息往往是静态的，是一个个孤立的点连接起来的，在时间和空间上往往与临床存在脱节的情况，面对纷繁复杂的临床问题时就显得呆板、难以变通，这样的话，临床疗效必然受到很大的影响。

学生乙：那教材上的辨证论治在指导临床上的局限性体现在哪些方面呢？

贾老师：教材虽不断在更新，但其集中展现的只是对现有知识的总结，且少有一家之言。我们先举个

知识链接

南齐褚澄《褚氏遗书·辨书》："博涉知病，多诊识脉，屡用达药。"

276

例子：比如教材中白术功效是健脾燥湿，守而不走，脾虚泄泻可以用白术健脾，脾虚重时可用炒白术，而湿气重则用生白术。可是临床实际工作中，魏龙穰老中医用大剂量生白术治疗便秘患者可以取得好的疗效，这是什么原理？治疗泄泻的白术在什么情况下又可以用于治疗便秘呢？这些知识并没有出现在教材里，需要我们自己在临床中去认识。所以掌握教材只是掌握了共性，达到基本要求，临床中还需要加上自己的思考。

学生乙：我们究竟应该如何学习教材？

贾老师：教材往往给我们的是原则和启示，以及基本知识和基本理论，对一个学中医的人来说，实际临床面临的问题会更加复杂多变，因此对于医者还需要再进一步深入辨析，为了解决种种问题，我们有必要对教材进行深入的学习与探讨。

以不寐为例，教材引发我对于临床的思考。中医认识病证，往往是通过症状，中医很重视"象"的思维，通过外在的表现来推断内在的脏腑功能是否正常。所以较为权威的中医五版教材中将不寐定义为"以经常不能获得正常睡眠为特征的一种病证"，并认为不寐的轻重不一有不同表现，轻者为入睡困难、寐而易醒、醒后不能再寐、时寐时醒等；重者为整夜不能入寐。但在临床上我们除了要注意患者一夜的睡眠时间短的问题，更要重视失眠对患者生活质量的影响，即是否影响人们的正常工作、生活、学习。我们还要关注患者是否在有条件睡眠的情况下所发生等。

读书笔记

知识链接

清代林佩琴《类证治裁·不寐》："阳气自动而之静则寐，阴气自静而之动则寤。"

知识链接

清代叶桂《临证指南医案·不寐》："不寐之故虽非一种，总是阳不交阴所致。"

我想问大家一下，"中医好学不好学？"大家想不想找到一个学中医的窍门？这个窍门，就是病机。如果学中医的时候时时处处注意抓住病机，你就等于找到了学中医的窍门，就抓住了学中医的关键。

学生乙：为什么这么重视病机？

贾老师：《素问》说："知其要者，一言而终。不知其要，流散无穷。"其中的"要"就是病机。唐代王冰说："机者，要也，变也，病变所由出也。"病机揭示了疾病的本质和一般规律，是治病的关键，中医易学难精，要学好中医，就一定要注重病机，掌握了病机就相当于找到了打开中医之门的钥匙。

从古至今，关于失眠的病机主要有五大学说，即阴阳睡眠学说、营卫睡眠学说、神主睡眠学说、魂魄睡眠学说、脑髓睡眠学说。

历代对于失眠病机的认识颇为丰富，《黄帝内经》以昼夜节律的影响为出发点，以营卫运行为理论基础，确立了以营卫阴阳为主要理论的睡眠学说。

学生乙：您能否为我们具体分析一下这五种不同的学说？

贾老师：天人相应是我国古代中医学家认识和解释生命现象的重要出发点之一，首先我们谈一下阴阳睡眠学说，该学说是对睡眠的自律特征的阐述，即人体适应大自然昼夜节律而形成的睡眠—觉醒节律，是人维持生命活动所必须的生理过程，是与宇宙自然昼夜周期同步的生命活动。人体阴阳消长的变化决定了睡眠和觉醒的生理活动，天地阴阳的盛衰消长致使一天有昼夜晨昏的节律变化，人与自然界是统一的整体，人体的阳气随之有消长出入的节律运动。

学生乙：关于人体阳气的消长变化，我们在《素问·生气通天论》中学过"故阳气者，一日而主外，平旦人气生，日中而阳气隆，日西而阳气已虚，气门乃闭。"那么人体的阳气与失眠有何联系？

贾老师：平旦人体阳气随自然界阳气生发而由里向外渐长，人起床开始一天的生活，入夜则人体的阳气潜于体内，进入睡眠状态，阳入于阴则寐，阳出于阴则寤。《灵枢》云："阳气尽，阴气盛则目瞑；阴气尽而阳气盛，则寤矣。"这种阴阳盛衰主导睡眠和觉醒的机制，是由于人体阳气入里出表的运动来决定的，此后，《黄帝内经》创立的阳不入阴的病机理论一直被后世医家作为失眠的总病机。

学生乙：大多数学者都认同的是阴阳睡眠学说，那么营卫睡眠学说又是如何解释失眠的呢？

贾老师：《灵枢·大惑论》云："夫卫气者，昼日常行于阳，夜行于阴，故阳气尽则卧，阴气尽则寤。"营卫循行睡眠学说认识到睡眠—觉醒规律与大自然的昼夜交替规律相统一，营卫之气的运行是随着日夜交替有规律地变化，是人体生命节律的反映，影响着人的睡眠活动，同时指出了失眠的机制发生于卫气行于五脏六腑之时，不论哪一个环节运行失常，都会出现失眠。

学生乙：有的《中医内科学》教材将失眠的病因病机概括为心神被扰或心神失养，那么"神主睡眠学

读书笔记

知识链接

清代汪文绮《杂症会心录·不寐》："不寐一证，责在营卫之偏胜，阴阳之离合。"

说"应该就是在讲心神对睡眠的影响吧？

贾老师： 没错，《景岳全书·不寐》云："盖寐本乎阴，神其主也，神安则寐，神不安则不寐。"中医学认为睡眠的产生与神有密切的关系：白昼时，人的清醒状态和正常功能活动是以心神的自觉意识活动为主导的，此时神处于开张状态。人之将寐，心神收敛，处于抑制状态，这便是睡眠。正是心神的收敛外张导致了睡眠觉醒活动的产生，当心神失养或邪扰心神，于是便出现了失眠。

学生乙： 关于睡眠"魂魄睡眠学说"的主要内容是什么呢？

贾老师：《淮南子》注："魄，人之阴神也，魂，人之阳神也……"从字形来看，魂魄二字均含鬼，反映了古人对于魂魄的理解皆为神秘的、精神的东西，二者皆属于神，以魂为阳神，魄为阴神。魂魄睡眠学说是指睡眠为魂魄所主的一种理论，在先民的意识里，魂魄与精神梦寐的关系较为密切，梦魇的产生也多认为与魂魄作用有关，如《灵枢》："正邪从外袭内，而未有定舍，反淫于脏，不得定处，与营卫俱行，而与魂魄飞扬，使人卧不得安而喜梦。"

《灵枢·本神》则称："故生之来谓之精，两精相搏谓之神，随神往来谓之魂，并精出入者谓之魄……"，古人甚至认为在一定条件下，魂魄可游离于形体之外而存在，是一种重要的精神本体。心藏神，肝藏魂，肺藏魄，唐代孙思邈以五脏藏神为基础，认为脏虚邪居，魂魄不安而发不眠。宋代许叔微在

清代林佩琴《类证治裁·健忘》："元神之府，精髓之海，实记性所凭也。"

《普济本事方》中认为龙齿、虎睛之所以可以治疗失眠，并非其可安镇心神，而在于其安魂定魄，意在揭示肝魂与肺魄在治疗失眠中也是一个关键因素，基本上确立了魂魄主导睡眠的认识。

学生乙：那脑髓睡眠学说应该是近代关于失眠的理解吧？

贾老师：的确是近现代医家的补充，中医界长期以心主神的理论为指导，忽视了对脑髓理论的研究，随着当今世界性的脑科学研究的到来，中医系统理论研究将成为通向人脑科学基础理论的有效途径。《素问》初步涉及脑与精神活动的关系，提出"头者，精明之腑，头倾视深，精神将夺矣"，明代李时珍"脑为元神之府"及王清任的"灵机记性不在于心而在于脑"均为中医脑病学的形成奠定了基础。现代医家总结发展了中医的脑病学说，认为脑当为脏，它的生理功能主要有：藏神，主神明，总统诸神；脑司思维，主聪慧；司明辨，主意念；主记忆、主运动、主五志、主调节等，因而有许多医家重视从脑的角度去研究探索失眠等精神神志疾病，收到了较好的效果。

学生乙：原来有关睡眠的学说如此之多，您觉得失眠的病因应当从哪几方面考虑？

贾老师：失眠的病因大致可分为四点，第一点是饮食不节，即《黄帝内经》所说"胃不和则卧不安"，在这里我想强调一下，对成年人来讲，饮食可能已经化为痰热了，从而导致脾失健运，食滞不化，痰热内生，痰火扰动心神，这样用保和丸的效果就不好；第二是情志失调，包括突然的刺激和缓慢的刺激，前者比如暴受惊恐，"惊则气乱，恐则气下"，会有心胆气虚的表现；再比如五志过极，心肝火盛也可突然发火，一个是虚，一个是实。关于心火亢盛，教材中并未提及，但是指南中却有该内容，因此在学习的过程中应当拓展知识面，不要局限于教材。缓慢的刺激则是郁怒忧虑，导致肝郁化火；或思虑过度，损伤心脾，导致气血两虚；第三点是年老体弱、病后产后大失血等所致的营血亏虚；第四为禀赋不足、久病大病、房事不节导致肾阴亏损，后致肝阳扰动，或心火亢盛、心肾不交，从而导致心神失养或心神被扰。

学生乙：我们应如何更好地理解失眠的病机，病因和病机是否可以联系起来理解呢？

贾老师：二者可以联系起来，失眠的发病机理有两方面，一是劳倦久病等因素导致心之气血阴阳不足，心神失养，病因多为思虑过度、暴受惊恐、年老体弱。二是火热、肝郁、痰浊等邪气扰动心神，病因多为饮食不节、五志过极、郁怒忧虑。失眠的基本病机即阴阳失交，阳不入阴，张景岳将其概括为虚和实，即"其所以不安者，一由邪气之扰，一由营气不足耳"。

学生乙：贾老师，从教材给出的定义来看，失眠即中医所谓不寐，是经常不能获得正常的睡眠，其临床表现是睡眠时间或深度的不足。您觉得教材给出的这个定义是否准确？

贾老师：我认为教材给出的这个定义不完全准确，里面有些关键点没有说透，比如说"经常"究竟是几天还是几个月？睡眠时间和深度的不足又有什么具体的标准？比如患者因为最近复习考试睡不好，睡眠时间和深度都不够，算不算失眠？也可以算，但不是失眠症。再比如周总理夜以继日地工作，经常工作到深夜，每天只睡两三个小时，第二天却都精神饱满地去工作，这算失眠吗？当然不算。这些内容教材中并不解释，其中就有很多问题需要我们在临床中进行合理的判断。

学生乙：您刚刚提到的失眠症，它与失眠有什么不同呢？

贾老师：从临床来看，教材中"失眠"的定义可见于失眠、失眠症、亚健康状态等，它们各有不同。失眠是一种主观感觉，正常状态和疾病状态均可出现失眠。而失眠达到一定程度才可称之为失眠症。失眠症的诊断目的之一就是要同偶尔的失眠或者一个月以下的短时失眠进行区别，以避免滥用药物给患者带来副作用。亚健康失眠是介于两种情况之间的一种失眠。但在临床上以上三种情况需要区分。

学生乙：临床中对于失眠的诊断应当注意哪些方面？

贾老师：现实生活中，由于个体差异，人们对睡眠的时间和质量的要求各不相同，故临床判断失眠不仅要关注睡眠的时间和质量，更重要的是要以能否消除疲劳、恢复体力与精力为依据，即更加关注这种状态对第二天工作、生活的影响，而且还要看失眠持续的时间，比如一时性情志影响或生活环境改变造成数

读　书　笔　记

知识链接

　　明代孙一奎《赤水玄珠·凡例》："审证犹审敌，知己知彼，百战百胜。"

283

天的失眠为一时性失眠，而老年人少觉或早醒为生理性少寐。其他疾病或痛苦引起的继发性失眠也尤其要注意，应以相关的病因为主，比如哮喘也睡不好觉，按照失眠治就不合适，应该按照哮喘治疗。

学生乙：那中医对于失眠症的诊断标准有哪些呢？

贾老师：中国中医科学院广安门医院刘艳骄教授在《中医睡眠医学》这部书中根据中国精神疾病分类方案与诊断标准做出以下解释：失眠以睡眠障碍为唯一的症状，其他症状均继发于失眠，包括难以入睡，睡眠不深，易醒，多梦，早醒，醒后不易再睡，醒后感觉不适、疲乏或白天困倦；上述睡眠障碍每周至少发生三次，并持续一个月以上；且失眠导致了显著的苦恼、活动效率下降或妨碍了社会功能；不是任何一种躯体疾病或精神障碍症状的表现的一部分。

符合以上全部内容时才可以诊断为失眠症，最后一点值得注意，不是任何一种躯体疾病或精神障碍症状的表现的一部分，如有原发的躯体疾病，继而出现失眠，则不属于失眠症，如果失眠是某种精神障碍（如神经衰弱、抑郁症）症状的一个组成部分，亦不作失眠的诊断。

学生乙：但临床中由于精神障碍症状引起的失眠和失眠引起的精神症状区分起来并不容易，我们应当把失眠与哪些病证进行鉴别诊断呢？

贾老师：首先失眠要与抑郁鉴别，据报道，1/3 ~ 2/3 的顽固性失眠合并抑郁，中医郁病与肝的关系最为密切，多为情志所伤，主证与情绪变化相关，睡眠异常多为兼次症。而不寐多由阳不入阴、阴阳失交所致，以入睡困难，或睡而不酣，或时睡时醒，或醒后不能再睡，或整夜不眠为主要表现。郁病中常有失眠，但以早醒为主，其失眠也常因情绪变化而加重。若郁病与不寐同见，要注意患者是以情绪低落为主，还是以失眠为主来鉴别。

学生乙： 人在焦虑时也容易失眠，这时候应当如何鉴别诊断？

贾老师： 我们以脏躁为例来说明二者的区别，脏躁多为脏阴不足，有躁动之象，表现为精神失常，可由情志不舒或思虑过多，肝郁化火、伤阴耗液，心脾两虚所致，睡眠不安为次要表现。而失眠则以睡眠异常为主要表现，其情志异常相对较轻，主要是失眠所引起的情志不遂。

学生乙： 临床上对于不寐的辨证要应注意哪些方面？

贾老师： 总体来说，辨证论治首先要定位，失眠病位在心，与肝、胆、脾、胃、肾有关，第二个要定性，首先要考虑阳不入阴、阴阳失交，以虚为常，多虚实夹杂，张景岳对不寐的总结也很好，他说"不寐证虽病有不一，然唯知邪正二字则尽矣"这就是找到了治疗失眠的一把钥匙，辨证的时候一个要定位，一个要定性，注意标本，注意病势。

学生乙： 临床过程中，具体应当如何定性？

贾老师： 问诊时一定要问病程的长短，辨证时首辨虚实，病程短的时候，常会出现心火、肝火、痰火的实证，起病急，心火、肝火表现为心烦易怒、口苦咽干、便秘尿赤，痰火表现为头重、痰多、胸闷等。虚证一般病程较长，起病缓，表现为体质瘦弱、面色无华、神疲懒言、心悸健忘，有阴虚、血虚、气虚之分，其中肝肾不足较多见。

学生乙：除了定性，在辨证过程中应当如何定位？

贾老师：的确，除了辨虚实，其次要辨脏腑，失眠的病位在心，与脾、肾、肝、胆、胃有关，故辨证时也应注意对应脏腑的表现，如看到急躁易怒常定位到肝，可因肝火内扰、心神不安导致失眠；脘闷苔腻多因胃腑宿食、痰浊内盛、痰热扰神，定到胃；若出现面色少华、肢倦神疲，为脾虚不运的表现，心神失养，可定位到心脾；心烦心悸、头晕健忘则定位到心肾，常为阴虚火旺、心肾不交所致。

学生乙：跟诊时我们注意到您在对不寐患者进行问诊时，常问到失眠的具体表现，是否可以据此来推断不寐的病因病机呢？关于这一点有什么经验可以和我们分享吗？

贾老师：我国著名中医学家赵绍琴说过，失眠可以分为起始失眠、间断失眠和终点失眠，起始失眠表现为难以入睡，多认为是胆火上扰，久则心血不足，间段失眠即时睡时醒、睡眠不深，多为饮食、痰湿积滞，终点失眠表现为醒后难以再入睡，与痰湿郁阻或阴虚阳亢有关，关于早醒，现在一般公认是肝气郁滞，即不管几点睡，第二天早上总是固定时间点起来，这与肝郁有关。

此外，我常问患者在入睡之前有什么伴随症状，主症是入睡困难，伴随症状若有烦热，可能是肝郁化火、阴虚火旺、心火、痰热、心肾不交等；睡前多虑常为肝气郁滞或肝血不足；睡前焦虑则为肝郁化火或阴虚火旺；睡前恐惧可考虑心胆气虚等。

学生乙：我们应当如何对失眠进行辨证论治呢？

贾老师：治疗时应当分虚实，基本原则为补虚泻实、平调阴阳，在泻实补虚基础上，实者可加重镇安神之药，虚者可加养血安神之药，此外一定要配合心理调适，消除紧张焦虑，养成良好的睡眠习惯。

七版教材中将不寐分为五型，肝火扰心证用龙胆泻肝汤加减，痰热扰心证用黄连温胆汤加减，心脾两虚证用归脾汤加减，心肾不交证用六味地黄丸合交泰丸加减，心胆气虚证用安神定志丸合酸枣仁汤加减。这就是"以纲带目"的学习方法。

学生乙：我们在临床上是否直接把教材中的方子拿来用呢？

贾老师：当然可以。中医就在我们身边，我们如果把它和生活联系起来，并不会觉得它很难，课本上总结得很好，应该多看书，多读经典，在生活中如果遇到这种问题就可以辨证选方。比如说身边有这样的人，入睡前心中烦躁而睡不着觉，勉强睡着却易做梦，甚至感觉自己一夜未眠，第二天头昏脑涨、口干口苦，而且不想吃饭，舌红苔黄、脉弦数，一般是大便干而小便黄，再追问病史，平素常是性情急躁之人，失眠

读 书 笔 记

知识链接

明代王纶《本草集要·随证治气药论》："凡治气郁、气升、有余之证，当用降火药，乃是制其本也。"

之前要么与人发生争吵，要么遇到难解决的事情而生气，这就可能是肝火扰心证，以龙胆泻肝汤为底方进行加减变化，这就是将课本中的内容应用于临床实践。

临床过程中的理法方药非常重要，整个辨证及治疗过程一定要思路清楚，我治病时一定是严格遵守理法方药的一致性，这样就便于经验的总结。

学生乙：请您解释一下肝火扰心不寐的辨治思路？

贾老师：肝火上扰证的患者常出现急躁易怒，不寐多梦，甚至彻夜不眠的症状，多因恼怒郁闷，肝失条达，气郁化火，上扰心神所致；肝火上扰清窍则头昏头涨，目赤耳鸣；肝火犯胃，胃热伤津表现为口干口苦，不思饮食，便秘尿赤；舌红苔黄脉弦数亦为肝火之征。治法当清泻肝火，镇心安神，用龙胆泻肝汤加减。

学生乙：龙胆泻肝汤中龙胆草为君药，有很好的清泻肝火之功，为何又要加入其他调肝之品，其配伍有何意义？

贾老师：肝火上扰证乃肝火所致，定位在肝，故选入肝经之药，定性为热，热者寒之，龙胆草大苦大寒而入肝经，《笔花医镜》称之为"凉肝猛药、厥阴少阳之正药"，故选为君药，但是光用龙胆草是不够的，如果单用大量龙胆草清泻肝火，则苦寒太过，也可能会损害肝功能，故相须配伍黄芩、栀子为臣，以协助龙胆草清泻肝火而不致出现较大的副作用。关于柴胡的配伍，张秉成说"肝胆属木，木喜条达，邪火抑郁则木不舒，故以柴胡疏肝胆之气。"即肝火之证可佐以柴胡，一者清热，二者疏肝，一举两得。

学生乙：肝火上扰证的代表方龙胆泻肝汤中除龙胆草以外其他药物的配伍意义应当如何理解？

贾老师：古人驱邪多必给其出路，赵绍琴曾说"不知火之初起，最忌攻泄，火郁当发，以导引为贵。况虽是火证，亦不可单纯用寒凉之药，因寒则涩而不流……"，故用泽泻、木通、车前子清肝经热，导热下行，使热邪从水道而去。当归、生地养阴血而和肝，使邪去而不伤正，正如吴谦所言："然皆清肝之品，若使病尽去，恐肝亦伤矣，故又加当归、生地补血以养肝……而好在泻肝之剂，反作补肝之药，寓有战胜抚绥之义矣。"最后加生甘草缓苦寒之品以防伤胃，并可调和诸药，如陈念祖说："肝苦急，急以甘以缓之，故以甘草缓其急，且欲以大甘之味济其大苦，不令过于泻下也。"

学生乙：是不是所有肝火扰心证患者运用龙胆泻肝汤后，都可以取得很好的疗效？

贾老师：以此治之，多可取效，但亦有无效者，矛盾是相互转化的，若肝火过甚，兼腑气不通，症见头痛如裂、不寐欲狂、大便秘结者，则应用当归龙荟丸清泻肝胆实火，并佐以通腑，单用龙胆泻肝汤效果就不好。对于一些火气较旺的年轻人，突然生气之后导致不寐，短时间内用龙胆泻肝汤后，失眠就比较容易治好。但是临床还有一种情况，比如病人禀赋肝血不足、肝阳偏亢，个体性格上表现敏感内向，在工作、

知识链接

《脉因证治》："肝火不得卧之治恼怒伤肝，肝火拂逆，疏肝散。谋虑伤肝者，四物汤加山栀、川连。木燥火生者，龙胆泻肝汤。左尺脉大，家秘肝肾丸。"

学习、生活上追求完美，责任心强，情志不遂则肝气郁结、肝郁化火，则出现以上症状，更多的应该用丹栀逍遥散。

学生乙：丹栀逍遥散治疗不寐的机理是什么呢？

贾老师：我想通过介绍国家名老中医段富津教授的一则医案来说明运用丹栀逍遥散治疗肝郁化火型失眠的机理。这则医案是这样的：李某，男性，48 岁。失眠易怒 1 月余，加重两周。平素内向，不善沟通，1 月前因与人口角，情志不畅，抑郁不解，继而夜晚睡眠不安，伴有胁肋胀痛，烦躁易怒，头目胀痛，面赤舌红，脉弦数。段富津教授处方为：白芍 15 克，茯苓 25 克，柴胡 15 克，黄芩 15 克，丹皮 15 克，栀子 15 克，郁金 15 克，炒枣仁 30 克，川楝子 15 克，枳实 15 克，元胡 15 克，丹参 15 克，炙甘草 15 克。这则医案的选方用药，不难看出是丹栀逍遥散的加减方。因肝藏血，血舍魂，夜卧血归于肝，魂有所藏故能寐。肝主疏泄，若情志不畅，疏泄不及，以致肝郁，郁而化火，使血不归肝，魂亦不藏而病发不寐。患者素来内向，近日又情志不畅，出现胸胁胀痛、烦躁易怒，此为肝郁表现，头目胀痛，面赤舌红，脉弦数可知为肝郁化火，故用丹栀逍遥散疏肝解郁清热。

学生乙：既然同属于肝火，为何不再使用龙胆泻肝汤呢？丹栀逍遥散与龙胆泻肝汤治疗肝火型失眠有何区别？

贾老师：龙胆泻肝汤重在清肝胆实热，用于肝火上炎扰心之不寐，而此处为肝郁化火，当疏肝解郁清热。我们先来复习一下逍遥散，其功效为疏肝解郁，养血健脾，主治肝郁血虚脾弱证，其病机重在肝气郁滞，而肝气郁滞又多由血虚脾弱所致，正如赵羽皇说："而肝木之所以郁，其说有二：一为土虚不能生木也，一为血少不能养肝也。"即血虚脾弱可致肝郁，进而肝郁化火导致不寐，故在逍遥散的基础上加丹皮、栀子清肝泄热，即为丹栀逍遥散，此时用龙胆泻肝汤的效果就不好。

另外，肝体阴而用阳，肝为藏血之脏，故其体属阴；肝主疏泄，性喜条达恶抑郁，故其用属阳。肝藏血则能滋养肝体，制约肝用，防止太过，肝血虚则血不涵阳，最易化火，如《血证论》指出："肝为藏血之脏，又司相火，血足则火温而不烈"，《临证指南医案》云："肝为风木之脏，因有相火内寄，体阴用阳，其性刚，主动，主升，全赖肾水以涵之，血液以濡之。"所以肝郁化火之证，治之以疏肝解郁，养血健脾，清热凉血，故方用丹栀逍遥散。

学生乙：肝火扰心证除龙胆泻肝汤与丹栀逍遥散，还可选取哪些方子呢？

贾老师：还有一种情况，就是生气之后没有火，很多病人主诉为失眠，入睡前烦躁难眠，或胸闷或两胁胀痛，甚至影响翻身，晨起口干口苦，舌淡脉弦，也常常可表现为胸闷但两胁并无疼痛，此类患者肝气郁结较重，而肝火之证不明显，治当疏肝理气，佐以清肝，当用柴胡疏肝散加味。

接下来，我想就以上肝火型失眠的治疗做个总

知识链接

《内科通论》："丹栀逍遥散：此治肝经血虚，火旺郁郁不乐。方用白术、茯苓，助土德以升木；当归、白芍，益荣血以养肝；薄荷解热；甘草缓中；柴、姜升发，木郁则达之，遂其曲直之性，故名之曰逍遥。如火甚血不和者，加丹皮、山栀，清理心包，心包主火，与血为肝之子，为火之母，治心包之血，即是治肝之血，泻心包之火，即是泻肝之火。"

读书笔记

结：肝的疏泄不及或太过均可导致肝郁化火。表现不一，治法有别：对于肝疏泄太过，肝火扰心或肝郁化火者用龙胆泻肝汤；若肝火过盛兼有腑实用当归龙荟丸；若肝疏泄不及导致肝郁化火、血虚脾弱用丹栀逍遥散；肝郁重而化火轻，用柴胡疏肝散。在临证中丹栀逍遥散的应用远比柴胡疏肝散加味要多，肝郁者多与禀赋有关，平素肝之阴血不足者，一有佛郁，肝郁生焉，当忌用辛温香燥之疏肝理气药，若误用则阴血更伤，郁滞乘逆愈甚，当此之时应以滋养肝肾之阴血为主，稍佐解郁之品，阴血充足则肝木亦渐柔顺。若兼肝火，亦不可苦寒太过，稍佐清凉之品即可，防止更伤阴血，故肝的调理总以柔养为宗旨。

学生乙：关于心脾两虚型失眠，我们又当如何理解？

贾老师：心脾两虚不寐的特点为难以入寐，多梦易醒，且心悸健忘，因气血两虚，心失所养，故可兼见头晕目眩，血虚不能上奉于面则面色少华，脾虚失其健运、四肢失养故饮食无味、肢倦神疲，舌淡、脉细弱则为气虚血少之象，总体为心脾亏虚、生血无源、血不养心所致。治法当补益心脾、养心安神，用归脾汤加减。

学生乙：我们曾学习过归脾汤是健脾养心常用方剂，方中人参、白术、黄芪、甘草可益气健脾，当归、龙眼肉养血安神，远志、酸枣仁、茯神宁心安神，木香则行气健脾，使补而不滞，除了这些，您对于该方的应用还有何见解？

知识链接

《难经·四十六难》曰："老人寤而不寐，少壮寐而不寤者，何也？然经言少壮者，血气盛，肌肉滑，气道通，荣卫之行，不失其常，故昼日精，夜不寤。老人血气衰，肌肉不滑，荣卫之道涩，故昼日不能精，夜不寐也。故知老人不得寐也。宜八珍汤、归脾汤之类。"

贾老师：归脾汤心脾同治，但重在补脾，使脾旺则气血生化有源，如尤怡说："归脾汤兼补心脾，而意专治脾。观共于甘温补养药中，加木香醒脾行气，可以见矣……五脏受气以其所生也，故曰归脾。"该方气血并补但重在补气，气旺而能生血，血足则心有所养，神有所舍，这一点从药物组成中就能看出，其中的补气药相当多，但补血药只有当归和龙眼肉两味，关于这一特点可以联想到《灵枢》中"中焦受气取汁，变化为赤，是谓血"。气能生血，故用大量补气药，同时气主煦之，气虚就不能温煦，气不足便是寒，因此在这样的情况下就选择温药相配，益气补血，养心安神。

学生乙：临床应用过程中，可以进行怎样的加减化裁？

贾老师：若因心血虚为主而影响脾者，治当以养心为主；气虚较甚久治不效，无热象者，可少佐肉桂，取少火生气之意；若虚中兼实，脾失健运而兼食滞，纳呆腹胀，苔厚者加陈皮、谷芽、鸡内金等消食助运；土虚木乘，兼见胁痛者加疏肝之品，如香附、川楝子等；气血两虚不甚而肝气郁滞者，用逍遥散加减则更为合理。

学生乙：对于心胆气虚型不寐，您又是如何解读的？

贾老师：此型不寐主因为心虚而神无所主，胆虚而决断无权，故其特征为多梦，易于惊醒，处世多虑而不能决断；而因气虚鼓动无力，劳则气耗故可兼见

知识链接

《医便提纲》："安神定志丸（十八）清心肺，补脾肾，安神定志，消痰去热，台阁勤政劳心，灯窗读书刻苦，皆宜服之，累用奇效。"

遇事易惊、心悸气短、倦怠、小便清长等表现，苔白脉弱亦为气虚之征；另外此类病人多生性胆小，一旦遇事或有所惊吓则失眠加重，常用安神定志丸加减治疗。安神定志丸出自《医学心悟》，方中人参益心胆之气，龙齿宁心镇惊，茯苓、茯神、远志、菖蒲开窍宁神，共奏益气镇惊，安神定志之功，若心悸甚，惊惕不安者可加生牡蛎、朱砂；若气虚明显者加黄芪。

学生乙：失眠的痰热内扰证现在临床上见的非常多，这种类型当如何诊治呢？

贾老师：痰食壅滞，积而生热，痰热扰心则致不寐，临床表现以头重、心烦胸闷为特征，痰食中阻、胃失和降故见目眩、脘闷、厌食呕恶、嗳气吞酸；苔黄腻、脉滑数为痰热中阻之象，治当化痰清热，和中安神，用黄连温胆汤加减。方中黄连、栀子清心降火，半夏、竹茹、陈皮化痰降气，茯苓健脾化痰，枳实理气和胃降逆；若痰热盛，痰火上扰心神，彻夜不寐，大便秘结者，可改用礞石滚痰丸以泻火逐痰；若宿食积滞较甚，见嗳腐吞酸，腹胀腹痛，可用保和丸消积，和中安神。

学生乙：通过您对以上四型的讲解，我们对不寐的辨证论治有了更深的认识，关于心肾不交型失眠，我们应当如何理解？

贾老师：历代医家对于心肾不交有不同的见解，心肾如何相交，历代医家有从阴阳、坎离论者，有从五行、水火论者，有从经络、气化论者。综合各家所言，可概括为：心位居于上，其性属阳，五行配火，八卦为离；肾位居于下，其性属阴，五行配水，八卦为坎；心火下降于肾，以资肾阳，共温肾阴，使肾水不寒；肾水上济于心，以助心阴，共养心阳，使心火不亢。如此，阴阳和平，水火相济，坎离上下交通，则为"心肾相交"。

心肾不交并非要按照五行规律来推演，简单来说，心肾不交即心火不能下济肾水，肾水不能上济心火，心之阴阳不交肾之阴阳，使得心肾两脏在病理方面对立存在。对于心肾不交证的诊治，可分为以下几种情况，即火旺引起水亏，阴虚导致内热以及肾阳不足。

学生乙：什么是"火旺引起水亏"，具体应怎样理解？

贾老师：《伤寒论》曰："少阴病，得之二三日以上，心中烦，不得卧，黄连阿胶汤主之。"虽未明确提到"心肾不交"一词，但其所指为今日之"心肾不交"证的表现，以心烦不寐、心悸不安为特征。若兼见头晕耳鸣，健忘，腰酸梦遗，五心烦热，口干少津，舌红少苔脉细数，乃肾水不足、心火上扰所致。要注意，此处的心火非阴虚导致的虚热，而是因火伤津，邪火导致实热，故用黄连、黄芩清实热。邪火内炽，上助手少阴心火，下灼足少阴肾水，致心火亢于上，而不下交于肾，肾水亏于下，而不能上济于心。

学生乙：对于火旺水亏的情况，临床可以采用怎样的治疗方案？

贾老师：治当滋阴降火、除烦安神，用黄连阿胶汤加减。该方出自《伤寒论》，方中黄连苦寒入心，清热泻火，阿胶甘平，补血滋阴，二药合用，交融水火，除烦安神，为君药；黄芩泻心，白芍补血敛阴，二者助君滋阴降火，除烦安神。鸡子黄应生用，可养阴清热，《本草纲目》言其"补阴血，解热毒"，可泻心火之有余，补肾水之不足，亦可防芩、连之苦寒伤胃，全方苦寒、咸寒并用，滋阴与泻火并施，使泻火而不伤阴，滋阴而不碍邪。正如成无己所言："阳有余，以苦除之，黄芩、黄连之苦以除热，阴不足，以甘补之，鸡子黄、阿胶之甘以补血。酸，收也，泄也，芍药之酸，收阴气而泄邪热。"

学生乙：阴虚导致内热者有何表现，又当如何诊治？

贾老师：刚刚所言之火为实火，而阴虚内热为阴血不足、虚火内扰、心失所养，故临床除不寐之主证，还可兼见消瘦乏力，五心烦热，健忘，遗精，腰膝酸软，舌红少苔脉细数等症。《张氏医通》曰："按《内经》之原，健忘者，俱责之心肾不交……心火不降，肾水不升，神明不定而健忘，六味丸加五味、远志。"故《中医内科学》教材选六味地黄丸加减以滋阴清热，养血安神，而我认为天王补心丹对此型更合拍。

学生乙：应当如何理解"肾阳不足会导致心肾不交"？

贾老师：肾阳不足，蒸化无力，可致肾水不升，心火独亢，患者会出现下肢不温，难以入睡，以心烦失眠为特征，可兼见口干口苦，腰膝冷，或脚心发冷，舌淡脉沉。《辨证录》曰："夫心肾之所以不交者，心过于热，而肾过于寒也。心原属火，过于热则火炎于上而不能下交于肾，肾原属水，过于寒则水沉于下而不能上交于心矣"，方选交泰丸。此方中黄连的用量五倍于肉桂，黄连泻心火，肉桂温肾阳，引火归原，二者相佐，心火降，肾阳复，则心肾相交。

学生乙：失眠常会给人的身体及心理造成不同程度的危害，对于失眠重症，临床中当如何控制？

贾老师：董建华教授在《内科心悟》中提到，不寐之证当分虚实，但多与精神因素有关，长期失眠非常痛苦，多形成恶性循环。若遇严重失眠，在辨证的基础上可用生牡蛎、生石决明、珍珠母、龙齿重镇安神，失眠重症还可加琥珀粉、朱砂之类，常可使失眠症迅速控制，然后用量逐渐减量，从本缓图。

学生乙：在治疗不寐方面，您觉得应当掌握怎样的要领？

贾老师：首先要注意调整脏腑气血阴阳的平衡，补益心脾时应佐以少量醒脾运脾药，如藿香、苏梗等，以防碍脾；交通心肾时用引火归原的肉桂用量宜轻；益气镇惊，常须健脾，慎用滋阴之剂；疏肝泻火则要注意养血柔肝，以体现"体阴用阳"之意，"补其不足，泻其有余，调其虚实"，使气血调和，阴平阳秘。在辨证论治基础上可施以安神镇静之品，虚证可随证选用夜交藤、柏子仁、炒枣仁、龙眼肉、远志、合欢皮、茯神；实证可加用生龙牡、紫石英、龙齿、朱砂、琥珀、珍珠母。长期顽固性不寐，多方治疗效果不佳，伴心烦，舌质偏暗，有瘀点者，依古训"顽疾多

读 书 笔 记

知识链接

　　《类编摘编》："故凡内伤、外感之病，皆有不寐者，必审其因而治之，方能见效也。帝曰：治之奈何？伯高曰：补其不足，泻其有余，调其虚实，以通其道，而去其邪。饮以半夏汤一剂，阴阳已通，其卧立至。帝曰：此所谓决渎壅塞，经络大通，阴阳和得者也。"

读书笔记

有瘀血",可从瘀论治,选用血府逐瘀汤。同时应注意精神治疗作用,消除顾虑及紧张情绪,保持精神舒畅。

学生乙: 不寐的病理变化常总结为阳盛阴衰,阳不入阴,对此您觉得应当如何理解?

贾老师: 七版教材中将阳盛阴衰解释为阴虚不能纳阳,阳盛不能入于阴,关于教材中的这种说法,我觉得阳不入阴可以理解,但阳盛阴衰的说法却有失偏颇。因为临床上阳虚亦可导致失眠,其机理有:阳气虚弱无以配阴、阴寒内盛而格阳于上或阳虚邪阻、阴阳失交等。如《证治要诀·虚损门》就提到了"年高人阳衰不寐",《伤寒论》中桂枝甘草龙骨牡蛎汤以及桂枝去芍药加蜀漆龙骨牡蛎汤就是治疗阳虚不寐的常用方剂。

学生乙: 老师,说到《伤寒论》,我有一个问题想问您:您认为《伤寒杂病论》总体上对失眠的影响体现在哪儿?

贾老师: 体现在《伤寒杂病论》创辨证论治之先河,所揭示的关于失眠的治疗方法,对后世失眠的辨证论治产生了极大的影响。

学生乙: 《伤寒杂病论》如何论及失眠,所用方剂疗效如何?

贾老师: 《伤寒论》和《金匮要略》中共有29条论及失眠,对其描述有"不得眠、不得睡、起卧不安、卧起不安"等,且不少列入主证条文中,其辨证论治和理法方药颇为完备。我采用其法治疗失眠,均取得很好的疗效。

知识链接

《本草易读》:"黄连阿胶汤,治心烦不眠。"

读 书 笔 记

学生乙：《伤寒论》条文："少阴病，得之二三日以上，心中烦，不得卧，黄连阿胶汤主之。"中少阴病如何理解？

贾老师：少阴病指邪犯少阴，可因体质因素的不同而有少阴寒化证和热化证。此处有得之二三日以上，说明该证并非初少阴而病，亦不属于少阴寒化证，正如明代医家张兼善所说："今但心烦不卧，无呕利四逆等证，是其烦为阳烦，乃其阴为热邪煎熬也。"

学生乙：如何理解黄连阿胶汤证的病因病机？

贾老师：黄连阿胶汤证多由素体阴虚，复感外邪，二三日后邪从火化，或感受温热、内灼真阴，以致阴虚火旺而形成少阴热化证；心肾属少阴，心属火，肾属水，心火独亢于上则"心中烦不得卧"；肾水亏虚，不能上济于心，则临床上应该伴有咽干口燥、舌红少津、脉细数。

学生乙：应该怎么理解黄连阿胶汤中的药物组成？

贾老师：黄连阿胶汤含有黄连、黄芩、芍药、鸡子黄、阿胶五味药物，主要作用为清心火、滋肾阴。其中黄连苦寒入心，清热泻火，阿胶甘平，补血滋阴，二药合用，交融水火，除烦安神为君；黄芩泻上焦之火，白芍补血敛阴，二者共助君滋阴降火，除烦安神；鸡子黄，《本草纲目》云："补阴血，解热毒"，泻心火之有余，补肾水之不足，亦防芩连苦寒伤胃。全方苦寒咸寒并用，滋阴泻火并施，泻火而不伤阴，滋阴而不妨碍祛邪。

读 书 笔 记

学生乙：黄连阿胶汤煎服过程有什么要注意的地方？

贾老师：首先阿胶烊化于汤中或烊化后另兑；其次鸡子黄不可与药同煎，应在汤药煎好去滓后纳入，如原文："小冷，纳鸡子黄，搅令相得"；还有剂量换算，古代1两=3克；最后应注意药物的"比例"。

学生乙：黄连阿胶汤证与一些相似证如何鉴别？

贾老师：黄连阿胶汤证舌红少苔而干燥，舌苔薄黄或薄黑而干，叶天士在《温热论》中谈道："舌黑而干者，津亏火炽，急泻南补北。"本方证属肾阴不足，心火有余，脉多为细数，若微细不数，或为弦数、滑数等脉，恐病机有别，治当有异。因此应抓住一点：心火有余，灼伤肾阴。

六味地黄丸加味或天王补心丹证，是由阴虚导致阳亢"壮水之主以制阳光"。应抓住一点：阴虚致热。

交泰丸证，系由肾阳不足，蒸化无力，所致肾水不升，心火独亢之心肾不交。此处应抓住一点：肾阳虚，蒸化无力。

学生乙：黄连阿胶汤治疗失眠有哪些辨证要点？

贾老师：黄连阿胶汤治疗失眠辨证要点包括：第一，睡前心中灼热而烦，不得安卧，多梦；第二，神情急躁，易怒；第三，腰膝酸软，骨蒸潮热，耳鸣耳聋，心悸，口舌糜烂，口燥舌干，手足心热，小便短黄；第四，舌质红或深红，脉细数或弦。有一个值得注意的地方就是舌象上有一个特殊的表现，就是舌红少苔而干燥，其舌苔可薄黄或薄黑而干。另外刘渡舟认为："此证每晚当阳入于阴之时，则烦甚而不能卧寐。"

学生乙：如何通过柴胡加龙骨牡蛎汤的原文理解其病机？

贾老师：原文"伤寒八九日"说明邪气已经化热；"下之"说明误用攻下，损伤胃气，胃虚生痰；总体来看属病入少阳，邪气弥漫，三焦气化受阻形成，其特点为：表里同病、虚实共见、阴阳错杂。如成无己云："伤寒八九日，邪气已成热……下之虚其里而热不除。"

学生乙：如何理解柴胡加龙骨牡蛎汤证的症状？

贾老师：胸满说明邪陷少阳，经气不利；烦惊、谵语说明少阳郁热，加胃虚痰火上扰心神，肝魂不安；小便不利说明枢机不利，决渎失司；一身尽重，不可转侧者说明肝失疏泄，上下内外气机皆郁而不畅。

学生乙：柴胡加龙骨牡蛎汤中的所用药物应该怎么理解？

贾老师：柴胡加龙骨牡蛎汤组成为：柴胡、龙骨、黄芩、生姜、铅丹、人参、桂枝、茯苓、半夏、大黄、牡蛎、大枣。方中用小柴胡汤和解少阳，宣畅枢机，扶正祛邪；去甘草，免其甘缓留邪；茯苓宁心安神，通利小便；龙骨、牡蛎、铅丹重镇安神；加桂枝通达郁阳；加大黄泄热和胃。使内外之邪热能解，肝胆之气得以调畅，而心神方宁。

《绛血园古方选注》对该方理解为："柴胡引升阳药以升阳；大黄引阴药以就阴；参草助阳明之神明，

知识链接

　　王子接："邪来错杂不一，药亦错杂不一以治之。"

即所以益心虚也；茯苓、半夏、生姜启少阳三焦之枢机，即所以通心机也；龙骨、牡蛎入阴摄神，镇东方甲、乙之魂，即所以镇心惊也；龙、牡顽纯之质，佐桂枝即灵；邪入烦惊，痰气固结于阴分，用铅丹即坠。致于心经浮越之邪，借少阳枢转出于太阳，即从兹收安内攘外之功矣。"

学生乙：柴胡加龙骨牡蛎汤的用药要注意的地方？

贾老师：需注意三点：①常去铅丹以防蓄积中毒，造成血红蛋白合成障碍，多代之以磁石、礞石、代赭石等重镇安神。②还应注意其脉必弦或涩，这是肝胆三焦气机郁滞的基本表现。③大黄用量要小，一般用2～4克，且需后下，正如章楠所说"大黄仅煎一二沸"，目的在于"泄浮越之邪热"。

学生乙：柴胡加龙骨牡蛎汤治疗失眠有哪些辨证要点？

贾老师：主要有四点：①精神症状多，入睡前多虑、害怕睡不着觉；睡后怕响动，易醒难眠，噩梦纷纷，心烦意乱，坐卧不宁，心情压抑，情绪不宁。即所谓：烦，惊。②躯体症状多，胸胁苦满，头两侧胀痛，少腹或全身痛；冲气上逆，脐下悸动，妇人月经不调或经前乳房胀痛。即胀，满。③主诉自觉症状多，或失眠、或头痛、或全身痛、或不思饮食，对气温变化反应敏感，冬天怕冷，夏天怕热。④病位在肝胆，累及胃肠，如饮食易受情绪影响，生气后不思饮食或生气后腹痛，大便不畅。

《伤寒论·辨太阳病脉证并治第六》："伤寒八九日，下之，胸满烦惊，小便不利，谵语，一身尽重，不可转侧者，柴胡加龙骨牡蛎汤主之。"

学生乙：仲景多法轻方简，为何此处用大方？

贾老师：很多医者都认为仲景治病，多用"小方"，少则2~3味，多至5~6味，药少力宏，效如桴鼓。因此后世医家大多崇尚用药"法轻方简"或"轻可去实"，如张景岳就曾强调"施治之要，必须精一不杂，斯为至善"，而对于处方用药味数过多之"大方"在同一方中攻补兼施，寒热并投，风、火、痰、湿、气、瘀兼治者，大多医者均认为这是不明辨证，胸中无底的表现，只好用药撒大网，"广罗原野"，以求幸中一二。

其实对于复杂的慢性病，仲景有时也用"大方"，符合《黄帝内经》"间者并行，甚则独行"之旨。亦如朱丹溪所说"杂合之病，需用杂合之药"。

柴胡龙骨牡蛎汤即是此方面的代表方剂。学好该方对于深刻理解仲景学术思想有很大的帮助。也就是说，治病之方无论"大方"与"小方"，均要符合病情，针对病机，理法方药必须一致，才能取得良效。

学生乙：栀子豉汤和酸枣仁汤证都是治疗"虚烦"的，那么应当怎样鉴别呢？

贾老师：栀子豉汤证原文为：发汗吐下后，虚烦不得眠，若反复颠倒，心中懊憹，栀子豉汤主之。其病因病机是伤寒实热证，经吐下后，余热未尽，无形之热扰于胸膈所致。这里的"虚烦"是相对阳明里实之"实烦"而言的。

酸枣仁汤原文为："虚劳虚烦不得眠，酸枣仁汤主之。"其病因病机为阴虚内热，所生之烦，烦由虚

读 书 笔 记

知识链接

《圣济总录》："伤寒发汗后，虚烦不得眠，剧者必反复颠倒，心中懊憹。栀子豉汤方……治伤寒吐下后，心烦气乏，昼夜不得眠。酸枣仁汤方。"

热也，此处虚烦，实由肝阴虚所致。

学生乙：酸枣仁汤中的所用药物应该怎么理解？

贾老师：酸枣仁汤组成为：酸枣仁、甘草、知母、茯苓、川芎。其中重用酸枣仁，性平味酸入心、肝二经，养血补肝，宁心安神为君药；知母滋阴清热除烦，茯苓宁心安神共为臣药；佐以川芎调畅气机，疏达肝气，与酸枣仁相伍酸收与辛散并用，相反相成，补肝之体，遂肝之用，而具养血调肝安神之妙。

学生乙：酸枣仁汤方中酸枣仁应该怎么理解？

贾老师：首先谈它的主治：其性平味酸，入心、肝二经而养肝血、安心神。《名医别录》谓其："主心烦不得眠……虚汗烦渴。"亦如罗美在《古今名医方论》中说："枣仁酸平。亦少阳木化，而治肝极者，用枣仁二升，以生心血，养肝血，所谓以酸收之，以酸补之是也。"

对于它的用量，很多大家均主张遵张仲景之意而重用。刘慧民老中医说："一般来说，酸枣仁为治疗神经衰弱的必用之品，一般成人用量多在 30 克以上，甚至可达 75~90 克。根据余之经验，在神经衰弱的治疗中，如能根据病情和体质酌情重用酸枣仁，实乃取得良好效果的关键。"

而对于它的用法：《本草纲目卷三十六》云："其仁甘而润，故熟用疗胆虚不得眠，生用疗胆热好眠。"故有人认为酸枣仁炒用有安眠之效，生用治疗嗜睡。但从目前临床应用情况及药理研究结果看，二者治疗失眠症同样有效，其主要药效在于所含油脂，故只宜

知识链接

时珍曰："血中气药也。肝苦急，以辛补之，故血虚者宜之。辛以散之，故气郁者宜之。"

微炒。为使有效成分溶出，可捣碎入汤剂。

学生乙：您强调了酸枣仁汤中的川芎一药，它在此处运用有何特点？

贾老师：川芎在本方中一药两用，调畅肝气又上行头目。《本草汇言》认为："川芎，上行头目，下调经水，中开郁结，血中气药，尝为当归所使，非节治血有功，而治气亦神验也，味辛性阳，气善走窜而无阴凝黏滞之态，虽入血分，又能去一切风，调一切气。"现代药理研究认为：川芎上能通过血脑屏障，下能通过血睾屏障，引药直入病所，故而治疗失眠的处方中加一味川芎可使药效增加。

学生乙：酸枣仁汤证的病位病性如何理解？

贾老师：其病位与心、肝二脏有关，但病变的核心在肝。仲景遵《黄帝内经》：治肝而用酸泄、辛散、甘缓的组方宗旨，用药酸辛兼备，相反相成，甘和缓急，较之单纯的养血安神之剂，其配伍方法更具特色。酸枣仁汤所揭示的以酸枣仁配川芎、茯苓、甘草的组方的结构，对后世养血调肝安神的运用具有深远的影响。对于病性，多数学者认为酸枣仁汤证既有肝心血虚，亦有肝心阴虚。而阴血亏虚均不甚严重，而是在阴血不足的前提下，既有血虚生热，亦有阴虚内热。从中药的组成来看，知母苦寒质润，虽能滋阴，但功力不足，而降火之力有余。

学生乙：除此之外还有治疗失眠的经方了吗？

贾老师：使用经方治疗失眠还有：清宣郁热，除烦安神的栀子豉汤；养阴清热，利水安神的猪苓汤；

滋阴清热，润燥安神的百合地黄汤；温通心阳，镇静安神的桂枝去芍药加蜀漆龙骨汤。总之，《伤寒杂病论》对于失眠有较系统的论述，对临床有很高的指导意义，还有待于我们进一步的探索与发掘。

学生乙：我们知道您擅于"治未病"、调治亚健康状态，现在人群中处于亚健康状态的也有很大比例，那么失眠亚健康状态是什么呢？

贾老师：确实如此，现今社会有较大的亚健康状态的人群。失眠亚健康状态呢，也称为失眠问题。是当失眠的症状已经符合失眠诊断的症状标准，失眠的严重程度也符合失眠诊断的严重标准，仅仅病程尚不符合病程标准时的一种亚健康状态。

学生乙：那么失眠亚健康状态与之前所讲的失眠症或睡眠障碍有什么联系呢？

贾老师：失眠亚健康是处于失眠与健康之间的一种中间状态。健康、失眠亚健康、失眠这几种状态都是动态发展、互相转化的，不是一成不变的。而慢性失眠障碍，大多是由于亚健康发展来的。

学生乙：老师，您向来强调辨体－辨病－辨证，那么失眠亚健康体质类型分布又是怎样的呢？

贾老师：就失眠亚健康患者体质分布而言：女性主要见于阴虚质、气郁质，男性多见于湿热质。

学生乙：那么就病因病机和治疗而言，又该如何认识亚健康失眠呢？

贾老师：就目前的报道来看，失眠亚健康的病机主要包括了心肾不足、阴亏血少、心失所养、心脾两虚、肝郁脾虚、脾虚湿盛、肝肾两虚等，以虚证为主，而证型则主要有：心脾两虚、阴虚火旺、脾肺气虚、气滞血瘀、湿热内蕴、脾肾两虚、心肾不交、肾阴亏虚、胆郁痰扰、阴虚火旺、脾肾阳虚等；失眠所涉及的病位以心、肝、脾、肾为多，其治疗则涉及中药、针灸、推拿、情志治疗、耳穴、艾灸、音乐调理等疗法。关于失眠亚健康的调治，大家可以参阅我作为副主编参与编写的《睡眠亚健康学》，该书为中医亚健康学与睡眠医学之间的交叉融合学科，充分利用睡眠医学现有的理论、方法，结合历代有关睡眠医学的实践，对睡眠亚健康这一严重影响我国人民身心健康的问题给予系统、规范的指导。

学生乙：那您怎么看如今失眠亚健康的研究进展呢？

贾老师：失眠亚健康的预防与调治是当今医药卫生保健事业的重大课题之一，中医学对失眠亚健康的研究还处在起步阶段，对失眠亚健康确切病因病机的认识尚需深化；缺乏诊治失眠亚健康的系统的规范的标准与手段；相关的报道和研究以个人经验总结的小样本分析居多。

今后应加强多中心、大样本临床研究，通过大规模流行病学研究和大样本临床干预治疗，可以发现失眠亚健康的证候分布规律，认识失眠亚健康的辨证规律，进一步完善中医学对失眠亚健康的诊治理论和手段，更好地服务于人类的健康事业，或许也可能成为

知识链接

　　元代朱震亨《丹溪心法·不治已病治未病论》："已病而不治，所以为医家之法；未病而先治，所以明摄生之理。"

你们今后的研究课题。

学生乙：谢谢老师您的指导和讲解！

医养结合，未病先防

学生丁：我们都知道您是一个临床大夫，每天都在出门诊，并且还是治未病中心的名誉主任。在看病时，您特别注重医养结合，特别强调治疗与调养并重，那么我们就想问一下，为什么要治疗与调养并重？"治未病"在临床上有什么意义呢？

贾老师：治未病确实是一个古老而新鲜的话题。中医治未病理念源远流长，是中医学理论体系中独具影响的理论之一，为中华民族的繁衍昌盛做出了很大的贡献。

而随着当今世界疾病谱的改变，医源性、药源性疾病的增加，生态环境的破坏，导致了亚健康状态的普遍存在，人们越来越关注健康的同时，医疗卫生工作也面临着许多亟待解决的难题。

健康和预防疾病已成为 21 世纪医学研究领域的热点，在过去相当长的时间里，人们只关注对疾病的认识、诊断和治疗，而忽略了从人的健康出发去研究和判断疾病的预防和发生、发展的趋势。在健康和疾病的不同状态之间，人体的生命活动是不断运动变化的，因此，对健康状态的研究，对疾病复杂性的认识具有现实意义，对疾病"未病先防、治养结合"就特别重要。

其实，世界卫生组织已经指出 21 世纪的医学不应继续以疾病为主要研究对象，而应以人类健康作为医学研究的主要方向。进入 21 世纪以来，医学模式和医学发展的趋势，由"以治病为目标的对高科技的无限追求"转向"预防疾病与损伤，维持和提高健康"。早在 2006 年 3 月，国家 16 部委联合发布了《国家中长期科学和技术发展纲要 2006—2020 年》，将人口与健康列为最重点领域之一，明确提出疾病防治重心前移，坚持预防为主，促进健康和防治疾病相结合的方针，研究预防和早期诊断关键技术，显著提高重大疾病的诊断和防治能力。人们惊奇地发现，这与中医的治未病不谋而合，但后者却存在了近 2000 年了。"治未病"的思想在理论和实践中都隐藏着丰富的内容。预防医学多年的研究结果几乎全部可以包含在"治未病"体系中，而"治未病"体系还有很多预防医学所未涉及的领域。所以"治未病"思想代表着医学发展的方向，也必将更广泛地造福于人类。

学生乙：老师，什么叫做"治未病"，能谈谈其历史源流吗？

贾老师："治未病"从字义上来看，"未病"即"疾病未成"。定义应该是"体内已有病因存在，但尚未发病的人体状态"。但随着中医理论的发展，结合临床实际，未病的概念不断扩展，已经包括了无病期、既病防变期和愈后防复期，这些都称为"未病"状态。也就是说，"未病"是一个相对的概念，"未病"并不全是没有病，如"见肝之病，知肝传脾"则表明此时人体处于"既病防变"期，肝已病而脾尚处于未

知识链接

《老子·七十一章》："夫唯病病，是以不病。"

病的状态。

"治未病"思想，起源于殷商时期，雏形于《周易》，形成于《黄帝内经》。《周易·既济卦》："君子思患而豫防之。"这是最早的关于"预防"的文字记载。《素问·四气调神大论篇》则首次提出"治未病"一词，"是故圣人不治已病治未病，不治已乱治未乱……不亦晚乎？"也是古人防病养生的谋略。

学生丁：请您简单介绍一下《黄帝内经》治未病的思想？

贾老师：《黄帝内经》治未病的思想，包含着三方面的含义。①未病先防：无病养生、防患未然，也就是养生保健的思想。通过实行养内和防外两个方面的有效方法来加强机体对疾病的抵抗能力，在正常生理状态下或已经出现疾病的相关征兆时，通过及时地调理和治摄预防疾病的发生，达到养生保健、调摄、防病于未然的目的。②既病防变：已病早治、防病传变，也就是张仲景提出的"见肝之病，知肝传脾，当先实脾"的思想，应当掌握疾病的传变规律。在疾病早期，疾病病位较浅、病情较轻、尚未传变，人体正气未虚、邪气未盛，故易于驱邪康复，并及时防止疾病的发展、病变。③瘥后防复：病后调摄、防止复燃。在疾病初愈时或尚未发作的间歇期间，虽然疾病的相关症状已消失，但此时正气未复，邪气未尽，气血未定，阴阳未平，故应避免引发疾病复燃或引发新病的不利因素，并及时调摄恢复人体正气，做好疾病后期的治疗与调理，才能渐趋康复，巩固疗效，防止复

知识链接

清代徐大椿《医学源流论·表里上下论》："善医者，知病势之盛而必传也，豫为之防，……，此上工治未病之说也。"

发，以收全功。

学生乙：有哪些医家提出过"治未病"的思想吗？

贾老师：医圣张仲景对《黄帝内经》中"治未病"理论有了更进一步、更完整的继承与创新，并将"治未病"思想运用到疾病的辨证论治中去，对现代医疗体系中预防类医学的发展具有重要作用。张仲景的"治未病"理论体现在五个方面：养生预防疾病、疾病早期治疗、既病防变、病重防危、瘥后防复。孙思邈强调治疗过程中"治未病"理论的重要性，明确将疾病的状态科学合理地分为三个层次，分别为"未病""欲病""已病"，其论述中记载"消未起之患，治未病之疾，医之于无事之前"。叶天士提出了疾病防治原则："务必先安未受邪之地"，则是进一步阐述了既病防变理论的重要性。朱丹溪提出："夫如是则思患而预防之者，何患之有哉""与其救疗于有疾之后，不若摄养于无疾之先"。张介宾曾论述道："救其萌芽，治之早也。救其已病，治之迟也。早者易，功收万全；迟者难，反因病以败其形"

学生乙：对于"治未病"，国家近期有什么政策吗？

贾老师：2016 年 10 月，中共中央、国务院印发的《"健康中国 2030"规划纲要》指出："到 2030 年，中医药在治未病中的主导作用……得到充分发挥。……实施中医治未病健康工程，将中医药优势与健康管理结合，探索融健康文化、健康管理、健康保险为一体的中医健康保障模式。""健康中国 2030"中的诸多内容均能指导和推进"治未病与健康管理"

学科的建设工作，使其沿着正确的轨道运行，防止学科建设中工作重点的偏离以及学科特色的丢失。

学生丁：什么是亚健康？亚健康与治未病有什么关系呢？

贾老师：首先，让我们先了解一下什么是健康。1948 年世界卫生组织认为"健康不仅仅是没有疾病或虚弱。而是一种在身体上、心理上和社会上的完好状态"。《亚健康中医临床指南》指出："亚健康是指人们处于健康与疾病之间的一种状态。处于亚健康状态者，不能达到健康的标准。表现为一定时间内的活力降低，功能和适应能力减退的症状。但不符合现代医学有关疾病的临床或亚临床诊断标准。"

时至 21 世纪，中国人的生活方式已经发生了巨大变迁，我们必须注意到生活方式的变化，虽说其在整个社会文化变迁中并不显眼，但却最具有稳定性。也就是说随着现在人们社会生活节奏的加快，生活习惯和饮食习惯等的改变，今天的健康问题也有所不同，其中亚健康状态便是一大难题，而且亚健康人群还呈明显增多的趋势。中国保健科技学会的一项调查发现：北京、上海及广东的亚健康发生率均高于 70%。而就导致亚健康状态的原因而言，有多个方面：一是随着社会竞争的激烈和生活节奏的加快，人们所承受的来自各方面的压力越来越大，过度疲劳造成的精力、体力透支，不良情绪长期刺激，导致健康水平下降；二是在温饱问题解决以后，人们嗜食高热量、高脂肪食物，不良的饮食习惯严重影响健康；三是不合理安排

读 书 笔 记

生活，生活规律的紊乱，生活质量的低劣，生活空间的污染，缺乏体力活动等都可潜移默化地伤害人体健康。由于亚健康状态，不符合现代医学有关疾病的临床或亚临床的诊断标准，所以，就没有引起西医的足够重视。而亚健康状态所表现出的精神心理方面的、生理方面的，以及社会适应能力方面的症状，却是中医的"证"的表现形式，而"辨证论治"恰恰是中医的最大特点之一。亚健康虽是当代新的概念，却属于中医治未病中"未病先防"的范畴。

中医学将"治未病"表达为"未病先防""既病防变""瘥后防复"等多个层次。在几千年的历史长河中形成了独特的思想体系，而且在防治方面积累了丰富的实践经验，为我们提供了可资借鉴的多种有效的方法和手段。

总之，"健康""亚健康"和"疾病"是人类生命活动过程中的三种不同状态。"健康"和"疾病"属于两端，"亚健康"属于中间状态，由健康状态过渡到疾病状态，或由疾病状态恢复到健康状态都要经历亚健康这个阶段。而"治未病"贯穿于人体全生命周期的整个过程。它在治疗方面，以及预防方面都有着丰富多样的实践经验，必将对人类的健康发挥出巨大的作用。

学生乙：可以举一个具体的例子来谈谈"治未病"吗？

知识链接

晋代葛洪《抱朴子·内篇·用刑》："明治病之术者，杜未生之疾。"

贾老师：举一个高血压病预防的例子吧。目前，高血压病的人群日益壮大，且呈年轻化趋势。对于早期诊断为高血压病的患者，可运用中医"治未病"的优势，将血压控制在正常范围内。可以从生活方式入手，有效地控制患者早期的血压波动，减缓疾病的进展。临床证实，越早控制血压变化，获益越大，这就是大医所说的"上工治其萌芽"。具体治疗方法，可以从内服中药与外治疗法两方面着手。高血压的中医分型有阴虚阳亢、肝火上炎、痰湿上扰等。内服药物可根据分型，运用龙胆泻肝汤、半夏白术天麻汤、天麻钩藤饮等方剂加减。至于外治疗法，可选择针刺、耳穴、放血等。除此之外，还可以建议患者通过太极拳、八段锦等传统体育活动来控制血压。

下面我简单谈谈近十年咱们医院治未病中心在治未病方面具体做的两项较为成熟的工作，即"冬病夏治贴敷疗法"和"冬令调补用膏方"的一些体会。

冬病夏治"敷贴法"

《黄帝内经》云："圣人春夏养阳，秋冬养阴，以从其根。"意思是说，春夏季节要顺应自然界阳气的升发、生长来养阳，秋冬季节则要顺自然界的收藏之气养阴。三伏贴是指夏季三伏之时在人体的相应穴位上进行药物敷贴，通过经络穴位刺激机体，可鼓舞正气、驱散阴寒、调节机体平衡，从而达到防治疾病的一种方法。因其疗效显著、操作简便、价格便宜，受到广大患者的欢迎。

山西中医药大学附属医院治未病中心贾跃进老师曾多次主持开展国家级、省级的贴敷培训，发表过多篇关于贴敷的文章，在敷贴"治未病"方面积累了丰富的临床经验。

学生戊：我们对于贴敷只有一个感性认识，理解不深，请贾老师您介绍一下什么是贴敷？

贾老师：贴敷疗法是以中医基本理论为指导，应用中草药制剂，施于皮肤、孔窍、腧穴及病变局部的治病方法，属于中药外治法。有研究认为，药物通过穴位吸收和经络传导，其药效会得到放大，这种放大作用可能是由于经络区域的导向性，能直接把药物送到相关脏器组织中而提高疗效。贴敷疗法的起源于春秋战国时期，这一时期的甲骨文中就有相关记载，如马王堆汉墓出土的《五十二病方》载有："蚖……"即白芥子捣烂外敷头顶正中（百会穴）使局部皮肤发疱治疗毒蛇咬伤。

清代吴尚先在《理瀹骈文》中将自己丰富的临床经验和广泛收集的他人的经验，撰写或《理瀹骈文》一书，可谓外治之大成，被誉为"外治之宗"。他指出"膏药能治病，无殊汤药，用之得法，其响立应"。也就是说，贴敷疗法治病的机理既有药物，又有腧穴两重作用，与内服药物机理是一致的。徐灵胎说："用膏贴之，闭塞其气，使药性从毛孔而入其腠理，通经络，或提而出之，或攻而散之，较之服药尤有力，此至妙之法也。"

知识链接

清代吴尚先《理瀹骈文·略言》："膏中用药味，必得通经走络，开窍透骨，拔病外出者为引。"

学生戊： 这种疗法在预防、保健、治疗疾病过程中有什么优势吗？

贾老师： 贴敷疗法的优势是经皮肤途径给药，此时药物极少通过肝脏，也不经过消化道，避免了口服给药可能产生的肝脏首过效应，以及胃肠灭活，提高了有效血药浓度，同时也避免了因药物对胃肠的刺激而产生的一些不良反应。所以，贴敷疗法又可以弥补药物内治的不足。

学生戊： 既然贴敷疗法有这么多优势，是不是适用于所有人群与病证呢？

贾老师： 贴敷疗法并非任何人都适用，它主要针对养生保健和亚健康状态人群的调理；过敏性鼻炎、哮喘、反复感冒、慢性阻塞性肺气肿、肺心病等呼吸系统疾病的患者；痛经、胃炎、关节炎等虚寒性疾病的患者；虚寒怕冷等阳虚体质患者。如支气管哮喘，源于多种炎性细胞参与气道慢性炎症形成气道的高反应性，因此消除炎性细胞、控制炎症已成为治疗哮喘的关键。将甘遂、细辛、白芥子、百部以及麻黄、延胡索以老姜汁调成糊状贴于大椎、肺俞、肾俞、膏肓俞等可改善气管和支气管炎症病理形态的变化，故而可减轻气道炎症、改善肺功能、改善哮喘的缓解期等。

学生戊： 既然贴敷疗法并非适用于所有人，那它的禁忌证都有什么呢？

贾老师： 对于贴敷局部皮肤有创伤、溃疡、感染或有较严重的皮肤病者，应禁止贴敷；颜面五官部位、关节、心脏及大血管附近，慎用贴敷，不宜用刺激性

知识链接

《本草经集注》："麝香，味辛，温，无毒。主辟恶气，杀鬼精物，温疟，蛊毒，痫痉，去三虫，治诸凶邪鬼气，中恶，心腹暴痛胀急，痞满，风毒，妇人产难，堕胎，去面目中肤翳。久服除邪，不梦寤魇寐，通神仙。"

太强的药物进行发疱，避免发疱遗留瘢痕，影响容貌或活动功能；孕妇腹部、腰骶部以及某些可促进子宫收缩的穴位如合谷、三阴交等，应禁止贴敷，有些药物如麝香等，孕妇应禁用，以免引起流产；糖尿病、血液病、发热、严重心肝肾功能障碍者慎用；艾滋病、结核病或其他传染病者慎用。

学生戊：为什么现在用的冬病夏治敷贴方中很少用到麝香呢？是因为价钱昂贵吗？

贾老师：价格贵不是主要的原因。主要是因为麝香有很强的活血通经作用，对于孕妇有催产的作用，若是怀孕前三个月容易造成流产。而且，冬病夏治敷贴治疗要持续两个月左右，虽不是天天治疗，但也应充分考虑麝香可能影响育龄期妇女的生育能力。综上考虑，所以现在很少用到麝香。

学生戊：那贴敷疗法是否也像处方用药一样，在运用时需要辨证呢？

贾老师：是的，运用敷贴疗法同样需要辨证。而且不仅要辨证，还要辨病，将二者结合运用，才能发挥好其作用。贴敷疗法是中医学重要的组成部分，与内治法一样，必须坚持中医理论为指导，既要治病，更要严格遵循辨证论治的原则，正如吴师机特别强调："外治必如内治者，先求其本，本着何？明阴阳、识脏腑也……虽治在外，无殊治在内也。"所以，国家中医药管理局关于《加强冬病夏治穴位贴敷技术应用管理的通知》特别强调："三伏贴"主要适用于反复发作的慢性呼吸系统疾病，也可用于以反复发作、冬

知识链接

明代周之幹《慎斋遗书·辨证施治》："见病医病，医家大忌。"

季加重为临床特点，中医辨证为寒证的其他疾病，严禁不合理扩大应用范围及应用人群。

学生戊：请您深入讲解一下辨病与辨证在贴敷疗法中的运用。

贾老师：首先谈辨病。辨病，即不同的疾病，所选的药物及穴位有所不同。葛洪《肘后备急方》治面瘫"乌头研末，以鳖血调散，待正，则即揭去"；王焘《外台秘要》用盐和苦酒涂脐，治疗二便不通；孙思邈《千金要方》治虚寒腹痛，上吐下泻，以吴茱萸纳脐棉布封之；《普济方》："鼻渊脑泻，生附子末，葱涎如泥，置涌泉"；赵学敏《串雅内编》治水肿病，小便不通，以甘遂末涂脐上。大椎穴治虚痰寒多热少，临发时，以醋和附子末涂背上。在现代，关于贴敷治疗各种疾病的报道，十分丰富，其疗效有待进一步探讨。

再谈辨证，以支气管哮喘为例，支气管哮喘是一种以嗜酸性粒细胞、肥大细胞反应为主的气道变应性炎症和高气道反应性为特征的疾病。哮喘病机乃本虚标实之病，以肺虚、脾虚、肾虚为本，以风、寒、热、气、痰、瘀为标，标实尤以宿痰内伏为主。肺虚反复感冒，痰随气升，脾虚生痰，痰贮于肺，痰气交阻，壅塞气道，在冬季哮喘多发。哮喘多因先天禀赋不足，若反复发病则肾气更虚，故立法选方，不仅要定位而侧重补肺、健脾、益肾，而且要根据病情，适当加化痰、宣肺等药物和哮喘疗效方可更好。

学生戊：在贴敷时，我们应该选择那些药物呢？赋形剂、贴敷剂等材料的选择上又有什么要求？

贾老师：药物选择上，一般有三类药物，通经走窜、开窍活络类药物，如冰片、麝香、丁香、薄荷、樟脑、皂角、乳香、没药、花椒、肉桂、细辛、白芷、穿山甲、葱、姜、蒜、韭等；刺激发疱类药物，如白芥子、斑蝥、毛茛、蒜泥、生姜、甘遂、石龙芮、铁线莲、威灵仙、旱莲草等；气味俱厚类药物，如生半夏、附子、川乌、草乌、巴豆、生南星、苍术、牵牛、番木鳖、斑蝥、大戟等。

学生戊：赋形剂是贴敷中的重要材料，且其类型繁多，我们应该如何选择？

贾老师：赋形剂一般包括水、盐水、酒、醋、生姜汁、蒜汁、蜂蜜、鸡蛋清、凡士林、麻油或植物油、透皮剂等。其中蜂蜜有"天然吸收"之称，用其作赋形剂不仅可促进药物吸收从皮肤吸收，且具有不易蒸发、防止干燥刺激的特点。动物油脂黏稠度适宜，与药末调成软膏，有良好的穿通性、易吸收，但易变质。植物油其黏度低可适当加黄、白蜡（凡士林）使用。水、药汁、酒作赋形剂比干敷吸收要加快几倍，其共同缺点为无黏稠度，药粉易于干燥，对皮肤有刺激，需勤更换（酒、醋虽有活血消肿、通经活络作用，但有一定刺激作用，也不宜长期使用）。二甲基亚矾可加速药物透过皮肤屏障而进入血液循环的作用。氮酮无色、无味、无毒润滑而不油腻，其1%浓度即有极强透皮作用，较50%的二甲基亚矾大10多倍。治疗哮喘、呼吸系统的疾病一般多选生姜汁与大蒜。

学生戊：对于贴敷剂有哪些要求，传统膏药作为

知识链接

《灵枢·经脉篇》："足阳明之筋……颊筋有寒，则急引颊目移口，又热则筋缓，不胜收放僻，治之以马膏，膏其急者，以白酒和桂，以涂其缓者。"

敷贴剂有哪些局限性呢？

贾老师：贴敷剂的要求要达到贴敷剂贴到患者身上既有发热效果，又不过敏，少起疱的效果最佳。临床急需研究出一种透气性能好，使用方便，药物持久，粘性强而又无副作用的贴敷剂。传统有膏药贴封，局部形成一种汗水难以蒸发扩散的封闭状态，使角质层经水合作用后膨胀成为多孔状态，而利于药物的吸收。在国外，透皮给药治疗系统（TTS）被称为第三代制剂，其体小而薄，由背衬、药库、控释膜、接触粘胶层及保护膜共五层薄膜叠加而成，药物在药库层中均匀布于一种胶状混合剂中，揭去保护膜，使粘胶层直接与皮肤接触，药物即可透过控释膜和粘胶层，透过皮肤经毛细血管吸收进入循环系统。由于控释膜的作用，药物可持续稳定地进入人体。

学生戊：贾老师，我们知道贴敷疗法主要的作用部位是穴位，在贴敷穴位的选择上与针灸取穴一致吗？

贾老师：贴敷疗法的穴位选择与针灸疗法是基本一致的，也是以脏腑经络学说为基础，根据不同的保健需求和病证、穴位的特性，通过辨体、辨病和辨证，合理选取相关穴位，组成处方进行应用，包括局部取穴、循经远取、经验取穴。经络腧穴具有对药物的外敏性、放大性、储存性和整体调节性，中药贴敷治疗选穴方法有其本身特点和规律性，能否正确地选择腧穴直接影响疗效。如欲温上焦，贴敷劳宫、胸口；欲温中焦贴敷中脘、神阙；欲温下焦，贴敷丹田、关元；欲补五脏，各取其背俞穴；欲救阳者，贴关元、气海穴。此外，选穴也根据皮肤结构特点，即选择皮肤角质层较薄的穴位。如神阙穴、俞募穴、手足心穴（涌泉穴）。以治疗哮喘或呼吸相关疾病为例：开鬼门－风门、肺俞、脾俞、肾俞；化痰－丰隆、足三里、三阴交、神阙、涌泉。咳嗽分三组穴：第一组（天突、定喘、肺俞）、第二组（身柱、脾俞、膻中、命门）、第三组（肾俞、足三里、身柱、膏肓）。以上仅示其要，然临证取穴，又因病不同、证不同而选相应穴位。

学生戊：现在人们常用的冬病夏治敷贴方的制订有依据吗？

贾老师：现代常用的冬病夏治敷贴方多参考清代张璐所著《张氏医通》中的"白芥子涂法"方。方中用白芥子、延胡索、甘遂、细辛磨为细末，加少许麝香，用姜汁调匀，涂于膏肓、百劳等穴来治疗冷哮，即哮喘病。

学生戊：这个"白芥子涂方"的加减方应用这么广，说明组方精当，老师可以介绍每味药的作用吗？为什么叫"白芥子涂方"，可不可以重点说说白芥子的作用呢？

贾老师：白芥子镇咳平喘，祛皮里膜外之痰；延胡索活血散瘀，理气止痛；甘遂泻水逐肿，消肿散结；细辛解表散寒，祛风止痛，通窍，温肺化饮；麝香开窍醒神，活血通经，止痛；姜汁调药有温阳散寒的作用。之所以叫"白芥子涂方"，是因为白芥子确实有重要的作用。在方中白芥子是很重要的透皮剂，外用中主要是通过极强的皮肤刺激性，使皮肤发红、发热

知识链接

《新秀本草》："（白芥子）味辛，温，无毒。归鼻。主除肾邪气，利九窍，明耳目，安中，久服温中。"

甚至起疱，破坏皮肤的屏障功能，从而促"其他药物的渗透和吸收。但是，经研究，皮肤的刺激程度和临床疗效不成正比。也就是说，贴敷时不一定为皮肤发红和起疱程度越重的患者，疗效就越佳。相反，通过改变白芥子的粉碎方法，以及调整白芥子的配比，在保证疗效的前提下，减轻对患者皮肤的刺激程度，使患者治疗依从性更好，治疗体验能够更加舒适。

学生戊：冬病夏治敷贴治疗中，取穴以什么经络为主呢？依据是什么呢？

贾老师：取穴以背部的膀胱经和督脉为主，因为冬病夏治敷贴治疗主要是温阳治疗，以提高人体免疫力。所以，治疗选择的经络以阳经为主，膀胱经内联脏腑，督脉为阳脉之海，所以是治疗选择的最佳经络。

学生戊：除了治疗疾病，很多养生保健人群也会选择冬病夏治敷贴治疗，这样的人群选穴有什么特点吗？

贾老师：这样的人除了联系各自的体质情况外，还多选择一些保健的要穴。比如足三里、气海、关元、命门等等。每次选择 6 ~ 8 个穴位，可在治疗中轮换取穴，切不可一次贪多。否则，冬病夏治敷贴治疗这样的外治疗法也可出现虚不受补的情况。

学生戊：在门诊上经常遇到患者贴敷时间很长，他们认为时间越长，作用越好，这样的认识对吗？贴敷多长时间较为合适呢？

贾老师：贴敷时间并非是越长越好，成人一般 2 ~ 6 小时；老年、小儿、体质偏弱者，贴敷时间可适当缩短。贴敷期间如果出现皮肤过敏，难以忍受的瘙痒、疼痛

知识链接

"外治之宗"吴尚先指出："膏药能治病，无殊汤药，用之得法，其响立应。"

感觉者应立即停止贴敷。

学生戊：贴敷后有哪些注意事项？

贾老师：贴敷后一般需要休息，当天不能洗澡，不能干容易出汗的工作；出现水疱时应注意防止局部感染；对于残留于皮肤的药膏，只可用清水洗涤不宜用汽油或肥皂等有刺激性的物品擦洗。

学生戊：有些患者贴敷后可能存在过敏、难以忍受等情况，面对异常情况您认为我们应该怎样处理？

贾老师：贴敷药物后，局部出现热、凉、麻、痒或轻度疼痛属于正常现象，如贴敷处有烧灼或针刺样剧痛，难以忍受时，可提前揭去药物，及时终止贴敷；皮肤过敏可外涂抗过敏药膏，若出现范围较大、程度较重的皮肤红斑、水疱、瘙痒现象，应立即终止贴敷，进行对症处理；出现全身性皮肤过敏症状者，应及时到医院就诊处理；皮肤出现小水疱，可表面涂以甲紫（龙胆紫）溶液，任其自然吸收。水疱较大者，可先用消毒针从水疱下端挑破，排尽疱液，或用一次性注射器抽出泡液，然后涂以龙胆紫溶液收敛，破溃水疱处也可以涂以消炎软膏，外用消毒辅料包扎，以防感染。如果水疱体积巨大，或水疱中有脓性分泌物，或出现皮肤破溃、露出皮下组织、出血等现象，应到专业医院对症治疗。

学生戊：现在全国中医机构大都在开展贴敷疗法，您认为现在的贴敷疗法是否已经发展成熟，存在什么问题吗？

贾老师：尽管贴敷疗法现在发展趋势很好，但仍

读 书 笔 记

然存在不少问题，如实验方法不规范，研究多未遵循循证医学原则，多为经验方，多为前后自身对照，对照组选用非公认药物及方法；治疗组多为多种疗法，不能充分说明穴位贴敷的治疗作用；诊断及疗效判定标准不统一。穴位选择不规范，同种疾病选用不同穴位或选穴太多。方药选择不规范，多为自拟方，穴贴制备复杂，生物利用度低，疗效易受制备效果的影响，且重复性差。近年来，对哮喘、中风、肝胆病以及癌症的实验研究有所发展，但其他疾病的实验研究较临床研究有所滞后，穴贴不良反应及药物的不良反应系统研究较少。

学生戊：贴敷疗法疗效显著、操作简便、价格便宜，受到广大患者及重视自我保健人群的欢迎，前景光明，如果需要发展更加完备，需要在哪些方面做得更好？

贾老师：贴敷疗法还是应该朝着标准化、科学化的方向发展。今后研究应严格按照循证医学方法进行，选择公认的药物及疗法进行对照研究；采用统一的诊断及疗效判定标准；采用多中心、大样本及规范选穴及统一药物治疗；实验研究应在远期疗效及作用机理方面进行深入研究；改进制作工艺，充分利用现代生物技术的提取及吸收技术，提高穴贴的临床疗效；不仅需要剂型与制作工艺的改革，而且要求其疗效更迅速、使用更清洁、方便，才能有强大的生命力；应加强基础研究，注重穴位贴敷药物的体外经皮渗透性研究，并筛选出疗效好、易吸收的药物和剂型，借鉴西医透皮吸收治疗的新技术、新方法，制作高效、新型的外用贴敷药物，将会有广泛的前景。

学生戊：谢谢老师的讲解！

膏方妙用治百病

膏方又称膏剂，是在大型复方汤剂的基础上，根据人的不同体质、不同临床表现而确立不同处方，经浓煎后掺入某些辅料而制成的一种稠厚状半流质或冻状剂型，能够很好地补虚扶弱、纠正亚健康状态、防病治病等。

贾跃进老师开设膏方门诊，巧妙应用膏方指导人们的养生保健，并进行临床防治，有丰富的临床经验，出版了《膏方妙用》等著作。贾老师对于膏方的研究和应用有其独到之处，接下来让我们一起跟随贾老师走进膏方的世界。

学生丙：贾老师，您对膏方有着自己独到经验与看法，那什么是膏方？我们应该怎样理解膏方？

贾老师：谈到膏方，首先我们要明确什么是膏方。膏方，是指一类经特殊加工制作而成的膏状中药制剂。通常情况下，医生根据患者的体质因素、疾病性质，选单味药或多味药配伍组成方剂浓煎后，加入红糖、冰糖、蜂蜜等辅料一种或多种进行收膏而制成的一种比较稠厚的半流质或半固体的制剂。

学生丙：我们具体应该如何理解膏方的内涵呢？

读 书 笔 记

知识链接

　　明代解缙《永乐大典·卷一万一千六二百十》："善服药者，不如善保养。"

贾老师：要了解膏方的内涵，就要明白膏方的目的和膏方配伍原则。应用膏方以调畅气血阴阳，以平为期为目的。膏方配伍的原则，首先，膏方是中医药的一部分，要重视病机分析，辨证立法；其次，膏方要注重体质差异，量体用药。根据每个人的体质、临床表现不同"量体裁衣"，不是千篇一律，而是一人一方，针对性强；再者，膏方既滋补又治病，强调养生与治病的双重效果，通过脾胃的消化吸收而到作用，因此要斡旋脾胃升降，以喜为补；最后，着意通补相兼，动静结合。膏方内的滋补药多属黏腻呆滞之品，易影响脾胃运化，需加用陈皮、砂仁、焦山楂、炒麦芽、白术等健脾消导药，加强吸收，达到补而不滞的功效。

学生丙：贾老师，通过您这么一讲，我们现在对膏方有了一个较清晰思路了。那么，膏方的发展经历了怎样的过程呢？

贾老师：膏方经历了漫长的发展过程，现在不仅用膏方治疗疾病，还成为符合现代人需求的防病保健之品。膏方内涵深蕴，历久弥新。首先膏方在我国有着悠久的历史，是中医常用八大剂型——丸、散、膏、丹、汤、酒、露、锭之一，是中华文化宝库中的瑰宝，也是中医学中一只美丽的奇葩。膏古已有之，最早的内服膏方记载可以追溯到汉代张仲景的《伤寒杂病论》，是中医方剂的重要组成部分。在膏方发展的几千年里，历朝历代都广泛应用。虽说从汉代就有了内服膏方治病的记载，但因在唐代时，膏方由治疗向养生方面延伸，内含多种滋补的名贵药材，多为富贵人家滋补强身之用，而且由于膏方制作工艺也很讲究，所以对于普通百姓用膏方者较少。到了宋代，膏方的用途日益广泛，既用于滋补强身，又用于治疗疾病。明清时代膏方更是发扬光大，越来越倾向于滋补。明代李时珍也曾在《本草纲目》中提到过："国朝太医院进御服食，议加天冬、麦冬、枸杞子末各一斤，赐名益寿永真。《本草纲目》中还载有多种抗衰老膏方，如参木膏之益元气，苍术膏之驻颜、补虚损，以"煎"（即膏剂）命名的金樱子煎、枸杞煎、金髓煎、鹿角煎等。你们知道吗？慈禧太后最钟爱的养生方式就是膏方。如《清太医院配方》就收录了很多著名的抗衰老滋补膏方，其中就载有慈禧十分钟爱的菊花延龄膏。

学生丙：贾老师，膏方发展历史悠久，从您以上的讲述中发现膏方似乎是达官贵人的"奢侈品"，现阶段膏方的运用普及吗？

贾老师：目前，在不同地区，膏方的市场并不完全相同。膏方在我国北方地区可能大部分人还不是很熟悉，而在江浙及广东地区已被广泛使用，尤其是进入冬季，在上海找好中医开一料膏方需要排队一个月以上。膏方有其独特的魅力、现在全民养生意识在不断提高，我们要不断将膏方的知识普及给大众，才能更好地发挥膏方应用的作用，提高大众的健康质量，让中医走进每一个人。

学生丙：贾老师，您可以和我们再说一说膏方的制作过程么？

知识链接

清代吴尚先所著《理瀹骈文》说："今人但知痞癖用膏，风痹用膏，而不知一切脏腑之病皆可用膏。"

贾老师：当然可以。制作膏方并不简单，一剂膏方需要二十几个小时的精心熬制，首先精选地道药材，再浸泡药物 4 小时，然后通过特制铜锅武火煎开，文火熬 1 小时，之后药液沉渣，静置 12 小时，再然后过滤，药液浓缩并再次沉淀，最后文火收膏，投入辅料搅拌均匀，这样膏方就制作完成了。膏方的制作费时费力，需要慢工出细活，这都是为了保证膏方的质量、疗效与纯度。

学生丙：膏方制作真是有讲究啊！贾老师，一料膏方都是由哪几方面材料组成的呢？

贾老师：一料膏方的组成，从其材质而言，一般含有中药饮片类、细料类、胶类、辅料类四部分。第一饮片类。饮片是膏方发挥作用的主体，是医生针对不同的体质或疾病所选取的中药按君臣佐使配伍成的方剂，一般用 3000~5000 克；第二细料类，细料是指一些补虚强体类及其他类的名贵药，如野山参、西洋参、冬虫夏草、鹿茸等，以及羚羊角粉、藏红花、川贝母等；第三是胶类药，胶类药是以动物的皮骨甲角等药为原料，如阿胶、鹿角胶、龟甲胶有丰富的蛋白质及胶质类，一料用 200~400 克，这类药不仅是补益虚损的重要组成部分，而且有助于膏方的固定成型。第四是辅料类，辅料是指为改善口感、正异味，并有辅助治疗作用和收膏作用的一类附加的药食并用的材料。如糖类、黄酒类及芝麻、核桃、红枣、莲子、桂圆肉等膏方的组成，一料用 500 克。

若从其作用而言，饮片类、细料类、胶类起到扶

知识链接

明代医家龚廷贤《寿世保元》记载："膏者，胶也。"

正补益、祛邪疗疾、健脾开胃的作用，辅料及胶类主要起到矫味、赋形的作用。

学生丙：贾老师，听您这么一讲，膏方的材质确实比较复杂，那么膏方中加入胶类药物是否是膏方所特有的？

贾老师：对的，的确是这样。膏方在配伍和加工时加入阿胶、龟甲胶、鹿角胶、鳖甲胶等胶类中药，是膏方的用药特色，也是膏方有别于其他中成药制剂的一大特点。明白了这一点，就能更好地运用与发挥膏方的作用。

学生丙：贾老师，能否讲解一下胶类在膏方中独特的作用？

贾老师：好的，既然你们这么感兴趣，我们接下来就探讨这些胶类的作用。临床中我们在膏方常用的胶类主要有阿胶、龟甲胶、鳖甲胶、鹿角胶。阿胶性味甘平，具有补血、止血、滋阴、润燥的功效，主要用于血虚、阴虚和慢性出血等证。研究表明，阿胶水解可产生多种氨基酸，并含有钾、钠、钙、镁等常量元素和铁、锌等多种微量元素。阿胶有促进造血功能的作用和抗辐射损伤的作用；能提高机体的免疫功能；有耐缺氧、耐寒冷、抗疲劳的作用，并有明显的止血作用。阿胶性质黏腻，易碍胃气，因此脾胃虚弱、消化不良者要慎用。

龟甲胶性味甘咸、平，具有滋阴养血、益肾健骨的功效，主要用于阴虚血亏，骨蒸潮热，吐血，鼻出血，烦热惊悸，肾虚腰痛，崩漏，带下等症。研究表明，龟甲胶含有谷氨酸、胱氨酸等18种氨基酸，另含钾、钠、钙等十多种常量元亲和微量元素。龟甲胶能提高人体细胞免疫和体液免疫的功能，明显延缓细胞的衰老；实验研究还表明，龟甲胶能有效降低甲亢型动物的甲状腺功能。龟甲胶性质阴寒，因此脾胃虚寒、食少便溏者忌用。

鳖甲胶，鳖甲胶性味咸、平，具有滋阴潜阳、软坚散结的功效，主要用于阴虚潮热、癥瘕积聚等症。研究表明，鳖甲胶含有苏氨酸、丙氨酸等17种氨基酸，另含钠、钙、锰、锌等十多种微量元素。鳖甲胶具有补血作用，能明显增加血红蛋白的含量；能抑制肿瘤细胞的生长，不良反应很小。脾胃虚寒、食少便溏者忌用。

鹿角胶，你们也应清楚鹿角胶性味咸、温，具有温补肝肾、益精养血的功效，主要用于肾气不足、虚劳羸瘦、腰痛、阳痿、滑精，以及妇女子宫寒冷、崩漏、带下等症。研究表明，鹿角胶含有多种氨基酸。药理实验研究表明，鹿角胶有强心作用，能明显增加心脏的搏出量。阴虚火旺、潮热盗汗者忌用；阴虚阳亢、颧红烘热、头痛头胀者忌用。

学生丙：膏方中加入胶类原来这么有讲究的。贾老师，膏方中加入糖类和蜂蜜仅仅是为了矫味改善口感吗？

贾老师：膏方中糖类或蜂蜜的添加，不仅能掩盖药物中的苦味等不适气味，使膏方便于服用，而且还因为加糖和蜂蜜后的膏体稠厚、药物浓度高，使膏方

知识链接

清代程国彭《医学心悟·论汗法》："地土不同，用药迥别。"

在冬季或适宜的温度环境下稳定性好，不易变质。

学生丙：贾老师，在膏方中应该加入什么糖？这些糖类各有什么作用呢？

贾老师：在膏方中常可加入冰糖、白糖、红糖与蜂蜜。冰糖性味甘平，无毒。具有补中益气、和胃润肺的功效。白糖可以分白砂糖和绵白糖两种，其中绵白糖含有部分果糖成分，味比白砂糖要甜些，但有一定的吸湿性。白糖性味甘、平。具有润肺生津，养胃和中，舒缓肝气的功效；红糖营养价值相对白糖高。具有补血、破瘀、疏肝、驱寒等功效，民间多用于产妇、儿童及贫血者食用，作为营养补充好辅助治疗。饴糖性味甘、温。具有缓中、补虚、生津、润燥的功效；蜂蜜生则性凉，熟则性温。炼蜜药性甘而平和，气味香甜，具有补中润燥的功效。

学生丙：贾老师，一料膏方大概需要服用一到两个月，那怎样储存才能保证膏方的药效呢？

贾老师：膏方的收藏是重要的一环。如收藏不妥，极易变霉变质，影响药效。对于膏滋药物的储存一定要做到细心，膏滋药应储存在瓷罐中，亦可用陶瓷砂锅存放，不宜用铝、铁锅作为容器。一料膏方通常可服用4~8周，首先应放置在环境较阴凉干燥的地方，如冰箱里，避免靠近厨房炉火边，以免发霉变质。当每天取用膏滋药时，不要每次换一只汤匙去掏，以免每天将水分带进罐里，促使发霉变质。应该放一只固定的汤匙在罐里。因膏方中糖分含量高，且其中还含有动物蛋白的荤类药，温度高了容易变质发霉。如遇

知识链接

清代顾靖远《顾氏医镜·格言汇纂》："凡用药太过不及，皆非适中；而不及尚可加治，太过则病去药存，为害更烈。"

读书笔记

冬令气温连日回升,可隔水高温蒸化,启盖待完全冷却,然后再将盖子盖好,防止水蒸气落在膏面上产生霉点,影响治疗效果。以上这些做法都是为防止霉变,使得膏滋药物浪费与失效。

学生丙:贾老师,膏滋应该怎样服用才能最大限度发挥其疗效?

贾老师:膏方的服法可分为冲服、调服、噙化。冲服,就是将适量药膏放在杯中,用白开水冲化后服下。将膏方储存在密闭的瓷罐中,可每日清晨取一汤匙冲开水服用。也可根据病情需要,用黄酒冲服。调服就是将适量药膏加黄酒或水,用碗、杯隔水炖熟,调匀后服下。噙化就是含化,即将药膏含在口中融化,慢慢下咽,以发挥药效,如治疗慢性咽喉炎可用此法。如方中用地黄等滋腻药或配料中胶类剂量较大时,则膏滋非常黏稠,难以冲开,这时可隔水蒸化后服用。

学生丙:贾老师,对于服用膏方的剂量和时间有无特殊要求?

贾老师:膏方服用剂量要根据病情或患者的身体情况及药物性质决定,与患者消化功能关系非常密切。一般来说,服膏方应从小剂量开始,逐渐加量,如成人每日先服一汤匙,10~15克,如果消化功能正常,1周后改为1天服两次,即早晨起床后与晚上睡前1小时各空腹服用1次。病情较重的人,剂量可稍大一些;病情轻者或老年人、妇女、儿童等用量稍小些;有滋补作用、药性较平和的药物,用量可大些;药性剧烈的药物,用量宜小,并从小剂量开始,逐步增加。对

知识链接

金代李杲《脾胃论·用药宜禁论》:"凡治病服药,必知时禁、经禁、病禁、药禁。"

于滋腻补益药宜空腹服。

若病在下焦，欲使药力迅速下达者，宜饭前服，一般是在饭前 30~60 分钟时服药。若病在上焦，欲使药力停留上焦者，宜饭后服用，则一般在饭后 15~30 分钟时服药。若使用补心脾、安心神镇静安眠的药物宜睡前服用，则一般在睡前 15~30 分钟时服药。明白这些使用方法，就能使膏方更好地发挥作用了！

学生丙：贾老师，服用膏方时有什么特殊禁忌呢？

贾老师：使用膏方不仅要明白它的服用方法与时间，更应该知道膏方的使用禁忌，这样才能真正把膏方运用到正确的方向上。膏方要发挥祛病健身的作用，完全依靠胃肠道消化吸收功能。凡影响胃肠消化吸收的，都要注意。特别要避免油腻、生冷、不消化类食物对胃肠的损伤，以免加重胃肠负担，影响膏滋药的吸收。同时，为达到治疗目的，服药期间要求病人忌食某些食物，即所谓的"忌口"。如服人参膏时忌服萝卜，服何首乌膏时忌猪羊血及铁剂；服滋补性膏方时不宜饮茶。

学生丙：贾老师，既然膏方有其使用的禁忌，那么遇到什么情况就要停用膏方呢？

贾老师：我们首先心里要明白膏方服用的特殊禁忌，也应清楚停用膏方的指征。如遇到寒热不当、外邪袭表的感冒发热之证；遇到咳嗽痰多、胸闷气急等痰液壅盛之证；遇到受寒、伤暑、食物中毒，出现急性腹痛时；遇到情志不遂、悲伤恼怒，出现情志抑郁、头胀头痛等肝气郁结、气郁化火时；遇到神志昏迷、不省人事等危急重症时；遇到食欲减退、脘腹胀满、便溏腹泻等消化不良、胃肠功能紊乱时；遇到大便不通、小便不利、热性疮疡、红肿热痛等邪气壅实、闭阻不通、实热内盛时。以上情况，应暂时停服膏方。

学生丙：贾老师，膏方中药物种类繁多，我们服用的膏方大致可分为几类呢？

贾老师：我们口服的膏方从适合人群来说的话，可分为成方膏滋和临方膏滋。其中成方膏滋是指成批生产加工而成，作为中成药进行销售，一种膏滋适用于有相同症状的一类人群。临方膏滋是指医生针对患者身体状况进行辨证处方，做到一人一方，由医院药房定制加工制成，每一剂膏方只适合该方患者服用。如果按膏方使用的药材分类，还可分为荤膏与素膏。其中荤膏是由动物胶类药材制的膏，如阿胶、龟甲胶。而素膏是没有动物的胶类药材制成的膏，如桑椹膏、枇杷叶膏等。

学生丙：贾老师，膏方制作过程如此复杂，我们是否也可以在家庭中自己制作膏方呢？

贾老师：家庭也可以简单的制作膏方。例如对于慢性腰痛患者，可以家庭自制羊肾枸杞膏等，需要枸杞子250克，羊肾两对洗净除筋膜去臊切碎，大米500克，加水适量，以小火煨烂煮粥成膏状，每日分顿食用。

学生丙：贾老师，膏方作为现在比较流行的一种中药剂型，你在配伍膏方时是如何思辨的？

贾老师：膏方具有补虚扶弱、防病治病、强身健体、

知识链接

清代王燕昌《王氏医存·古方用药之妙》："古人立方之妙，多是以药制药，以药引药，非曰君臣佐使各效其能不相理也。"

抗衰延年的作用。膏方还可以通过调整机体气血阴阳，使面部气血通畅，机体内分泌、营养代谢正常，达到美容驻颜的作用。现代研究也表明膏方可以治疗疾病，纠正亚健康，调整体质，养颜驻容，抗衰老。膏方多用于治疗虚证："虚则补之。"通过内服膏方以补充机体的不足，如服含人参、黄芪等中药的膏方可治疗气虚证；服含当归、阿胶等中药的膏方可治疗血虚证；服含燕窝、枸杞子等中药的膏方可治疗阴虚证；服含海龙、鹿茸等中药的膏方可治疗阳虚证；服含党参、黄芪等中药的膏方可治疗肺脾两亏证；服含人参、龙眼肉等中药的膏方可治疗心脾不足证；服含何首乌、山茱萸中药的膏方可治疗肝肾亏虚证。中老年人经常服含何首乌、燕窝、枸杞子等中药的膏方，可以乌发固齿，强筋健骨，润肤养颜，健康长寿。

我们在开膏方选取药材时不仅要清楚地了解所选药物的中药功效，还要了解其现代药理特性。比如黄芪、人参、冬虫夏草中药功效可以补气疗虚损，而它们现代药理可以激发机体的免疫功能，增强对疾病的抵抗力，能有效预防感染性疾病和肿瘤。还能提高机体适应性，并对正常的生理功能无损害。作用是非特异性和广谱性。如含灵芝、红景天、三七等中药的膏方，不论机体脏器功能是亢进还是低下，均可促使恢复正常，并能激发人体的各种自卫机制，增强机体的自稳功能。膏方能改善内分泌紊乱，如含蛤蚧、蛤蟆油、龟甲胶等中药的膏方，能调节性腺、甲状腺、肾上腺的功能，使肾上腺皮质激素、甲状腺素、睾酮、雌激

读 书 笔 记

知识链接

宋代陈言《三因极一病证方论·五科凡例》："究明三因，内外不滥，参同脉证，尽美尽善。"

素等改变得到纠正。膏方还能改善造血系统和骨骼系统的作用，如含鹿角胶、阿胶、何首乌等中药的膏方，可增加红细胞、血红蛋白、网织红细胞，防止化疗、放疗引起的白细胞减少，能促进骨折愈合，并改善骨质疏松和溶骨现象。膏方能增强心脑肾功能，含天麻、三七、当归等中药的膏方，能改善动脉硬化，扩张血管，降低血压，增加心脑组织的有效血流量，缓解心脑血管的老化程度。另外，含黄芪、党参、三七等中药的膏方可改善肾脏有效血流量及肾小球滤过率，能消除蛋白尿，增强肾功能。

总之，中医膏方则可在中医辨证论治原则指导下正确运用中药，祛邪治病，扶正补虚，以达到防病治病，养颜健体，延年益寿的目的。

学生丙：贾老师，膏方与其他剂型比较，在治病保健中有什么独到的特点？

贾老师：膏方的特点有以下几点：第一，遵从整体观念，全面调理。膏方是由多种药物配伍组成的复合方剂，要遵从中医学的整体观念，全面对机体进行调理。第二，强调辨证辨病，针对性强。通过症状分析进行辨病辨证，选择针对性的药方进行调治。第三，注重消补兼施，调养结合。膏方药物种类多，可以对机体进行相应的补虚和消导，并注重消补兼施，调养结合。第四，口味怡人，服用方便。因为膏方中加入矫味的糖和蜂蜜，使人易于接受。第五，药力缓和，稳定持久。膏方起效相对缓慢，所以膏方多用于养生保健、慢性病证。膏方"缓补慢调，润物无声"。

"缓补慢调"并非懈怠，而是优雅从容地从根本上调理、激发机体自愈的功能。改变体内环境，达到阴阳平衡，从而起到防病治病的目的。"缓补慢调"是保养生命、调治慢性病的真谛所在。而生命在于保养，保养的特点是：善用膏方、缓补慢调。中医学认为，很多慢性病和亚健康者多属于"久病"范畴。"久病多虚"或"虚实夹杂"，因此常常需要调养很长一段时间，这样通过膏方的作用下将人体的正气慢慢补足唤醒，这是一种按照自然规律来治病养生的方法。而膏方之"缓""慢"诠释着主动健康的理念，践行着中医的"正气存内，邪不可干"与"天人相应"的健康观。

学生丙：贾老师，我们每一个人都适合使用膏方呢？

贾老师：膏方调治是有其适宜人群的。膏方的适宜人群很广泛，可根据男、女、老、幼各个不同年龄阶段的生理特点，或针对大病后、产后、手术后、慢性病，特别是肿瘤康复阶段的阴阳气血的盛衰状况，通过辨其虚实，论其体质，损其有余，补其不足，调和气血，平衡阴阳而达到防病治病、健康强身、益寿延年的目的。但是急性病患者，或身体健康的人，则不适宜和不需要服用膏滋药。随意滥服膏方，反而会引起不适或不良反应。

学生丙：贾老师，老年人是不是更适合使用膏方呢？

贾老师：是这样的。老年人肾气渐衰，机体的各

读 书 笔 记

种生理功能已发生不同程度的退化，并且在外容易被邪气侵袭，在内容易导致邪气滞留（痰、湿、瘀血等病理产物在体内堆积阻滞）从而发生病变。用膏方进补佐以祛邪，有助于恢复脏腑功能，调补阴阳气血的不足，延缓衰老，减少疾病的发生，提高生活质量，所以非常适合老年人服用。

学生丙：贾老师，现在人们的生活和工作压力增加，许多中年人已经体力透支，身体机能开始衰退，他们应该怎么样使用膏方？

贾老师：中年人上有老下有小，家庭事业都要求中年人付出更多的精力，而人到中年肾气渐衰，工作、学习、生活的压力以及过度的紧张操劳，使得精力严重透支，加上饮食失调，起居时常，睡眠不足等，很容易处于亚健康状态，易患多种疾病，使用膏方是一种较好的补益精气的方法，但要注意少量开始，坚持进补，随时调整剂量，切忌盲目追求速效而乱用膏方滋补。

学生丙：贾老师，青少年可以使用膏方吗？

贾老师：青少年一般精力充沛，不需膏方滋补。但如果平时争强好胜，饮食失节，起居失常，比如酗酒嗜烟、膏粱厚味、熬夜上网打麻将或大病之后导致气血两虚，阴阳失调，这可通过膏方调补。但青年人使用膏方应注意以下几点：①体质有虚但大多程度较轻，进补后容易见效；②选择性质平和的滋补药养阴而不滋腻，温阳而不燥烈；③补益中要注意祛除邪气。

学生丙：贾老师，从中医角度来说儿童"形体未充"，儿童是不是适用膏方补充呀？

　　贾老师：儿童既有发育未成熟而较柔弱的一面，又有生机蓬勃发育迅速的一面。寒热稍有不慎，就容易外感咳嗽，饮食稍有不当，就会伤及脾胃，所以可用膏方调治。膏方口感好容易被儿童接受，比如可用益气健脾的膏方调理脾胃增进食欲，可用补肾的膏方来弥补先天的不足。但儿童脏气清灵，绝不能盲目乱补，用药轻灵，药味平和不滋腻；也不宜长期进补，病证基本恢复、没有明显症状时应立即停药，以防体内出现阴阳偏盛，影响生长发育。

　　学生丙：贾老师，产妇生产后气血大损，用膏方缓补慢调作用可行吗？

　　贾老师：产妇一方面由于分娩、失血、耗伤气血加之哺乳，导致气血更虚；另一方面产后胞宫余血浊液瘀滞，有瘀血内阻的一面。使用膏方更为合适，滋补中兼顾祛瘀化浊，活血中佐以益气养血。

　　学生丙：贾老师，膏方中多用糖和蜂蜜矫味，糖尿病患者适合用吗？

　　贾老师：糖尿病人可服用膏方，医生处方时可选择一些低热量的甜味剂。这些甜味剂能够提供甜味，但不会提高血糖水平，适量添加可以增加膏方的甜味，改善服用时的口感。从增加甜味的意义上来说，糖尿病患者服用的膏滋方，一般不能使用冰糖、饴糖或蜂蜜等糖类进行浓缩收膏。但为了改善服用时的苦味，可以用元贞糖、甜菊糖、木醇糖、阿斯巴甜等甜味剂替代蔗糖，以达到矫味的效果。

读 书 笔 记

知识链接

　　谚语："冬季膏方巧进补，来年开春能打虎。"

339

读书笔记

学生丙：贾老师，人们常说"秋冬进补，来年打虎"，膏方使用与季节有什么密切的关系？

贾老师：服用膏方与季节是有关系的。秋冬收藏，适合进补。中医学认为，人体与自然界是一个统一的有机体，因而人的各种生理活动，一定要客观地与自然界的四时变化相适应。中医学非常注意环境、季节、气候对人类健康长寿的影响，并指出人客观存在"天地之气生，四时之法成""天暑衣厚则腠理开，故汗出，天寒则腠理闭，气湿不行，水下流于膀胱，则为尿与气"。也就是说，要延年益寿，必须遵守自然规律的变化，而不应超越自然的变化。

学生丙：贾老师，是不是膏方只能在秋冬季节使用呢？

贾老师：当然秋冬进补，首选膏方，冬令进补膏方是最常见的。怡逢冬季到来，天气寒冷，人体消耗加大，食欲旺盛，无论进食数量还是质量的需求方面，也较其他季节为多，因此冬季是人们及时进补的大好时机。服用补益的膏方，最容易"补得进"，不但可补充不足，而且可以为来年做储备，使得来年不生病、少生病，而且精力充沛，所以有"冬令进补，来年打虎"的谚语。但由于膏方具有治疗与预防的双重作用，膏方在不同的季节，根据病人的不同情况及需求，进行中医辨证，立法拟方进行调治也是可以的，因此膏方调治四季皆宜。

学生丙：贾老师，人的体质各有不同，不同体质人群在选用膏方时应注意哪些？

知识链接

《近代中医流派经验选集·费绳甫》："用药切病有四要：一切见证，二切病源，三切气候，四切体质。"

读书笔记

贾老师：体质是个体生命过程中，在先天遗传和后天获得的基础上表现出的形态结构、生理机能和心理状态方面综合的、相对稳定的特质。体质揭示了人体生命的特殊性或差异性。体质在人生的胎儿、童年、青少年、成年、中老年等阶段是相对稳定的，但又有动态可调性。人以健康为本，健康以体质为本。体质好，身体就健康，就不容易生病。体质弱，就多病。体质平和乃健康之源，体质偏颇乃百病之因。例如气虚质膏方以培补元气、补气健脾为原则；阳虚质膏方以补肾温阳、益火之源为原则；阴虚体质膏方以滋补肾阴、壮水制火为原则；痰湿体质膏方健脾利湿、化痰泄浊为原则；湿热质膏方以清泻浮火、分消湿浊为原则；气郁质膏方以疏肝解郁、调达安神为原则；瘀血质膏方以活血化瘀、调理气血为原则；特禀质膏方以益气固表、养血消风为原则。

学生丙：贾老师，通过您的讲解，我们之前对于膏方的许多疑惑也得到了解决，既然膏方可以用来养生，那膏方与保健品又有何区别呢？

贾老师：保健品是具有特定保健功能的食品，一般不以治病为目的。而膏方既滋补又治病，强调养生与防病治病的效果，是任何一种食品或保健品所无法替代的。养生防病，膏方滋补。随着社会的进步，人民生活水平的不断提高，人们越来越追求健康、长寿；追求生活质量的提高，而且这已然成为一种趋势。补养兼顾治疗，高效兼顾简便的膏方，自然成为一个医学与保健的热点。

知识链接

明代张介宾《景岳全书·论治篇》："用补之法，贵乎先轻后重，务在成功；用攻之法，必须先缓后峻，及病则已。"

学生丙：贾老师，您觉得膏方最独特优势是什么？

贾老师：膏方有着"一人一方"式的独特养生优势。目前，膏方养生日益成为一种养生保健的风尚，但不能丢弃膏方的中医辨证特点，不同群体、不同地域、不同季节对膏方都有各自特点，只有因时、因地、因人辨证服用膏方，才会充分发挥中医膏方量体裁衣式的养生优势。膏方的组方有别于单纯的"强身健体"和一般的"补品"，而是在"辨病"与"辨证"的互补下，根据个体差异立法组方，具有"调治"与"调养"等特点，集滋补强身、美容养颜、抗衰延年、治病纠偏于一身，尤其对现代人的亚健康和慢性病的调治具有相对优势。而作为经过精心辨证论治的膏方，需要做到一人一方，成为专属个人的养生佳品。"一人一方"也真正体现了中医的辨证论治的特点！

学生丙：贾老师，非常感谢您的解惑，您这么多年的膏方经验中有好的案例分享一下吗？

贾老师：这是一个失眠膏方调治的案例，你们可以通过这则膏方加深一下对膏方的认识和理解。

患者：杜某，女，29岁。

主诉：间断性失眠3年，加重3天。

现病史：自2013年6月产后出现失眠，诉主要由于产后喂养小儿，性急导致，曾来就诊，并病情好转。后间断出现睡眠欠佳，现失眠逐渐加重，近3日几乎不眠，入睡前无睡意，无烘热汗出，醒后无疲倦感，无头晕头痛，夜间小便频数多达十余次，咽干，大便正常，怕冷怕热，舌质红，脉细弦。

中医诊断：不寐（枢机不利，阳不入阴）。

处方：柴胡加龙骨牡蛎汤加减。

柴胡 6 克、清半夏 9 克、党参 10 克、生龙骨 20 克（先煎）、生牡蛎 20 克（先煎）、桂枝 6 克、白芍 20 克、连翘 20 克、夏枯草 20 克、百合 20 克、炒莱菔子 20 克。7 剂，育龄日 1 剂，水煎服。

二诊：患者自诉服药后失眠好转，可睡 6 小时，夜尿次数减少，2~3 次 / 夜，小腿酸困不适，按摩后觉舒，常有噩梦惊醒，舌苔白略腻，脉弦。上方加石菖蒲 10 克、远志 10 克。7 剂，每日 1 剂，水煎服。

三诊：服上药后，患者入睡困难明显好转，仍有噩梦惊醒、尿频、腿困等症，舌淡红，脉弦。中医辨证为枢机不利的基础上兼有心胆气虚、气滞血瘀。故在前方基础上加西洋参、太子参、炒白术、山药、山茱萸益气健脾；加香附、郁金、川牛膝、木瓜疏肝活血；并加鸡内金、陈皮、山楂、神曲、麦芽消食导滞之品和而共制成膏方，以便患者长期服药调理睡眠。

按语：患者平素性情急躁则肝气郁滞，疏泄失常导致气机失调，又因生产耗伤气血，故气血不足。加之照看小孩，昼夜颠倒，导致睡眠节律紊乱，又暗耗气血。女子以肝为先天，肝体阴而用阳，主疏泄。今肝失濡养致气机疏泄失常，故产后多郁，日久致气血阴阳失调渐重。肝胆互为表里，肝病日久，影响少阳，少阳主枢，内寄相火，易经腑同病，影响广泛，少阳三焦为水火气机通道，一旦被郁，易生痰湿，水火互

知识链接

　　清代徐大椿《洄溪脉学·冲阳太溪二阳论》："妇人主血，而肝为血海，此脉不衰，则生生之机犹可望也。"

结。故少阳为病波及全身，症状复杂多变。少阳枢机不利，气机升降出入紊乱，阴阳失调，阳不入阴而致失眠。《黄帝内经》云："卫气昼行于阳，夜行于阴。"今阴阳失于调和，即营卫失调尔。夜间卫阳不能入于营阴，体内阳气衰少不能助三焦气化，则夜间尿频，怕冷怕热为气机紊乱，营卫失和之证。三焦气化失司，津液无以上承则见咽干。舌红脉细弦为气郁化火，伤及气血表现。二诊时小腿酸困不适，按摩后舒，及噩梦惊醒，都与气机阻滞、心肾不交、阴阳失调有关。

学生丙：贾老师，您能否举几个《膏方妙用》中的膏方呢？

贾老师：比如：增免防病膏。其功效为益气固表、疏风解表，可主治体虚容易感冒，怕风怕冷，自汗乏力，生活上稍有不慎或气候变化明显则容易感冒。它由党参 200 克、山药 500 克、芡实 200 克、炒薏苡仁 200 克、扁豆 200 克、陈皮 100 克、生甘草 60 克、生黄芪 500 克、太子参 200 克、炒白术 200 克、茯苓 300 克、荆芥 100 克、防风 100 克、紫苏 60 克、桔梗 60 克、葛根 100 克、陈皮 50 克、生麦芽 100 克等药物构成。制作方法是将上药加水煎三次，合并滤汁，加热浓缩为清膏。再加蜂蜜 500 克、冰糖 200 克，收膏即成。服用方法是早饭前半小时、晚上睡觉前 1 小时各一勺（约 10ml），开水冲服。另外要注意：服用膏方期间禁食生冷油腻，感冒高热者应禁服。再如：安神益智膏。其功效为益气养血，安神益智。可主治气血两虚，肝肾不足之失眠、健忘、多梦疲乏，纳少头晕，面色少华，舌淡苔白，脉细无力。其由党参 200 克、炙黄芪 500 克、炒白术 200 克、茯苓 300 克、当归 150 克、熟地黄 150 克、炒白芍 100 克、炒酸枣仁 200 克、炙远志 100 克、山茱 150 克、百合 150 克、陈皮 60 克、木香 50 克、炙甘草 50 克、山药 500 克、太子参 100 克、石菖蒲 100 克等药物构成。它的制作方法是将上药加水煎三次，合并滤汁，加热浓缩为清膏。阿胶 200 克敲碎后，用黄酒 200ml 浸泡，隔水炖烊，冲入清膏中，调匀，再加蜂蜜 300 克收膏即成。服用方法为早饭前半小时、晚上睡觉前 1 小时各一勺（约 10ml），开水冲服。同时需要注意：失眠属肝火扰心、痰热扰神者禁用。

下

编

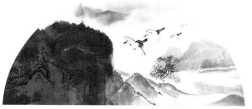

医话医案　知行合一

案 一
燮理枢机，引阳入阴

患者，王某，男，35 岁。主诉：间断失眠 2 年。现症：入睡困难，每夜睡眠时间仅达 4 小时，早醒，次日自觉神疲乏力，全身怕冷，纳可，尿频，遗精、早泄，大便正常。舌淡苔白边齿痕，脉沉。

中医诊断：失眠（枢机不利，阳不入阴）

治法：和解枢机、引阳入阴。

方药：柴胡 10 克、黄芩 12 克、清半夏 9 克、党参 12 克、生龙骨先煎 30 克、生牡蛎先煎 30 克、桂枝 10 克、白芍 12 克、合欢皮 20 克、川牛膝 12 克、炒枣仁 20 克、生麦芽 30 克。5 剂，水煎服，每日 1 剂，早晚分服。

二诊：药后精神好转，睡眠时间可达 5~6 小时，仍有入睡困难，纳可，手脚汗出，健忘，紧张时有遗精，尿频。舌胖，苔略腻，脉细。上方加益智仁 30 克、玫瑰花 10 克。7 剂，水煎服，每日 1 剂，早晚分服。

三诊：药后入寐可，次日乏力好转，对事无兴趣爱好，手心汗出少，时头晕胸闷不适，有小腿外侧冷，

《注解伤寒论》："伤寒八九日，邪气已成热，而复传阳经之时，下之虚其里而热不除。胸满而烦者，阳热客于胸中也；惊者，心恶热而神不守也；小便不利者，里虚津液不行也；谵语者，胃热也；一身尽重不可转侧者，阳气内行于里，不营于表也。与柴胡汤以除胸满而烦，加龙骨、牡蛎、铅丹，收敛神气而镇惊；加茯苓以行津液、利小便；加大黄以逐胃热、止谵语；加桂枝以行阳气而解身重。错杂之邪，斯悉愈矣。"

近半月未遗精，大便稀，尿频。舌淡，苔腻、边有齿痕，脉细。上方加炒薏苡仁30克、远志10克，5剂，水煎服，每日一剂，早晚分服。

学生乙：柴胡加龙骨牡蛎汤出自《伤寒论》，该方在《伤寒论》和现代临床中如何应用呢？

贾老师：《伤寒论》原文记载："伤寒八九日，下之，胸满烦惊，小便不利，谵语，一身尽重，不可转侧，柴胡加龙骨牡蛎汤主之。"现代医家对本方应用非常广泛，涉及精神心理科、神经科、妇科、内分泌等多科疾病，中医强调整体观念、辨证论治，无论以上属于哪个科的病，都要注意抓主证，辨证论治，如在失眠症的治疗方面，也得到诸多医家的推崇与应用。

学生乙：在临床中应用柴胡加龙骨牡蛎汤的指征有哪些？

贾老师：主要是以下两个方面，一是精神方面，二是躯体方面，前者主要表现为烦惊导致失眠，后者主要表现为胸满导致腹中悸动。简单总结其用方指征，在失眠方面，以年轻人群为主，病程较短，睡眠时好时坏，伴有神志症状，胸胁苦满，肝木克土则影响到脾胃，睡前烦躁可表现为眠浅、多梦易惊，此外多有小便不利，一身尽重，冬天怕冷，夏天怕热，抑郁焦虑，多虑烦躁，苔白腻，脉弦滑等，我常用此方治疗少阳枢机不利、阳不入阴的失眠。

学生乙：方证相应，自古有之，简便实用，是诸多学者学习中医的重要方法。可病者症状之繁，医者方药之多，如何才能做到快速准确地辨证开方呢？

贾老师：《素问》云："知其要者，一言而终；不知其要，流散无穷。"张景岳解释"机者，要也，变也，病变所由出也。"由此可见，抓住病机在诊治过程中的重要性。方证相应是学习中医的一条捷径，而紧抓病机才能抓住疾病的根本。柴胡加龙骨牡蛎汤遣方用药，配伍严密，思路清楚，寒热并用，攻补兼施，寒而不滞，温而不燥，祛邪不忘护正，扶正亦不恋邪，为我们临证树立了典范。

学生乙：在临床上如何才能做到方证相应？

贾老师：方证相应是学习中医的一条捷径，而紧抓病机才能抓住疾病的根本，因此每学一方必须首先抓住其病机，进而根据病机理解用药指征。以本方为例，《伤寒论》原文之意主要是治疗伤寒误用下法，损伤人体正气，导致疾病由太阳经进入少阳经，邪热内陷，从而弥漫全身，形成表里俱病、虚实互见、阴阳错杂的变证。

学生乙：我们应当怎么理解柴胡加龙骨牡蛎汤的具体病机呢？

贾老师：柴胡加龙骨牡蛎汤是由仲景小柴胡汤化裁而来的，所以先让我们回顾一下小柴胡汤的病机，这样我们就会对柴胡加龙骨牡蛎汤有更深的理解。《伤寒论》第96条具体描述了小柴胡汤证的四大主证和七个或然证。其四大主证对于认识少阳病症的病理机制具有极其重要的意义。因而既是少阳病的重要的诊断依据，也是应用小柴胡汤的主要指征。紧接着《伤寒论》第97条说，"血弱气尽，腠理开，邪气因入，与

知识链接

清代吴瑭《温病条辨·凡例》："不求识证之真，而妄议用药之可否，不可与言医也。"

351

正气相争，结于胁下"。既言其病因，而对于其病理机制，亦一语破的，曰"正邪纷争是也"。病转少阳，正气相对不足，而邪气亦非亢盛，正邪之间的斗争，处于拉锯状态，互为进退，故临床上以寒热交替，休作有时为其主要特征。邪入少阳，经气不利，故见胸胁胀满；邪入少阳而胆失疏泄，火郁不发，上犯心神，故心烦意乱而又不欲言语；邪犯少阳，而枢机不利，胆木克土之功能异常，或为太过，而胃气上逆，故喜呕；或为不及而脾土难运，故不欲食。其病象虽为中土脾胃之功能反常，然其根源仍当责之于少阳疏泄失职。

小柴胡汤是和解少阳之主方。本方据其组成而言，是融祛邪扶正、木土同治于一体。其中柴胡、黄芩是方中之主药，柴胡气质轻清，升达疏透，能使少阳邪热外解，前贤谓之清解半表之邪；黄芩苦寒质重，清泄邪火，能使少阳邪热内消，故谓其清解半里之邪；二者相伍，外透内泄，而使少阳半表半里之邪一时并祛；据其用量分析，柴胡半斤，黄芩三两，则本方外透之力强，而内泄之力弱，尽在不言之中，故服药后每多"濈然汗出而解"。半夏、生姜调理胃气，降逆止呕；人参、甘草、大枣培土和中，扶助正气。两组药物既可防木邪犯土，亦可扶正以助柴胡、黄芩去邪。由此可知，本方寒温合用，攻补兼施，升降协同，内外并举，具有疏利三焦，宣通内外，畅达上下，和畅气机的作用，确能体现和解大法之奥义。

学生乙：我们应该如何理解这位患者的病机呢？

贾老师：根据患者所描述的情况，其症状以失眠为主，故辨病属中医学"不寐"范畴。正常人体脏腑阴阳气血旺盛，阴阳平衡，气血充足，气机条达，心神得养，阴平阳秘则可寐安。然此患者平素情绪低落，情志失调致肝失疏泄，属少阳气郁。少阳主枢机，少阳气郁则全身气机失于调畅，气血运行受阻，阴阳不相顺接。《灵枢》云："阴阳相随，内外相贯。"阴阳不相顺接，枢机不利，阳不入阴，阴不敛阳，可见入睡困难、早醒。少阳气郁还影响脾胃之运化，脾失健运，则气血生化无源，肌肉四肢无以濡养，故见神疲乏力；枢机不利，阳不外达，故怕冷；又因为肝藏血，主疏泄，肾藏精，主封藏；少阳气郁，致肝疏泄失调，则肾气不能固摄，故见时遗精、早泄，正如朱丹溪所说"主闭藏者，肾也；司疏泄者，肝也。"少阳三焦气郁，肾气不固，则尿频。舌淡苔白边齿痕、脉沉等均属少阳气郁、脾虚之象。此病病位在少阳肝胆，涉及脾、胃、心、肾。病性为少阳气郁、枢机不利、阳不入阴之不寐，所以用柴胡加龙骨牡蛎汤加减治之。

学生乙：本证失眠为什么用柴胡加龙骨牡蛎汤加减？

贾老师：方中柴胡疏肝，解少阳经郁，黄芩清热，清上焦肝胆之热，两药合用疏利肝胆气机，并清少阳经郁热，清半夏化痰疏通气机，三药合用和解少阳枢机。"见肝之病，知肝传脾，当先实脾"，方中党参益气健脾，补太阴脾胃，协助柴胡、黄芩、半夏和解少阳枢机，同时防少阳气郁内传太阴伤脾胃。桂枝、白芍调和营卫阴阳，生龙骨、生牡蛎重镇安神，合欢皮安神解郁，

知识链接

《本草征要》："白芍药，养血敛阴，柔肝定痛。通补奇经，女科必用。敛肺而主胀逆喘咳，腠理不固；安脾而主中满腹痛、泻痢不和；制肝而主血热目疾，肋下作疼。收敛下降，适合秋金，故气宁而汗止，专入脾经血分，能泻肝家火邪，故功能颇多，一言以蔽之，敛气凉血而已矣。"

酸枣仁甘酸入心肝经，养血补肝，宁心神，川牛膝活血通经助人体气机气血通调，生麦芽疏肝行气消食，健脾开胃，疏肝行气以利气机调畅，健脾开胃护中焦利气血生化。上药同用，疏肝清热化痰、酸甘和营调阴阳，重镇安神，共奏气机畅、阴阳合，则寐安。

学生乙：柴胡加龙骨牡蛎汤的原方中并未有白芍，您在当中加用白芍的作用是什么？

贾老师：这与仲景之方略有不同。白芍性凉，味苦酸、微寒，具有养血调经，敛阴止汗，柔肝止痛，平抑肝阳等功效，多用于阴虚发热、月经不调、胸腹胁肋疼痛、四肢挛急、泻痢腹痛、自汗盗汗、崩漏、带下等症。《主治秘诀》云："性寒，味酸，气厚味薄，升而微降，阳中阴也，其用有六：安脾经，治腹痛，收胃气，止泻痢，和血脉，固腠理。白补赤散，泻肝补脾。酒浸引经，止中部腹痛。"临床上生白芍性凉，养阴润燥通便，炒白芍性温，功用养血敛阴。

学生乙：白芍的功效的确有很多，其止痛效果应该也很明显。

贾老师：没错，白芍可以治疗痉挛性疼痛，白芍、甘草合用可治疗多种肌肉痉挛性绞痛、跳痛，如坐骨神经痛、腹痛等，若腹中挛痛伴大便秘结者，多加枳实通腑降气，白芍、枳实多用等量，对于舌苔不厚者，往往用之药到痛止。此外，白芍还可利小便，用于治疗小便不利，如真武汤等。

学生乙：那您此处联用芍药是取酸甘化阴之意吗？

贾老师：加入白芍有三层含义：一者与桂枝配伍，有桂枝汤之意，患者失眠，阳不入阴，营卫失和，又见尿频，全身怕冷，由此可判断其营卫失和，三焦的气化功能不足。方中辛甘温的桂枝助阳化气，以增强其推动温煦的功能，与白芍配伍，调和营卫，使卫气正常出阳入阴，阴阳调和，则心神守舍。二者配伍柴胡，疏肝养血，有助睡眠，正如尤怡说："肝气不荣，则魂不得藏，魂不藏，故不得眠。"三者加入白芍则成桂枝加龙骨牡蛎汤，《金匮要略》中记载："夫失精家，少腹弦急，阴头寒，……男子失精，女子梦交，桂枝加龙骨牡蛎汤主之。"方中桂枝温阳，芍药敛阴，桂芍合用能温阳配阴，龙骨牡蛎功能重镇固涩，又可潜阳入阴，使阴精不致下泄，而遗精止，虚阳不上浮而神安，阴阳相济则失眠可愈。

学生乙：该方一个重要的特点就是用到了重镇安神的龙骨、牡蛎，龙骨、牡蛎在临床中常怎么用呢？

贾老师：龙骨、牡蛎属于矿石、贝壳类药物，因其质地坚硬，有效成分不易煎出，宜打碎先煎。龙骨、牡蛎是一组常用药对，可重镇安神、收敛浮阳，其有生、煅之分，生用平肝潜阳、镇静安神作用强，煅用则收敛固涩作用强。对于本例病人来说，主诉失眠，故生用。现代研究表明，龙骨和牡蛎的主要成分都是钙盐，但是钙盐是难溶于水的，所以在煎煮过程中，这些成分只有极少量，如果按照现代医学的思维，所起的作用很小。然而临床证明情况不是这么简单。中药是不唯成分论的，按照中医的思维，龙骨牡蛎质体

知识链接

《本经疏证》曰："能利关节，温通经脉……其用之道有六：曰和营，曰通阳，曰利水，曰下气，曰行瘀，曰补中。其功最大、施之最广，无如桂枝汤，则和营其首功也。"

重坠，能够潜藏上越之浮阳，所以能够安神，正如张锡纯所说："龙骨入肝以安魂，牡蛎入肺定魄。魂魄者心神之左辅右弼也。"

学生乙： 那您用生麦芽一般是取它的什么功效？

贾老师： 朱良春言"疏肝妙品生麦芽"，朱老指出，大麦芽又为疏肝妙药。诚如张锡纯所说："虽为脾胃之药，而实善舒肝气。"麦芽秉春生风木之气生，能疏肝解郁，用于肝气郁滞或肝胃不和之胁痛、脘腹痛等，可与其他疏肝理气药同用。盖七情之病，多从肝起，即王孟英所谓肝主一身之气也。肝气易郁，郁则疏泄失职，疏与泄均有"通达"之意，而扶疏条达，木之象也，故肝郁之用药，疏泄以复其条达之常而已。大麦芽疏肝而无温燥劫阴之弊，虽久用、重用亦无碍，而且味甘入脾，其性微温，不仅不败胃，而且能助胃进食，大得"见肝之病，知肝传脾，当先实脾"之妙，生麦芽用量以每剂 30 克为宜。这就是我用生麦芽之妙处，用之既可以护脾胃又可以疏肝理气。

学生乙： 二诊时药物加减的意义是什么？

贾老师： 二诊时患者仍有入睡困难，纳可，手脚汗出，健忘，紧张时有遗精、尿频等症状。因此加益智仁温脾助运化、暖肾补肾助气化，涩精止遗，又用玫瑰花疏肝活血、调畅气机，加强前方疏肝行气、引阳入阴之功。

学生乙： 三诊时如何进行药物加减？

贾老师： 患者舌淡，齿痕，苔略腻，上方加薏苡仁健脾淡渗利湿，又用远志宁心安神、祛痰开窍，开心气而宁心神，又能通肾气，起到交通心肾、安神定志的功效。《黄帝内经》云"恬淡虚无，真气从之，精神内守，病安从来"，因此在治疗过程中始终嘱咐患者规律生活，调畅情志。心情舒畅，顺其自然就可以放松，睡眠质量也可以得到改善。

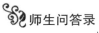
案 二 / 病证结合，注重体质

《类编摘编》："足之阳明手之太阳筋急。则口目为僻。眦急不能卒视。本篇云：足阳明之筋，上颈挟口，腹筋急，引缺盆及颊，卒口僻，急者目不合，热则筋纵，目不开，寒则急引颊移口，手太阳之筋，属目外眦，应耳中鸣痛，引颌目瞑，良久乃得视。"

穆某，女，26 岁，2018 年 2 月 23 日。

主诉：右口眼㖞斜 4 天。

病史：患者于 4 天前（感冒后）出现口眼㖞斜，山西某西医院诊断为"特发性面神经麻痹"，现症：右口眼㖞斜，额纹消失，右鼻唇沟变浅，鼓腮漏气，右乳突疼痛，不思饮食，口干热饮，眠差，体型偏胖，二便正常，舌胖齿痕，脉细弦。

中医诊断：口僻（风痰阻络）。

治法：祛风化痰，通络止痉。

处方：白附子 7 克、全蝎 3 克、蜈蚣 2 克、僵蚕 10 克、葛根 20 克、炒白术 20 克、茯苓 30 克、陈皮 10 克、莪术 10 克、生麦芽 30 克。7 剂，水煎服，每日 1 剂，早晚分服。

二诊：口眼㖞斜好转，右额纹变浅好转，可眠，鼓腮已经不漏气，纳可，大便干，小便正常，苔白，脉细。效不更方，上方加炒薏苡仁 30 克，延胡索 10克。7 剂水煎服。

三诊：右眉上抬略费力，面红疹，口干，大便黏，苔白，脉细。更方为：当归 10 克，白芍 20 克，生黄芪 30 克，炒白术 15 克，僵蚕 10 克，金银花 20 克，葛根 20 克，连翘 20 克，芦根 20 克，忍冬藤 20 克，赤芍 15 克，炒薏苡仁 30 克。5 剂，水煎服。

学生丙： 西医院诊断"面神经麻痹"，老师如何认识该病的中、西医学的关系？

贾老师： 当前，我国医学已进入了中医、西医、中西医结合并存的时代，三种医学模式的相互影响、相互渗透是中医发展的趋势。正如国医大师王琦教授所提出的"辨体－辨病－辨证"诊疗模式，为中医提供了"以人为本"的整体、系统、动态研究疾病的思维模式。下面我就结合这个病案谈一下我的体会。

辨病： 辨病又分为辨中医之病和西医之病，辨西医之病，特发性面神经麻痹的特征性表现是急性发作的单侧下运动神经元性面神经麻痹，影响上下面部肌肉，在 72 小时达顶峰。常伴颈、乳突或耳朵疼痛、味觉障碍、听觉过敏或面部感觉改变。特发性面神经麻痹属于自愈性疾病，70% 的面神经麻痹是可以自愈的，但有 30% 会留有面部僵硬等后遗症，并且可以出现面肌痉挛等症状。大多数口眼㖞斜属于特发性面神经麻痹，但误诊的情况并不少见，有专家表示误诊率为 10.8%，漏掉诊断包括后颅窝的肿瘤、颅底脑膜炎、

知识链接

金代张元素《医学启源·内经主治备要》："治病者，必先明其标本。标者末，本者根源也。"

中耳炎和吉兰－巴雷综合征等，所以在临床上首先应当进行西医的辨病，否则就会造成误诊。

学生丙：那么西医诊断标准是什么？

贾老师：诊断标准参照《神经病学》中特发性面神经麻痹的诊断标准。临床表现：患侧面部表情肌瘫痪，可见额纹消失，不能皱眉蹙额，眼裂变大，不能闭合或闭合不全；鼻唇沟变浅，口角下垂，露齿口角偏向健侧，鼓腮或吹口哨患侧口角漏气，食物滞留于病侧齿颊之间，或同侧舌前 2/3 味觉丧失，或患侧乳突部疼痛，角膜反射、眼轮匝肌反射减退。当诊断清楚以后，我们仍然要进行中医的辨病、辨证以及辨体，发挥中医的优势。

学生丙：中医又如何"辨病"呢，其病因病机又是什么呢？

贾老师：中医的病名诊断可参照西医，历代将其病名称为"口僻"或"面瘫"，其病机主要为："正虚邪中"，其发病多由机体正气不足，脉络空虚，卫外不固，风寒或风热乘虚侵袭，以致经气阻滞，经脉失养，经筋功能失调，筋肉纵缓不收而发病。

学生丙：明白了，根据"辨体－辨病－辨证"的思路，"体质"也是发病的重要因素，您又怎样"辨体"呢？

贾老师：你们有没有想过这样的问题：同样感受风邪，为什么有的人出现的是感冒，而有的人却出现的是"口僻"？为什么有的人得"口僻"后很快就痊愈，而有的人却留下了后遗症？为什么有的人受风之后既不出现感冒也不出现"口僻"？这就涉及每个人体质的差异，所以一定要"辨体"。大家都知道"口僻"的基本病机是"正虚邪中"，所以"气虚体质"是"口僻"的一个主要体质，而"气虚"有轻有重，这可以用量表来衡量。需要注意的是："气虚"有"一时之虚"，主要由于生活的不规律或劳累而未经休息所导致的。这种"一时之虚"在我们其他的辨证论治时也是需要注意的。

学生丙：那么"口僻"又如何进行"辨证"呢？

贾老师：我在辨证中很强调"病因""病机"对于认识疾病的重要性，而知道"病因""病机"的目的是什么呢，就是为了"辨证"，而就"口僻"而言。其中医证型主要有：1.风寒袭络，治当祛风散寒，温经通络，以麻黄附子细辛汤加减；2.风热袭络，治当疏风清热，活血通络，以大秦艽汤加减；3.风痰阻络，治当祛风化痰，通络止痉，以牵正散加减；4.气虚血瘀，治当益气活血通络止痉，方选补阳还五汤加减。

学生丙："辨证"完了之后就应该论治了吧，您是如何使用中医的思维论治此例的呢？

贾老师：好的，那么咱们就来细细说一说：

首先咱们为什么从"风痰"论治呢？该患者素体偏胖，胖人多痰；患者初诊时有不思饮食、舌体胖大，可知其素体气虚；而患者病前曾感冒，故知正气不足，风邪侵袭，外风与痰浊相结合，阻于经络，以致经隧不利，筋肉失养，不用而缓，发为口僻，并见患侧乳突疼痛，患者就诊时未见咽痛、身痛等症状，正如明

知识链接

明代杨维桢《东维子文集·苗人备急活人方序》："医莫切于对证，证莫切于对药。"

代吴昆所著《医方考》中："中风，口眼㖞斜，无他证者，（牵正散）此方主之。"也就是说若排除其他明显可以辨证为其他证型的症状外，就可以将"口僻"辨证为"风痰阻络"，治以牵正散加减。牵正散可祛风化痰，通络止痉。方中白附子辛甘而热，功能祛风化痰，并擅长治头面之风，《本草经疏·卷十一》谓其："性燥而升，风药中之阳草也。风性升腾，辛温善散，故能主面上百病而行药势也"，用作君药。全蝎、僵蚕均属虫类药，有祛风搜风、通络止痉之功，其中全蝎长于通络，僵蚕优于化痰，共为臣药。更用热酒调服，宣通血脉，并能引药入络，直达病所。三药合用，药少力专，使风除痰消，经络通畅，则病证可愈。本方配伍特点是：祛风痰药与祛风通络止痉的虫类药合用，既可祛除风痰，又能通络止痉。用药虽少，但配伍严谨，切合病因病机。另外有主证则用主方，故用牵正散。有兼证则予以加减，其不思饮食加之舌体胖大、有齿痕提示肺脾气虚故加炒白术、茯苓以益气健脾。

学生丙："口僻"的论治应该注意哪些问题？

贾老师：患者既有口眼㖞斜等风痰阻络的一面，又有舌体胖大齿痕等气虚的一面。风痰阻络为标，气虚为本，但在急性期时，应以标为主，故用牵正散为主。尤其是风痰阻络型的口僻要及早使用"虫类药物"以搜剔经络，但"虫类药"常常有碍脾胃，因此应用中加炒白术、茯苓、生麦芽等药物以顾护脾胃。

有一点不知道你们注意到了没有，牵正散是散剂，服时需用"热酒调下"，其机理是"血遇热则行，遇寒则凝"，所以我在治疗上主张以"温通经络"为主，患者有口干口苦等胃火症状，我也很少加苦寒之品，否则"口僻难愈"。我常喜欢在牵正散中加葛根，其依据主要是《伤寒论》中葛根汤用于太阳表实证而项背强，取其生津舒筋之作用，并可兼制白附子不致太热，且葛根为阳明之药，而可为引经之用。

学生丙：二诊时症状减轻，您所加的药物又如何理解呢？

贾老师：薏苡仁《本经疏证》记载："谓益气、除湿、和中，健脾，薏苡与术略似，而不知毫厘之差，千里之谬也。盖以云乎气，则术温而薏苡微寒，以云乎味，则术甘辛而薏苡甘淡。且术气味俱厚，薏苡气味俱薄，为迥不相侔也。"所以应用薏苡仁健脾渗湿疏筋除痹，性微寒牵制全方药物偏热之弊；延胡索辛散温通，既能行气又能活血加强宣通之力。

我特别强调一下薏苡仁，《神农本草经·上经》曰："薏苡仁，味甘微寒。主筋急拘挛，不可屈伸，风湿痹，之有需下气。"认为它有舒筋、除痹的功效，也可对"口僻"起到作用，临床上已经取得了一定的疗效，但其机理仍需我们进一步研究。

学生丙：三诊时，患者出现了抬眉费力，抬眉费力是否气血不足呢？但是面红疹，口干，大便黏又该如何治疗？

贾老师：右眉上抬略费力考虑为气血不足，筋脉不荣，功用失司；而面部红疹，为风热上扰气血壅滞所致。病机虚实夹杂既有气血不足又有风热侵袭所

知识链接

《神农本草经疏》："薏苡仁，味甘，微寒，无毒。主筋急拘挛，不可屈伸，风湿痹，下气，除筋骨邪气不仁，利肠胃，消水肿，令人能食。久服轻身益气。"

以用当归白芍养血和血，甘温的黄芪益气，白术、僵蚕健脾燥湿化痰祛风散邪，金银花、连翘质轻疏散风热，葛根、芦根以解肌生津，忍冬藤、赤芍清热凉血通络，炒薏苡仁健脾利湿，舒筋除痹，诸药合用，气血充盈，风热得散，湿去络通，诸症自愈。

从最后一诊来看"久病多虚"，而最后的恢复期则侧重于治疗其"气血不足"，加入黄芪、当归、白芍，补气养血，使其"气血冲和、万病不生"。

知识链接

清代程国彭《医学心悟·吐血》："凡治血证，不论阴阳，俱以照顾脾胃为收功良策。"

案 三

凉血平肝，上病下取

尤某，男性，64 岁。

主因间断性左侧鼻出血伴头晕 2 天入院。病人素有高血压病史而未坚持服用降压药。病 2 月前患者因劳累过度，突然出现左侧鼻出血，色鲜红，量约 3ml，伴头晕、耳鸣，未予重视。随后 2 天鼻出血次数增加，2~3 次 / 日，次量 3~4ml，当地基层医生予止血敏、云南白药口服，鼻出血暂止，仍头晕耳鸣，遂来我院就诊收住入院。测血压为 200mmHg/115mmHg，症见头晕，动则加重，耳鸣，面红，口渴欲饮，口臭鼻燥，大便干，3 日未行，小便色黄，纳可寐安。舌红苔黄，脉弦。

辨证：肺胃热盛。

治法：清泻肺胃，凉血止血。

方药：金银花 15 克、连翘 15 克、竹叶 10 克、牛蒡子 10 克、石膏 30 克、知母 10 克、白茅根 30 克、侧柏

读书笔记

叶 10 克、生地黄 15 克、仙鹤草 15 克、紫草 10 克、炙甘草 10 克。5 剂，水煎，每日 1 剂，早晚分服。

服药后口干鼻燥及口臭减轻，大便每日 1 行，继用前剂。11 月 5 日晚 11 时患者起床欲解小便时，又感头晕，继而左侧鼻出血，急用油纱条黏芦荟粉 3 克填塞鼻腔而血止。11 月 6 日上午 10 时患者又左侧鼻出血，仍用前法血止。后患者家属要求转院治疗。西医诊断为高血压及继发性血小板增多症，经降压等治疗，血压控制在正常范围。11 月 9 日病人又左侧鼻出血不止，用西药效果不显。又经笔者诊治，病人兼有头晕，面部发热，口干口苦，耳鸣，脉弦。

辨证：肝阳上亢。

治法：平肝降火，凉血散血。

方用：天麻 10 克、钩藤后下 30 克、石决明先煎 30 克、黄芩 10 克、栀子 10 克、丹皮 10 克、生地黄 30 克、白茅根 30 克、侧柏叶 24 克、大蓟 30 克、小蓟 30 克、焦三仙各 10 克、大黄后下 8 克。7 剂，水煎，每日 1 剂，早晚分服，后随访 2 月，病人再未出血。

学生丁：贾老师，高血压鼻出血和普通鼻出血有何不同？

贾老师：鼻出血又称鼻衄，是临床常见症状之一，多因鼻腔病变引起，也可由全身疾病所引起，偶有因鼻腔邻近病变出血经鼻腔流出者。鼻出血多为单侧，亦可为双侧；可间歇反复出血，亦可持续出血；出血量多少不一，轻者仅鼻涕中带血，重者可引起失血性休克；反复出血则可导致贫血，多数出血可自止。鼻

知识链接

《济生方》云："夫血之妄行未有不因热之所发。盖血得热则淖溢，血气俱热，血随气上，吐衄也。"

出血是高血压病常见并发症状，我近 30 年的临床实践中发现，高血压病鼻出血具有其独特的规律性，按目前中医教科书及一些文献所述的肺经热盛、胃火炽盛、肝火犯肺、肝肾阴虚、脾不统血等证分类均不能确切描述，因而根据理论指导的辨证论治也往往收不到满意的疗效。故只有抓住鼻出血是由于高血压所致这一辨证关键，法随证应，方以法出，才能收到良好疗效。

学生丁：高血压病鼻出血的病机特点是什么？

贾老师：高血压鼻出血多系动脉性出血，是在动脉硬化的基础上，鼻黏膜血管受损，渗透性增强或产生狭窄、扭曲、扩张形成梭形动脉瘤，加之血压突然升高而引起。中医一般认为高血压的病机，在早期多是肝阳上亢或肝火上炎，中期多是阴虚阳亢或气阴两虚，到后期则多阴损及阳，阴阳两虚，且每多挟痰兼瘀。而高血压病鼻出血多数发生于高血压病的Ⅱ～Ⅲ期，在阴虚阳亢或气阴两虚基础上，遇到因过猛用力或情绪波动等诱因导致肝阳暴亢，气血逆乱上冲，鼻之络破而致血溢。如《黄帝内经》所说"阳气者，烦劳则张""阳络伤则血外溢"。

学生丁：高血压病鼻出血的临床特点是什么？

贾老师：40%~60% 的高龄鼻出血患者有高血压病及动脉硬化病史。平素常有头晕、头痛、耳鸣、面红目赤、急躁易怒或心悸、失眠多梦、腰膝酸软等阴虚阳亢证的表现，常反复出血不止，出血前有头昏、头痛和鼻内血液冲击感，出血常发生在深夜或清晨，出血呈鲜红而来势甚猛，有时呈搏动状。

读 书 笔 记

学生丁：高血压病鼻出血有什么治疗规律？

贾老师：《血证论》说："存得一分血，便保得一分命。"因其高血压病鼻出血来势甚猛，故首先要立即止血，即用油纱条蘸取芦荟3克(研粉)，填塞出血鼻腔的同时，迅速降压至正常范围，切不可用肾上腺素或麻黄素滴鼻止血，因其收缩血管，或可使血压更高，发生不测。高血压病人多肝肾阴虚，肝为将军之官，主藏血，若肾水亏乏，木失涵养，则每强阳无制，若加之烦劳等诱因则肝阳暴亢，夹火上冲，使鼻中络破血溢。治疗急当平肝潜阳，降火凉血，否则血去过多或反复出血不止，气随血脱，形成血涸气竭，危及生命。

学生丁：贾老师，您一般用什么方治疗高血压鼻出血？

贾老师：我在临床上常选用平肝熄风、清热活血、补益肝肾的天麻钩藤饮加减。方药为天麻、钩藤、石决明、黑栀子、黄芩、夏枯草、丹皮、白茅根、侧柏叶、大小蓟、怀牛膝等。

学生丁：贾老师，我看该案中病人多次出现鼻出血，是不是高血压引起的鼻出血容易复发呢？

贾老师：没错，高血压病所致的鼻出血，最易反复，即使肝阳渐平，亦常鼻衄反复不止，所以千万不要因为第一次鼻出血得以缓解就掉以轻心，唐容川说："离经之血，虽清血，亦是瘀血。"故血证鲜有无瘀者，更何况此鼻衄，因于高血压、动脉硬化所致。瘀败之血，势无复返于经之理，不去则留而为患，成血证之

知识链接

清代程文囿《医述·血证》："血证有四：曰虚，曰瘀，曰热，曰寒。治法有五：曰补，曰下，曰破，曰凉，曰温。"

根，常常成为鼻衄反复不止的重要原因。此时虽已不见头脑中有胀热感或时时面红升火或眼球发胀、鼻出血之症，但可常见舌下青筋粗大、青紫或反复出血，色鲜紫相杂，夹有血块，或面色黑暗，四肢麻木，此皆夹瘀之征，不可掉以轻心。

学生丁：高血压鼻出血伴有便秘的患者应该如何用药呢？

贾老师：高血压病鼻出血肝阳上亢而兼便干、便秘、腹胀等症，或平素大便秘结，或在病程中因鼻出血而卧床少动而大便秘者，当酌加大黄以泻火通便，釜底抽薪则阳亢化火之势易平，鼻出血可止，且复发可减少。若患者正气不虚，用量宜大，10~20克亦不为多，务使尽其斩关夺隘之能，亦可加玄明粉6~9克冲服以助大黄泻下降火。若体质偏虚，大黄用量宜小，一般在3~6克，缓图奏功。以上大黄皆宜酒炒后用，借酒性之升而驱瘀热于下。

学生丁：用大黄以泻火通便是体现了"上病下取"的思想吗？

贾老师："上病下取"始见于《素问·五常政大论》云："气反者，病在上，取之下。"《灵枢·终始》篇曰："病在上者下取之。"是指上部病变从下部治之，属于一种与病气上下相反的治法。明代张景岳指出："气反者，本在此而标在彼也。其病既反，其治亦宜反。故病在上，取之下，谓如阳病者治其阴，上壅者疏其下也。"上病，指病变部位、病证表现偏于上；下取，是用药物针灸从临床主证所在部位以下的

知识链接

《诸病源候论·大便难候》曰："大便难者，由五脏不调，阴阳偏有虚实，谓三焦不和，则冷热并结故也。"

脏腑或体表进行调理和治疗，多指滋肾阴、温肾阳、补肝肾、清肝火、温脾肾、摄纳肾气、通利二便等治疗手段。本患者老年，口干鼻燥，大便干，伴头晕，耳鸣，结合高血压病史，可以辨其为本虚标实，虚则为肝肾亏虚，肝阳上亢，实则为肺胃热盛，实火虚火相加，迫血旺行，产生鼻出血。治疗上当然需要补虚泻实，所以用了清泄肺胃之热，凉血止血，平肝降火，通腑降气的治疗法则。

大黄性味苦，寒。归脾、胃、大肠、肝、心包经。功能主治泻热通肠，凉血解毒，逐瘀通经。可以用于实热便秘，血热吐衄，目赤，咽肿，肠痈腹痛，痈肿疔疮，瘀血经闭，跌打损伤，外治水火烫伤。酒大黄还善清上焦血分热毒。这里用酒大黄一是凉血解毒，为清上焦之热导致的鼻出血，二是通腑泄热，为调畅气机，釜底抽薪而使阳亢之火易平，所以体现了上病下取的思想。

案 四
虚郁并行，冲任失司

郭某，女，47 岁。主诉：烘热汗出，心烦失眠半年，加重 1 月。

病史：患者半年前与人发生口角后出现烘热汗出，心烦失眠，全身无力，曾在运城市人民医院查头颅 CT、心电图等未见明显异常，月经 3 月未至。近一月烘热汗出，心烦失眠逐渐加重来诊。症见：烘热汗出，汗后身冷，急躁易怒，心烦，入睡困难，甚至彻夜难眠，情绪不稳定，易悲伤，遇事易紧张，不思饮食，神疲乏力，时咳，大便 3 日未行，小便正常。舌苔白，脉弦。既往史：过敏性咽炎。

诊断：经断前后诸症（冲任失调，肝郁脾虚）。

治法：调理冲任，疏肝健脾。

处方：仙茅 6 克、仙灵脾 10 克、知母 20 克、黄柏 10 克、当归 10 克、白芍 15 克、炒白术 15 克、茯苓 30 克、香附 10 克、柴胡 10 克、牡丹皮 15 克、炒莱菔子 15 克。5 剂，水煎服，每日 1 剂，早晚分服。

二诊：烘热汗出略减，失眠稍好，喜悲伤欲哭，或强笑，双手冷，双手无力，恐惧害怕，生气后无力甚，双手时抖（成鸡爪型），不思饮食，时呃逆，胃中灼热，大便干，小便正常，舌肿苔白，脉弦。予上方加百合 20 克、川楝子 10 克。5 剂，水煎服。

三诊：烘热汗出、失眠、恐惧害怕及喜悲伤欲哭均好转，近未强笑，仍胃中灼热，但凉饮胃不适，纳增，二便正常。舌肿，脉数。予上方减仙灵脾，加生麦芽 30 克。7 剂，水煎服。

四诊：烘热汗出，心烦易怒消失，睡眠已接近正常，近未悲伤欲哭，胃中灼热及双手凉明显好转。纳少，大便 2 日一行，易干，不畅，小便正常，苔白，脉细弦。上方加枳实 15 克、合欢皮 20 克。7 剂，水煎服。

学生丙：何为冲任失调？

贾老师：冲任失调，是指冲、任二脉调蓄人体脏腑经络气血功能失常，引起阴阳失衡或气机不畅，表现为病情变化与冲任盈亏（如女性月经孕产、男性性活动等）密切相关的证候。《素问·上古天真论》说女子"七七任脉虚，太冲脉衰少，天癸竭，地道不通，故形坏而无子"。冲、任二脉是渗灌气血、濡养胞宫的重要经脉，冲、任二脉虚损则是围绝经期妇人月经紊乱甚则绝经的重要原因。历代经典医籍古书称任脉为"阴脉之海"，有"主胞胎"的作用；称冲脉为"十二经之海""五脏六腑之海""血海"，有溢蓄全身气血的作用，由此可说冲任是妇人的"生养之本"。女子"七七任脉虚，太冲脉衰少，天癸竭"，机体在肾阴亏虚的情况下，虚阳上浮则焦虑不安，烘热面赤；虚阳外越则汗出；虚阳扰动则易激动，本原亏虚故见诸多衰弱不足之症，即我们常见的围绝经期综合征。

学生丙：西医对冲任失调是怎么认识的呢？

贾老师：西医学认为，妇人进入更年期后，内分泌的紊乱导致自主神经系统功能失调，因而产生不同程度的自主神经系统功能紊乱的临床症状，如潮热盗汗、烦躁不安、眩晕耳鸣、失眠、头昏头痛、胸闷心悸等。雌激素分泌的减少加重月经紊乱程度和相关症状，甚则停经，最后导致女性的第二性征消失。而FSH和LH的升高是诊断围绝经期综合征重要的实验室指标，在解剖上不能检验出中医理论中肾—天癸—冲任—胞宫轴与现代医学中的下丘脑—垂体—卵巢轴的相关性。在治疗上西医主要是激素替代疗法，不仅其不良反应不容小视，疗效亦短暂。

学生丙：冲任失调的病机和证型分别是什么呢？

贾老师：肝肾不足、脾胃虚弱、外邪侵扰、气机不畅、血瘀湿阻等，均可引起冲任失调证。大部分学者认为冲任失调多为肾之阴阳两虚，但我们发现冲任失调的初期肝郁化火的表现常常也很明显。

学生丙：冲任失调的辨证思路是怎样的呢？

贾老师：冲、任二脉的生理、病理同妇女的生理、病理有着很重要的关系，冲、任二脉的病证在很多妇科病的发病机理中占有很重要的一环。由于冲、任二

知识链接

宋代陈自明《妇人大全良方·博济方论》："妇人病有三十六种，皆由冲任劳损而致。"

脉功能活动的正常进行，主要是在肝、肾、脾等脏腑的共同作用下得以完成的，因此当肝、肾、脾等脏腑的功能活动失调时，就可影响冲任对气血、阴精的蓄藏、输送的功能，导致冲任病证以及妇科病的发生。冲任的蓄藏功能，主要同肝、肾、脾三脏有关。肾之藏精，肝之藏血，脾之统血，是保证冲任蓄藏功能能够正常进行的三个重要因素。而冲任输送功能的活动，则是在肾气推动、肝气协助的共同作用下完成的，因此当肝、肾、脾的功能失调时，就可导致冲任的功能失调，而发生以蓄藏失司或输送障碍，故多从肝、脾、肾入手。

学生丙：如何诊断该患者为肝郁脾虚？

贾老师：患者与人争吵后身软，不能活动，40分钟后自行缓解。肝在志为怒，肝气上冲，肝之气血并走于上，致阴阳气血不相顺接，而使人晕厥。加之患者平素性情急躁易怒，郁怒伤肝，导致肝气郁结而为病。肝失疏泄、肝气横逆克脾，影响到脾的运化即"木旺乘土"，横逆犯脾，致脾虚。脾主肌肉，脾虚不能运输精微物质营养周身，进而导致浑身疲软；患者郁怒日久，导致气血运行不畅，是停经3月明显诱因，其年近七七，而烘热汗出正是冲任失调的典型症状。

学生丙：肝郁化热为主的冲任失调当如何治疗呢？

贾老师：本例肝郁化热可用二仙汤和逍遥散加减治疗，以调理冲任，疏肝健脾为主。加牡丹皮加强清退虚热之力，大便不畅，加炒莱菔子通腑气，促进大便通畅；腑气通则气机畅，气机畅则肝气疏。

学生丙：二诊时好像第一次服药后效果不是很明显，为什么出现这种情况呢？

贾老师：患者失眠好转，但情绪波动比较明显，又出现强笑、胃中灼热，此乃肝气郁滞，心肺阴虚内热所致，故以原方为主，加上百合养阴润肺，清心安神；加川楝子疏肝行气。由此给我们提示：冲任失调的治疗非一时之功，常常会受患者情绪影响疗效，因此治疗的时候只要抓住了病机，有主证用主方，有兼证予以加减，就应该坚持治疗。

学生丙：三诊时，患者胃中灼热，但凉饮胃不适，您是如何进行治疗的呢？

贾老师：患者大部分症状出现了好转，但其本身大便不通畅，易郁结化热，所以去掉仙灵脾，同时考虑到患者饮凉则胃不适，故加生麦芽既护胃又疏肝。

学生丙：在患者整体趋于好转的情况下，该如何善后呢？

贾老师：患者大部分症状均逐渐好转，但大便仍干，故加枳实与炒莱菔子配伍加强通腑气的作用，并加合欢皮疏肝安神。

读 书 笔 记

375

案 五 / 痰阻少阳，浊邪害清

丛某，女，35 岁。2017 年 10 月 25 日初诊。

主诉： 右侧耳聋 20 余天。

现病史： 患者于 2017 年 10 月 3 日晚吃辛辣食物，当天回家淋雨，10 月 4 日上午起床时突发右侧耳聋，自服中药无效，就诊于某西医院，诊断为突发性耳聋。经药物治疗（具体不详）、针灸后好转。现症：右耳聋，耳鸣，左耳正常，纳眠可，大便日行 1~2 次，神疲，易怒，齿痕舌，脉细弦。

诊断： 耳聋（痰湿酿热）。

治法： 燥湿化痰，兼以清热。

方药： 半夏 9 克、炒白术 20 克、天麻 10 克、石菖蒲 10 克、赤小豆 30 克、僵蚕 10 克、全蝎 3 克、川牛膝 12 克、蝉蜕 10 克、陈皮 10 克、浙贝母 10 克、夏枯草 20 克、生麦芽 30 克。5 剂，水煎服，每日 1 剂，早晚分服。

二诊：听力恢复 50%~60%，时耳鸣，纳眠可，汗多（上半身），二便正常，性急躁，舌齿痕，脉细弦。上方加葛根 20 克、磁石 20 克。水煎服，每日 1 剂。

学生丁：贾老师，耳鸣、耳聋是我们常听说的病，但我们没有深究具体临床如何诊疗，您可以谈谈您的认识吗？

贾老师：耳鸣、耳聋是因外邪侵袭、饮食失调、情志抑郁、病后体虚等引起听觉功能异常的一种疾病。凡耳内鸣响，如闻蝉声，或如潮声，其声或细或暴，静时尤甚，妨碍听觉者，称为耳鸣；凡听觉有不同程度的减退，甚至听觉丧失，影响日常生活者，称为耳聋。

学生丁：古代医家是如何认识耳鸣、耳聋的？

贾老师：《黄帝内经》中将耳鸣、耳聋的病因分为外感和内伤；隋代医家巢元方认识到耳鸣、耳聋还与肾虚有密切关系；朱丹溪多从痰火论治，而王清任则多从瘀血论治；宋代医家严用和认为劳累过度，外邪入侵和七情郁结均可导致耳鸣、耳聋。

学生丁：耳鸣、耳聋的基本病机是什么？

贾老师：耳鸣、耳聋的病机有四：一为外邪侵袭。六淫病邪侵入人体，其中以风热病邪首当其冲，外邪闭阻清窍，从而发为耳鸣、耳聋。《圣济总录》说："久聋者，肾脏虚，血气不足，风邪停滞故也。"二是饮食不节。过食辛辣香燥、肥甘厚味之品，或者嗜酒无度而损伤脾胃，会导致脾失健运，水湿不化，聚而为痰，若痰浊阻滞清窍，则发为耳鸣、耳聋。第

读 书 笔 记

知识链接

明代方隅《医林绳墨·耳》："气逆壅盛而暴聋者，宜以清痰、降火、理气为先……滋阴、降火为要。"

三为内伤七情。长期情志刺激，导致肝失疏泄调达，肝气郁结而化火；或因暴怒伤肝，肝郁化火，肝胆实火循经上扰而发耳鸣、耳聋。这种情况妇女尤其多见。第四为体虚。素体亏虚，或病后失调，脾肾受损而虚弱。从脾胃来说，脾气虚弱，则运化无权，气血生化不足，脾阳受损，则清阳不升，导致脉络空虚，耳窍失于充养，故发为耳鸣、耳聋。从肾脏来说，肾精亏损，髓海不足，相火妄动，循经上扰，亦可导致耳鸣、耳聋。

其次，在临床上，我们还不可忽视的是：耳聋病分新久。新者即暴聋，多由热病后期，或因肝火、痰火、瘀血以及药物中毒等引起，表现为突然耳聋，该案属此例；久者即久聋，多由肾虚或脾虚所致，常由耳鸣转化而来，表现为听觉逐渐减退。这对我们临床的诊疗思路很有帮助。

最后，我再补充一点，西医学中的流行性感冒、内耳性眩晕、高血压、贫血以及药物中毒，出现以耳鸣、耳聋为主症时亦可参考本病辨证论治。

学生丁：贾老师，本病案中患者辨证为痰湿酿热的依据是什么？

贾老师：本患者平素烦躁，并且淋雨，则湿侵人体，食辛辣食物，则助热为火。齿痕舌可见体内有痰湿。患者的痰随气动，上冲阻于耳络，加之淋雨，邪阻少阳，清气不升，浊邪不降，痰阻耳络，害于清空，故突发为耳聋。这也符合临床暴聋的致病特点。

学生丁：临床有很多治疗痰证的方剂比如二陈汤、

导痰汤等等，您为什么选用半夏白术天麻汤合牵正散呢?

贾老师：这就是体现临床思维灵活性的时候。你注意，学习一定不能死板。同样是为了治痰，你一定要综合考虑。

患者素体肝气旺盛，易于化火，其病为耳聋，证为痰湿阻滞，所以选用半夏白术天麻汤合牵正散合方加减。方中以半夏、白术、陈皮燥湿化痰，健脾胃；以僵蚕、全蝎、天麻祛风通络，搜络中之痰；以赤小豆、浙贝、夏枯草清肝热，杜绝生痰之源；以石菖蒲开耳窍，和胃化浊；蝉蜕升清、牛膝降浊；生麦芽调和诸药，疏泄肝气。

至于二诊，其实就简单了。患者诸症好转，所以效不更方。新见上半身汗出，诊为气机不畅，故原方加磁石、葛根加重升清降浊功效，从而治愈。

学生丁：这是运用调畅气机的思路吧?

贾老师：是的，痰阻清窍，一定要注意调理脾胃气机，恢复其升清降浊功能。这在我临床治疗失眠中也往往能起到良效。

通过这则医案，我们可以看出两个关键点：第一，此例虽属暴聋，但其发病已有二十余天，此处应用搜剔经络的虫类药物可以起到通窍的作用，从而有效治疗耳聋，正如朱良春教授所说："在正常辨治原则下，结合虫类药的辨证运用，往往可收到意想不到疗效。"第二，通过调节升降的药物并搭配行气之品从整体的角度调控全身的气机，从而使清气得以升，浊邪得以降，痰阻得以化，耳聋得以愈。

读 书 笔 记

知识链接

《孟河马培之医案论精要·吐血》："气和则血调，气滞则血滞，气逆则血溢，……气寒则血不能流。"